26 · Numéro exceptionnel de "Pages libres" du vingt-neuf juin · 1901

J.-Paul MILLIET

LA

Dégénérescence Bachique

ET LA

Névrose Religieuse

DANS L'ANTIQUITÉ

PRIX : 3 fr. 50

PARIS
ÉDITION DE "PAGES LIBRES"
16, Rue de la Sorbonne (Ve)

1901

LA

DÉGÉNÉRESCENCE BACHIQUE

ET LA

NÉVROSE RELIGIEUSE

DANS L'ANTIQUITÉ

J.-Paul MILLIET

LA

Dégénérescence Bachique

ET LA

Névrose Religieuse

DANS L'ANTIQUITÉ

ÉTUDES MÉDICO-PSYCHOLOGIQUES

Tirées des chefs-d'œuvre de la Poésie, de l'Histoire et de la Philosophie

La Bible, Homère, Hésiode, Hérodote, Platon
Plutarque, Lucien, Lucrèce, Virgile, Tacite, Suétone, etc.

Avec Commentaires de

Pascal, Voltaire, Michelet, Beulé, Duruy, Curtius
Mommsen, Hœfer, Gréard, E. Renan, Fustel de Coulanges, J. Girard
Decharme, Perrot, Martha, Ed. Pottier, Dr Jacoby, Dr Legrain
Dr Max Nordau, Dr Letourneau, A. Lefèvre
G. Caumont, Murisier, etc.

PARIS
ÉDITION DE "PAGES LIBRES"
16, Rue de la Sorbonne (Ve)

1901

PRÉFACE

L'instruction populaire a fait d'incontestables progrès, mais il lui en reste beaucoup à faire. Victimes jusqu'ici de l'étroitesse d'esprit qui a présidé à la rédaction des programmes scolaires, les travailleurs voient leurs études limitées à une histoire falsifiée de nos rois, et à quelques bribes mal choisies dans notre littérature nationale. Pour eux la Grèce, Rome, et le reste du monde n'existent pas. Homère et Virgile, Dante, Shakespeare et Gœthe ne comptent pas.

Parmi les privilèges jusqu'ici réservés aux riches, le plus enviable est assurément une instruction un peu moins incomplète. Heureux celui qui peut contempler longuement les chefs-d'œuvre de l'art, qui peut se délecter à loisir à la lecture des livres merveilleux, dans lesquels nous parlent les grands maîtres de la pensée, les poètes charmeurs, les sages philosophes, les puissants historiens qui ressuscitent le passé.

On dit : les travailleurs ne comprendront pas, ils ont autre chose à faire, des choses plus pressées, et tout d'abord, l'organisation du travail. Assurément, mais la beauté doit avoir aussi sa place dans l'existence de celui qui veut être digne du nom d'homme. Voir les belles choses ne suffit même pas, il faut les étudier, pour les comprendre. Comment les travailleurs auraient-ils le goût formé, comment ne se tromperaient-ils pas dans leurs jugements, quand les points de comparaison leur font totalement défaut ? Leurs erreurs sont très excusables. C'est seulement par l'étude approfondie des chefs-d'œuvre, que le goût finit par s'épurer ; on arrive alors à distinguer les vrais diamants des fausses pierreries, et l'on s'aperçoit qu'Homère pourrait bien être supérieur à Déroulède.

Pour arriver à ce résultat, c'est toute une éducation qu'il faut faire. Essayons d'atténuer une des plus choquantes et des plus dangereuses inégalités sociales, en partageant avec nos camarades nos joies les plus pures et les plus hautes, en leur indiquant ce qu'il y a de plus beau dans l'art et dans la littérature de tous *les temps et de* tous *les pays. Lamartine avait autrefois tenté cette entreprise, mais pour les bourgeois seulement, dans un ouvrage de grand luxe et de longue haleine. Essayons de créer pour les travailleurs cette instruction* primaire supérieure, *qui est appelée à remplacer, avec avantage, l'enseignement secondaire, fermé pour eux par les nécessités de la vie.*

Tout homme intelligent doit avoir l'ambition d'acquérir l'équivalent des connaissances qu'on enseigne dans les classes de rhétorique *et de* philosophie. *La partie sérieuse et utile de ce bagage n'est pas bien considérable.*

Voici le plan que je me suis proposé de suivre dans ce petit recueil :

1° Mettre le lecteur directement en présence de quelques pages, choisies dans les chefs-d'œuvre des littératures anciennes ;

2° Traduire fidèlement ces textes, et les expliquer au moyen des meilleurs commentaires qu'aient écrits les savants modernes ;

3° Relier entre eux ces morceaux choisis, de provenances diverses, par quelques réflexions, destinées à montrer que les questions les plus troublantes, discutées à l'heure actuelle, ont été agitées déjà par les anciens.

Rien n'est plus salutaire que de se placer au point de vue historique : on voit les choses de plus loin et de plus haut. Les détails s'effacent, comme les mesquines querelles de personnes, et les grandes lignes apparaissent plus nettement. Il est infiniment plus facile de prononcer un jugement équitable sur les erreurs des anciens Grecs que sur celles de nos contemporains ; mais de ce jugement il faudra avoir le courage de tirer toutes les conséquences logiques qui s'imposent, et nous serons amenés à résoudre ainsi quelques-uns des graves problèmes sur lesquels l'accord n'est pas encore fait entre les hommes.

Capitalisme, militarisme, cléricalisme, alcoolisme, telles sont quelques-unes des principales maladies honteuses dont notre vieille organisation sociale est en train de mourir.

Je m'attacherai, cette fois, à étudier seulement deux de ces fléaux, dont je prouverai l'étroite parenté : l'alcoolisme et le mysticisme, dégénérescences qui se manifestent par des stigmates intellectuels et physiques, aujourd'hui savamment observés.

Lorsqu'on veut détruire une plante nuisible, il ne suffit pas de la briser, elle repousserait ; il faut en chercher les racines profondes, afin de les extirper radicalement.

Remontons donc aux origines du mal :

On peut voir l'avenir dans les choses passées.

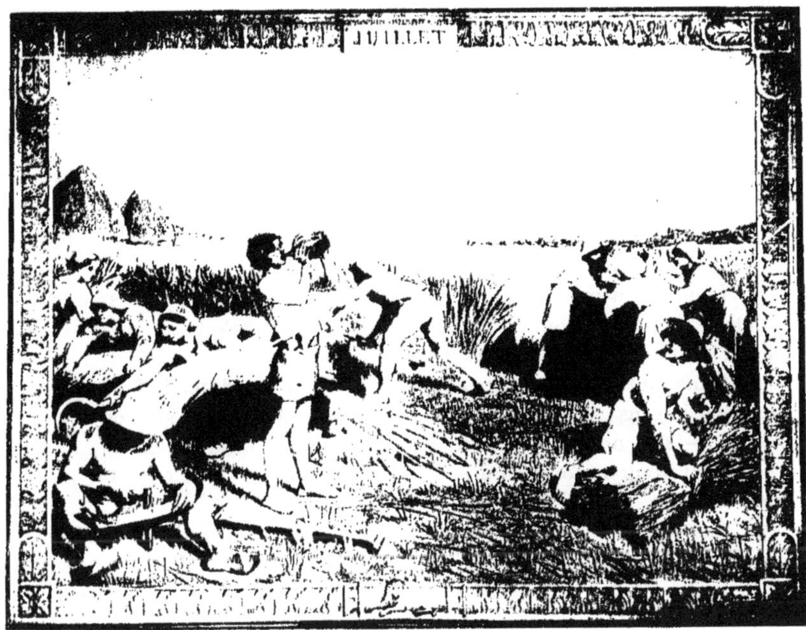

La Moisson, par J.-Paul Milliet
(Musée de la Ville de Paris)

I. — LES GRANDES DÉESSES

Hymne à Cérès. — Invocation à Vénus.

Les légendes religieuses, qui ont charmé les peuples primitifs, peuvent nous charmer encore ; nous n'y croyons plus, mais elles ont été racontées avec beaucoup de naïveté et de grâce, par des hommes dont la jeune imagination était singulièrement puissante. Les premiers poètes sont restés les premiers des poètes. Les fables mythologiques de la Grèce ont conservé toute la fraîcheur des rêves d'un enfant de génie, tout l'attrait des contes de fées.

Aux époques primitives, poésie, médecine, philosophie, morale, art, mythologie, tout cela resta longtemps confondu. La religion résumait à elle seule les conceptions les plus variées de tous les grands penseurs. Le sujet de leurs méditations est toujours le même : la nature, ses lois, l'homme, sa destinée. La poésie s'empara des essais d'interprétation des grands mystères, pour les revêtir des riches parures de l'allégorie, et ces ornements ont voilé bientôt la pensée philosophique, au point de la faire oublier.

Mais il est injuste, il est faux de donner, comme on l'a fait dans nos lycées, la mythologie grecque pour un ramassis de petits contes niais et immoraux, qui feraient croire à l'ineptie absolue des Anciens. Presque tous les auteurs de livres élémentaires restent à la surface des légendes et des mythes ; ils semblent ne les avoir pas compris, ou plutôt, systématiquement, ils n'ont pas voulu chercher à les faire comprendre, afin de faire croire à la supériorité, très contestable, de la mythologie catholique.

Pour beaucoup de gens, un drapeau c'est un simple morceau d'étoffe, pendu au bout d'un bâton ; pour d'autres, c'est une image de la patrie. Telle est la puissance du symbolisme.

Dans toutes les fables grecques, à côté de l'anecdote, il faut savoir deviner le sens caché, scientifique ou philosophique, qui seul en fait le prix. — Des notions de mythologie sont aussi indispensables à tous ceux qui veulent comprendre les chefs-d'œuvre de l'art entassés dans nos musées.

Les anciens peuples de la race blanche, dite indo-européenne, menaient la vie pastorale, et, dans leurs poétiques rêveries, ils personnifièrent le Ciel et la Terre. Le Soleil devint un berger comme eux ; ne conduit-il pas chaque jour dans les plaines azurées, son troupeau de vaches célestes, les nuages ? Les Védas, leurs livres sacrés, sont remplis de ces transparentes allégories.

Après eux, les Grecs adorèrent aussi la nature, mais chacun de ses phénomènes fut personnifié plus nettement encore, sous la forme humaine ; c'est ce qu'on nomme l'*anthropomorphisme*.

Jupiter ou Zeus est le dieu du ciel et de la clarté du jour. Il s'unit à une déesse de la terre, qui prend les noms les plus variés.

Plus tard, des idées abstraites, telles que l'intelligence, la volonté, l'enthousiasme, s'incarnèrent sous les noms de Minerve, d'Apollon, de Bacchus.

Les observations accumulées pendant une longue succession de siècles ont fini par nous donner confiance dans l'ordre régulier des phénomènes naturels, mais les peuples primitifs se demandaient chaque soir avec inquiétude si, le lendemain, un autre soleil surgirait de la redoutable nuit. La venue de l'hiver, qui nous attriste chaque année, était pour eux un sujet d'angoisse profonde (1). « La terreur engendra les dieux. »

La prière fut l'expression des espérances et des craintes. Les hommes s'adressent aux puissances surnaturelles; ils essayent de fléchir leur colère par des offrandes et des sacrifices ; ils les supplient de ramener

(1) Voyez à ce sujet Perrot, *Hist. de l'Art*, V.

la douce lumière et la chaleur bienfaisante ; ils célèbrent par des actions de grâces le joyeux retour du printemps.

« Cérès et Proserpine, la terre d'en haut, la terre d'en bas, étaient fort redoutées. Sans l'une on ne vit pas, et l'autre, tôt ou tard, nous reçoit au royaume sombre. Culte touchant, de très simple donnée, série de fables très sages et profondément vraies » (1).

Les Pélasges, antique population de la Grèce et de l'Italie, cultivèrent les champs et bâtirent sur les hauteurs de puissantes citadelles. Leurs dieux semblent avoir protégé le travail et la paix. « Cérès a fait les lois. La Justice est née du sillon » (2).

Les sacrifices humains furent abolis, et la douceur des mœurs grecques, à cette époque reculée, rappelle le génie pacifique des Indous. Mais les Achéens, et plus tard les conquérants doriens, armés de fer, assurèrent leur domination par toutes les brutalités du militarisme.

Michelet admire avec raison la création du culte de Cérès, « pensée sérieuse des peuples agricoles ». C'est la conception d'une mère dévouée, qui souffre, et qui se sent émue de toutes les souffrances humaines. Cette sympathie divine est comme un premier rayon de fraternité.

« Entre la joie et les larmes, dans les alternatives de bien, de mal, de soleil ou d'orage, elle a une chose immuable : la bonté. Elle est pour tous mère et nourrice... Elle est l'amour, elle est le miel, elle est le lait de la nature. »

Par une comparaison ingénieuse, mais peu scientifique, les premiers philosophes se demandèrent si la mort n'était pas pour l'homme une sorte de nuit ou d'hiver ; si, après un temps plus ou moins long, le cadavre glacé ne reprendrait pas une nouvelle vie. Ces suppositions, basées sur une connaissance imparfaite de notre organisme, furent acceptées sans contrôle ; elles étaient insensées, mais consolantes. Ce fut le début du mysticisme.

« Rien de plus mystérieux pour l'homme que la terre, qui est à la fois la source de toute production, de toute vie, et le tombeau commun de tous les êtres » (3).

Proserpine, la vierge arrachée, puis rendue à sa mère, devient le symbole de la nature qui fleurit, meurt et ressuscite. Le grain de blé a été semé, il a disparu sous la terre : Proserpine a été enlevée par Pluton.

Les hymnes homériques sont de petits poèmes dont les auteurs restent inconnus. L'hymne à Cérès, l'un des plus beaux, semble avoir été composé vers la fin du VIIIe siècle avant notre ère, mais il a subi,

(1) Michelet, *Bible de l'humanité.*
(2) *Ibid.*
(3) Decharme, *Mythologie.*

comme l'Iliade et l'Odyssée, un remaniement profond à l'époque de Pisistrate (VIe siècle). Il est devenu alors le thème principal et comme le programme des cérémonies fantasmagoriques des Mystères d'Éleusis.

Bien que le sens symbolique disparaisse un peu sous les ornements de la poésie, je donnerai presque en entier ce récit tout rempli de détails naïfs et gracieux ; malheureusement aucune traduction ne peut laisser deviner le charme du grec :

Ce langage divin aux douceurs souveraines,
Le plus beau qui soit né sur des lèvres humaines.

« Hymne à Cérès »

« Je commence par chanter Cérès à la belle chevelure, déesse vénérable, elle et sa fille aux pieds délicats, que Pluton enleva loin de sa mère à la faucille d'or, comme elle se jouait avec les filles de l'Océan, cueillant des fleurs dans une tendre prairie : des roses, des crocus, de belles violettes, des glaïeuls, des jacinthes et un narcisse merveilleux. La Terre, afin de complaire à Pluton l'insatiable, l'avait produit pour tromper la vierge au teint de rose. Et ce narcisse faisait l'admiration des hommes et des dieux. De sa racine jaillissaient cent corolles, et le vaste ciel, et toute la terre, et l'abîme salé de la mer riaient de l'odeur embaumée. Et la vierge attirée étendit à la fois ses deux mains pour saisir ce jouet délicieux ; mais voici que la vaste terre s'entrouvrit et Pluton, le roi insatiable, en sortit avec ses coursiers immortels. Et il l'enleva de force et il la porta pleurante sur son char d'or. Et elle criait très haut, invoquant le souverain des dieux. Mais personne n'entendit sa voix, ni celle de ses compagnes aux mains pleines de fleurs.

« Mais sa mère vénérable l'entendit, et son cœur fut percé d'une douleur aiguë. Elle arracha les bandelettes de sa chevelure et, jetant sur ses épaules un manteau sombre, elle s'élança, telle qu'un oiseau, cherchant sur la terre et sur la plaine humide...

« Durant neuf jours elle erra, agitant des torches ardentes. Ni le nectar ni l'ambroisie n'approchèrent de ses lèvres, et elle ne baigna point son corps. »

Hécate, puis le Soleil apprennent enfin à Cérès que Jupiter a donné sa fille pour épouse à Pluton. Alors la déesse se cacha, dérobant pour longtemps sa beauté, et personne ne la reconnut.

« Elle s'assit, au bord de la route, le cœur triste, non loin du puits de Parthénie, à l'ombre, car un olivier croissait au-dessus d'elle. Et elle était semblable à une femme très vieille et stérile. — Les filles de Céléos la virent, comme elles venaient puiser de l'eau, pour la porter dans des vases de bronze aux chères demeures de leur père. Elles étaient quatre, belles comme des déesses, brillantes de leur jeunesse en fleur. »

Cérès les supplie :

« Que les dieux de l'Olympe vous accordent de jeunes maris et des enfants comme les parents en souhaitent, mais ayez pitié de moi, chères filles ; je travaillerais volontiers, autant que peut le faire une pauvre vieille ; je puis porter dans mes bras un nourrisson, garder la maison, dresser le lit des maîtres, tout au fond de la chambre nuptiale. »

La plus belle des filles de Céléos, vierge fière, lui répond :

« Attends que nous retournions à la maison de notre père. Nous raconterons tout à notre mère Métanire. Un fils, fruit de leur vieillesse, tardif rejeton, très désiré et très aimé, est nourri dans la solide demeure. Si tu l'élevais, quand il serait grand, il comblerait de présents sa nourrice. »

Et les jeunes filles s'éloignèrent en portant fièrement les vases de métal remplis d'eau.

Leur mère ordonne de retourner bien vite engager Cérès pour un salaire élevé.

« Et, comme des biches ou des génisses qui, au printemps, bondissent dans les prairies, rassasiées de pâturage, les jeunes filles, relevant les plis gracieux de leur péplos, se hatèrent dans le chemin creusé par les chariots, et leurs cheveux, semblables au safran en fleur, flottaient autour de leurs épaules. »

Elles ramènent Cérès. La déesse attristée, marche, la tête enveloppée d'un voile sombre, qui flotte autour de ses pieds mouvants.

Elles arrivent au palais de Céléos. Sous le portique, Métanire, la vénérable mère, est assise, auprès du seuil de la salle bien construite, ayant au sein son enfant nouveau-né.

« Or la déesse franchit le seuil, et voici que sa tête atteignit la porte du toit et qu'elle emplit les portiques d'une splendeur divine. » La terreur respectueuse et l'admiration saisissent Métanire ; elle lui cède son siège et l'invite à s'asseoir. Mais Cérès, refusant le riche trône, resta debout, muette, les yeux baissés, jusqu'à ce qu'enfin la jeune Iambé lui eût offert un autre siège, qu'elle recouvrit d'une blanche toison.

« La déesse s'assit, ramena son manteau, et se tint muette de douleur, sans dire un mot, sans un geste, sans un sourire, ne mangeant ni ne buvant, consumée du regret de sa fille. Jusqu'à ce qu'enfin Iambé, fille avisée, ayant dit mille plaisanteries, parvint à faire sourire la vénérable déesse » (1).

(1) Iambé personnifie les vers iambiques et les intermèdes comiques qui interrompaient à un certain moment les graves cérémonies de l'initiation, dans les Mystères d'Éleusis. (Voir chapitre VIII.)

Cérès nourrit le fils de Céléos qui grandit, semblable à un dieu, sans prendre aucune nourriture. La déesse l'oignait d'ambroisie et répandait dans sa poitrine un souffle divin. La nuit, elle l'enveloppait de la force du feu, pour détruire ce qui restait en lui de corruptible, à l'insu de ses parents. Une nuit, Métanire curieuse observa et vit. Soudain elle poussa un grand cri et se frappa sur les deux cuisses, craignant pour son fils. La déesse l'entendit et courroucée s'écria :

« O femme, tu as commis une grande faute, car j'aurais rendu ton fils immortel. Mais voici que le charme est rompu, il ne m'est plus donné de le soustraire à la mort. Sa gloire du moins ne périra pas, car il a été reçu sur mes genoux et il a dormi dans mes bras. Mais allons, que le peuple me construise un grand temple et un autel. Moi-même je vous initierai à mes orgies sacrées. »

A ces mots, la déesse changea de stature et d'aspect. Sa vieillesse s'évanouit pour faire place à une resplendissante beauté. De son manteau s'exhale un parfum délicieux ; de son corps immortel émane une auréole éclatante. La solide demeure s'emplit d'une splendeur semblable à la foudre ; la déesse s'éloigne et ses blonds cheveux flottent sur ses épaules.

« Agenouillée, Métanire resta longtemps sans voix, oubliant de relever du sol son enfant qui criait ; ses sœurs le relevèrent et, l'ayant lavé, l'embrassèrent avec tendresse ; mais il ne s'apaisait point, car ses nourrices n'étaient pas à la hauteur de la déesse. »

Céléos fit construire un temple où Cérès se retira. Là, toujours triste, elle infligea aux hommes une année de famine. Toute la race humaine eût péri si Jupiter n'eût envoyé Mercure pour ramener de l'Érèbe Proserpine à sa mère. Mais Pluton avait eu soin de lui faire manger quelques grains de grenade, pour qu'elle ne restât pas toujours sur la terre.

Mercure l'emmena sur le char d'or aux chevaux rapides de Pluton.

« Ni la mer, ni l'eau des fleuves, ni les vallées pleines d'herbe, ni les sommets ne retardent leur course impétueuse, car ils volent par dessus, fendant la nuée épaisse.

« Et le char s'arrêta devant le temple parfumé de Cérès. »

Ici, il y a une lacune dans le texte ; cependant les mots qui restent permettent de deviner un tableau saisissant :

Dès que Cérès aperçoit sa fille, « elle bondit comme une ménade à travers la forêt touffue de la montagne. Et Proserpine à son tour..... vers sa mère..... Elle saute du char, elle court..... La mère..... Mon enfant ! De nourriture, n'as-tu rien pris ? Parle..... Tu habiterais avec moi. Mais si tu en as goûté, tu retourneras sous les profondeurs de la terre, et tu y resteras un tiers de l'année; puis, quand renaîtront les fleurs parfumées du printemps, alors tu remonteras de nouveau des épaisses ténèbres, grand prodige pour les mortels! »

Cérès instruisit les rois qui rendent la justice, Triptolème, et Dioclès, et Eumolpe, et Céléos, et elle les initia à ses orgies sacrées « qu'il n'est permis ni de négliger, ni de sonder, ni de révéler. Heureux celui qui est instruit de ces choses! Celui qui n'est point initié aux mystères ne jouit pas d'une semblable destinée, même après la mort, sous les ténèbres épaisses. Et il est très heureux celui des hommes qui est aimé des déesses sacrées et vénérables; car elles lui envoient, pour habiter toujours en sa demeure, Plutus, dispensateur des richesses pour les mortels ».

« Belle histoire, dit Michelet, et si vraie! mêlée de joie et de tristesse, de sagesse surtout, d'admirable bon sens! »

Deux fêtes célébraient ces événements, si graves et si mystérieux; la végétation printanière qui triomphe de l'hiver, l'engourdissement des plantes et leur mort apparente, bien triste, si nous n'avions pour elles l'espoir d'une résurrection.

Les *Anthestéries* étaient la fête du printemps, la fête des fleurs. « La belle Proserpine en couvre la terre, elle ramène les enchantements de la vie. Elle ne ramène pas tout le monde, elle laisse là-bas nos morts aimés. » Mais parfois un enfant vient à la vie le jour où son aïeul descend au tombeau. « Il faut bien naître puisqu'on meurt. Le deuil même commande l'amour. » La fête des fleurs était la fête des femmes et des mères, celle des sérieuses joies de l'hymen. « La très chaste Cérès le voulait, l'ordonnait ainsi..... »

Les *Thesmophories* étaient célébrées en novembre, en l'honneur de *Cérès législatrice*. Les femmes seules y pouvaient assister. C'est aux femmes que la déesse avait confié ses lois d'ordre et d'humanité. Non sans raison. « Qui est plus que les mères intéressé dans la société, où elles mettent un tel enjeu, l'enfant? »

Quelles sont donc ces lois si belles qui ont organisé l'ordre social? « Fort simples : L'amour de la famille, l'horreur du sang, rien de plus. Cela fut immense » (1).

Comment ce culte si noble et si doux, cette haute religion du travail honnête, qui fait les hommes calmes et forts, a-t-elle fait place à l'exaltation maladive, à la névrose hystérique, à la gaieté délirante suivie des plus sombres épouvantements, du désespoir et de la folie?

Hélas, toutes les fleurs se fanent, les fruits savoureux finissent par

(1) Michelet, *Bible de l'Humanité*.

pourrir, les religions les plus pures ont aussi leur fermentation putride et leur ver rongeur.

L'antique simplicité, le sage bon sens des premiers laboureurs ne résista pas à la contagion fatale, à la névrose venue d'Orient : l'ivresse religieuse.

Le pur génie de la Grèce eut deux meurtriers : le vin et le mysticisme.

Oui, c'est une chose merveilleuse et attirante que le grand mystère de la vie, lumière et flamme, mais ce mystère est fatal à ceux qui l'approchent de trop près. Pauvres papillons éphémères, c'est toujours à ce feu divin que nous allons brûler nos ailes.

Dans la légende de Proserpine, comme dans toutes les fables religieuses, il faut distinguer nettement deux parts : celle de la vérité et celle de la fiction.

La plante, que l'on croyait morte, se pare au printemps de nouveaux bourgeons. Voilà le fait. Que s'est-il passé sous la terre, par quel travail incompréhensible le germe vivant s'est-il développé ? Voilà le mystère.

Les philosophes ont cherché la cause de ce phénomène et, ne la trouvant pas, ils ont supposé, ils ont inventé un être divin, qui personnifie les forces cachées de la nature.

Les poètes sont venus à leur aide, et, sur cette simple donnée, leur imagination charmante, la folle du logis, a bâti des édifices de rêve, qui sont devenus les temples sacrés de la foi.

Puisque la graine enfoncée sous terre, renaîtra au printemps, « grande merveille pour les mortels ! » pourquoi n'en serait-il pas de même de la personnalité humaine ?

Simple désir, simple hypothèse, simple comparaison, simple rêve de poète. Et c'est sur ce rêve que sont fondées toutes les religions.

Ceux qui comparaient l'homme à une plante, enfouirent les cadavres avec le vague espoir que la plante humaine reverdirait un jour. D'autres, comparant la vie à une flamme, brûlèrent les corps, afin de purifier les âmes.

Comparaison n'est pas raison. Mais les mystiques n'ont jamais eu la prétention d'être raisonnables.

Pour peu qu'on s'occupe de mythologie comparée, on s'aperçoit bien vite que sous la diversité des noms, sous la multiplicité innombrable des légendes, se retrouvent quelques observations et quelques hypothèses, partout les mêmes.

Les peuples primitifs, doués d'une imagination très vive, ont éprouvé le besoin de personnifier toutes choses. Les phénomènes de la nature et les idées abstraites sont devenus pour eux des divinités.

Malgré les soucis, les chagrins et tous les maux qui accablent les hommes, ils n'ont rien imaginé de plus précieux, rien de plus désirable que ce miracle : la vie.

Qu'ils donnent à la terre les noms de Cybèle ou de Géa, de Déméter ou de Cérès, qu'ils nomment le printemps fécond Proserpine, Aphrodite ou Vénus, c'est toujours la vie qu'ils admirent et qu'ils personnifient.

Un illustre écrivain, à la fois philosophe et poète, dont la droite raison égale le grand cœur, a choisi pour titre de ses deux derniers chefs-d'œuvre, ces mots, qui sont tout un programme d'avenir : *Fécondité, Travail.*

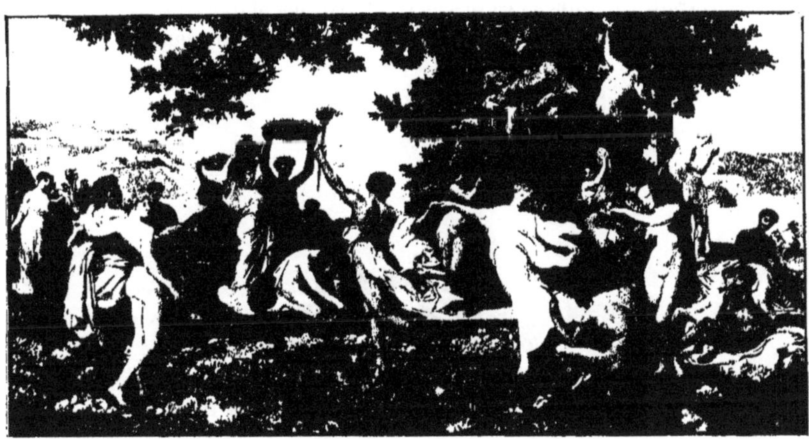

Danse de l'Hyménée, par J.-PAUL MILLIET
(Musée des Arts décoratifs)

A son exemple, après avoir célébré la laborieuse Cérès, rendons hommage à l'éternelle beauté, à la déesse de la vie. Elle ne fut jamais invoquée dans des vers plus admirables et plus émus que ceux du grand poète latin *Lucrèce*. J'essaierai de traduire un célèbre passage de son poème philosophique *De la nature* :

« Invocation à Vénus »

« Mère divine, volupté des hommes et des dieux ! Sous les astres qui se meuvent lentement dans le ciel, c'est toi qui fécondes les mers, porteuses de navires, toi qui fécondes les terres, porteuses de moissons. Par toi toutes les races des êtres prennent vie et ouvrent les yeux à la lumière du jour. Tu parais, déesse, et devant toi s'enfuient les vents, les sombres nuées du ciel s'évanouissent à ton approche. Pour toi le sol fait surgir la suave parure des fleurs ; pour toi les flots des mers semblent sourire et, dans le ciel apaisé, s'épand au loin une lumière éclatante. A peine commence à s'éveiller la première aurore du printemps, qu'une brise tiède se ranime, puissante et féconde. Les oiseaux du ciel reconnaissent ta venue divine, aux battements de leurs cœurs, qui palpitent sous ta force ; bientôt, saisis d'une ardeur farouche, les troupeaux bondissent dans les pâturages riants et nagent au travers des fleuves rapides. Vaincus, enivrés de tes charmes, fous de désirs, tous les êtres vivants t'obéissent avidement et te suivent en aveugles, où tu les entraînes. Et par les mers, et par les monts, et par les fleuves impétueux, et par les retraites feuillues des oiseaux, et par les plaines qui verdoient, le doux amour pénètre dans toutes les poitrines. Tu ordonnes, et toutes les espèces se perpétuent. »

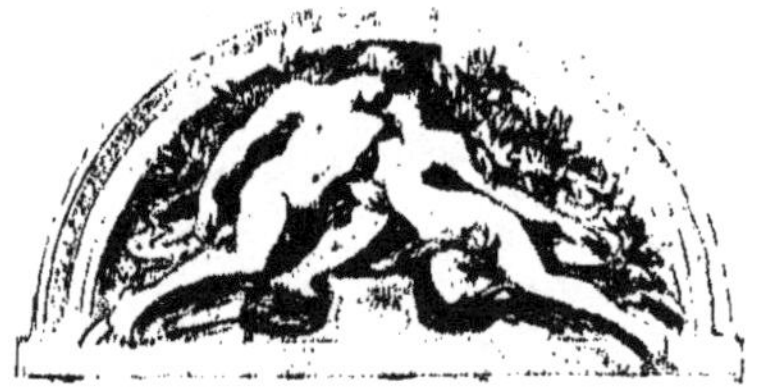

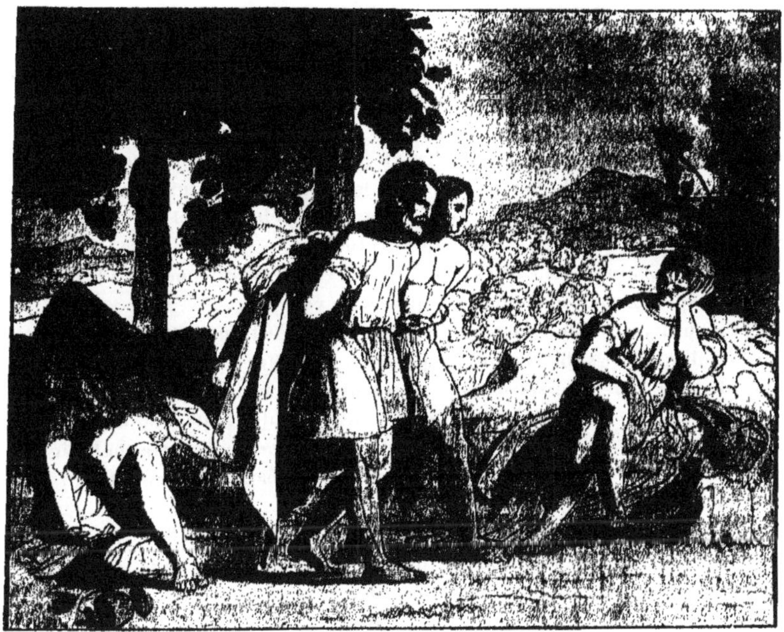

L'Ivresse de Noé, dessin d'Onsel.

II. — PREMIÈRES OBSERVATIONS SUR LES EFFETS DU VIN

Un peu de médecine : observations sur la dégénérescence alcoolique, d'après le docteur Legrain. — Études rétrospectives. — La légende de Noé. — De la nudité : les jeunes Spartiates. — Hystérie : Priape. — Férocité : les rois d'Assyrie. — Orgueil et injustice : le conquérant. — Conseils d'Hésiode.

C'est seulement depuis un petit nombre d'années que les recherches méthodiques de savants médecins nous donnent des renseignements précis sur les effets de l'alcoolisme et sur les conséquences héréditaires de ce vice répugnant.

Les observations si consciencieusement faites par le docteur Legrain sont d'une éloquence navrante :

« L'ivrognerie est une *maladie*, c'est un état morbide du cerveau... Le buveur reproduit un type de déséquilibré, auquel fait défaut tantôt une dose suffisante de *sens moral* pour apprécier la valeur de ses actes, tantôt une dose suffisante de *volonté* pour opposer une barrière à ses impulsions personnelles (1).

L'intempérance produit d'abord une surexcitation légère, qui semble sans danger : la gaieté, la facilité d'élocution, la verve imprévue des saillies sont les effets agréables et passagers d'un commencement d'ivresse. Mais le vin, comme tous les toniques, est un excitant, et la surexcitation des sens est un premier danger. L'ébriété est suivie d'un abaissement durable du niveau intellectuel, et ce qui est pire, d'une déviation morbide des facultés : c'est une sorte de strabisme moral, qui fait les esprits faux, mécontents, injustes et violents.

Ce qu'il y a de plus triste et de plus terrible c'est que cette déviation est héréditaire. Il suffit d'avoir eu parmi ses ancêtres un homme intempérant, pour être prédisposé à des accidents caractéristiques.

Au nombre des stigmates intellectuels produits par la dégénérescence alcoolique, il faut compter le mysticisme ; mais cette maladie est si fréquente et si difficile à guérir, que les médecins, souvent atteints eux-mêmes, s'en occupent peu.

L'un des premiers symptômes de cette névrose, c'est l'exaltation ; puis viennent les superstitions de toutes sortes, par exemple la peur du nombre treize, la créance accordée aux rêves, aux présages, aux oracles, à la seconde vue, à la suggestion, aux miracles ; la terreur maladive de la mort, si souvent observée chez les vieillards affaiblis ; les hallucinations de la vue ou de l'ouïe, les extases, les obsessions, etc.

Nos paysans, dont les ancêtres étaient buveurs, et qui boivent beaucoup eux-mêmes, sont tellement faibles d'esprit qu'ils croient à la vertu des paroles magiques, à la sorcellerie, au mauvais œil, à la puissance des saints qui guérissent certaines maladies, ou font retrouver les objets perdus, aux somnambules lucides qui prédisent l'avenir.

On rencontre même des personnes instruites et intelligentes qui déraisonnent aussitôt qu'il est question des êtres surnaturels. Elles s'imaginent qu'un ange gardien les protège, ou bien que la divine Providence les surveille, les récompense ou les punit. Elles croient encore qu'il est possible d'agir sur ces puissances mystérieuses, par des expiations, des messes, des prières. Les prêtres enseignent ces superstitions ineptes, très lucratives.

Jusqu'ici les médecins ont étudié presque exclusivement la dégénérescence alcoolique, manifestée par des maladies, dont la fréquence devient effrayante, et dont beaucoup de gens ignorent la principale cause, ce sont : l'épilepsie, l'hystérie, la tuberculose, la méningite, les

---

(1) Docteur Legrain : *Dégénérescence sociale et alcoolisme*, G. Carré, éditeur, 3, rue Racine.

impulsions criminelles conduisant au meurtre ou au suicide, les délires variés, la folie (1).

Même lorsque les parents n'ont été que légèrement intempérants, leurs enfants sont prédisposés à devenir des agités, des déséquilibrés, des débiles. Les facultés les plus nobles sont atteintes les premières. Les héréditaires manifestent presque tous un égoïsme monstrueux. Ils sont sujets aux convulsions, aux attaques de nerfs, à la mélancolie, à l'amnésie ou perte de la mémoire, ce qui ne les empêche pas d'être parfois très bien doués, pour un art ou une science en particulier.

Sans aller jusqu'à dire, avec Lasègue, que le génie est une névrose, le docteur Legrain accorde que « le dégénéré peut être un génie, un esprit mal équilibré, susceptible des plus hautes conceptions ».

Si les habitudes d'intempérance ont été plus invétérées chez les parents, leurs descendants sont sujets à l'hypochondrie, à la neurasthénie; d'autres ont une tendance à la colère, à la cruauté, ce sont des impulsifs, pris parfois d'accès de fureur meurtrière.

L'alcoolisme attaque principalement le système nerveux, il diminue l'activité intellectuelle et abaisse le niveau moral. Fort heureusement, il produit aussi la stérilité. A la seconde ou à la troisième génération, la race des alcooliques s'étiole ou s'éteint.

Les observations du docteur Legrain sont absolument concluantes sur ce point, et l'histoire vient confirmer par des faits nombreux les lois qu'a formulées la science moderne (2).

Le vin naturel serait, il est vrai, un peu moins dangereux que l'alcool, si on en usait toujours avec une extrême modération. Cependant, longtemps avant qu'on eût sophistiqué tous les breuvages et distillé le poison, l'ivresse avait déjà exercé ses ravages sur la santé et l'intelligence des hommes.

Les poètes anciens et modernes se sont faits les complices du mal, ils ont célébré le vin de mille façons, ils l'ont appelé « le lait des vieillards », ils ont menti (3).

Les intempérants doivent renoncer à l'espoir de voir jamais leurs descendants atteindre cet idéal que les Grecs avaient si bien compris : un esprit sain dans un corps sain.

« Une génération qui use régulièrement, *même sans excès*, de stupéfiants et d'excitants, sous n'importe quelle forme, engendre des descendants dégénérés » (4).

---

(1) Consulter à ce sujet les statisques dressées par le docteur Legrain.
(2) Voir l'index à la fin de ce volume.
(3) Voir les Lyriques grecs et leurs imitateurs : Horace, Désaugiers, Béranger, etc., etc.
(4) Docteur Max Nordau.

« De toutes les manifestations délirantes propres aux héréditaires, il n'en est pas de plus pathognomique que le *délire mystique* » (1). Ou, « sans aller jusqu'au délire, que les préoccupations religieuses mystiques, la *dévotion exagérée* » (2).

« Le délire religieux et l'extase accompagnent l'attaque hystérique » (3).

L'alcoolisme est une plaie honteuse pour notre pays; il doit être considéré comme l'une des causes principales de la dépopulation et des progrès de la criminalité.

Les médecins aliénistes sont un peu trop portés à deviner des symptômes de folie chez le premier venu. Ils se trompent parfois, du moins si l'on s'en tient au sens généralement accepté pour le mot folie. Avouons-le cependant, il y a peu de personnes qui, pendant tout le cours de leur existence, ne se soient laissées aller à commettre quelques actes déraisonnables, par exemple ce qu'on est convenu d'appeler avec indulgence « des folies de jeunesse », expression vague et presque poétique, qui cache souvent d'assez vilaines choses.

On trouvera un nombre encore bien moins grand de personnes, qui soient en droit d'affirmer qu'aucun de leurs ancêtres n'a jamais commis quelqu'une de ces folies, parmi lesquelles l'intempérance et l'ivresse doivent compter pour une large part.

Les médecins qui étudient les causes et les effets de la dégénérescence n'expriment donc pas une opinion exagérée, lorsqu'ils constatent chez la plupart des hommes quelques traces de cette maladie. Nous ne sommes pas des fous, ni même des dégénérés; mais cessons d'avoir peur des mots : n'écoutons pas la voix d'un orgueil peu justifié, en refusant de reconnaître en nous-mêmes quelques traces de dégénérescence.

Les médecins nous rendent un service très réel en nous exposant en détail tous les symptômes du mal; nous sommes désormais avertis; il dépend de nous d'enrayer les progrès de la dégénérescence, en en supprimant les causes, et nous savons que les boissons fermentées en sont une des plus actives.

L'extrême diffusion de cette maladie empêche qu'on la remarque. Un défaut de conformation, s'il était très répandu, finirait par nous paraître normal : si tous les hommes étaient bossus, une colonne vertébrale un peu moins torse nous semblerait manquer de grâce. Tout est relatif. Telle est l'histoire de la névrose religieuse : les esprits sains et droits, qui ont renoncé aux superstitions maladives, passent pour des monstres dangereux.

(1) Docteur H. Colin.
(2) Docteur Max Nordau.
(3) Docteur Max Nordau.

L'orthopédie morale est une science ingrate et peu goûtée. C'est que la première condition pour guérir serait de reconnaître qu'on est malade et d'avoir envie de guérir. Essayons d'amener nos lecteurs à cet état d'esprit, par un moyen détourné.

Dégénérés, mes frères, ce n'est pas de vous que je parle, mais de personnages très anciens; quelques-uns d'entre eux sont même des personnages imaginaires, mais leur histoire me semble instructive.

Les constatations récentes faites par la science sur la dégénérescence alcoolique viennent éclairer d'une façon imprévue quelques points obscurs de l'histoire. Certains documents, fournis depuis longtemps par les écrits des auteurs anciens, sont restés inaperçus ou incompris; ils prennent aujourd'hui une signification nouvelle, dont il est bon de signaler l'importance.

Sous une forme symbolique ou allégorique, les poètes ont souvent exposé des observations intéressantes de faits réels ; ils nous font connaître, par exemple, les premiers et terribles effets du vin sur les peuples enfants, dont l'esprit profondément troublé crut voir, dans les crimes commis par l'ivresse, la main mystérieuse d'êtres surnaturels. Dans ces récits naïfs, il sera facile de dégager les faits de leur enveloppe poétique et légendaire.

Une mine plus riche encore de documents précis nous est ouverte dans l'histoire des hommes célèbres, et en particulier des familles royales. Je ne puis qu'effleurer ici ce vaste sujet, qui, lorsque des savants l'auront étudié d'une manière complète, prendra certainement sa place dans l'histoire générale de l'humanité.

Le soma

Avant que l'art de cultiver la vigne fût connu, les Aryas buvaient déjà une boisson fermentée, le *soma*, jus d'une plante acide (Asclepias acida), dont ils avaient fait une divinité. Soma était déjà surnommé *Vinas.* Dans cette religion enfantine, Soma meurt et ressuscite, comme le soleil. Ainsi ressusciteront plus tard Iacchos et Jésus. La peur de l'inconnu, développée par l'ivresse, engendra partout le mysticisme. Soma finit par se confondre avec le soleil de la nuit, le dieu des morts. Un chant à boire d'Indra, enivré par le Soma, se trouve dans la Bible aryenne (1).

C'est bien avec l'usage des boissons fermentées que commence cette maladie mentale, qu'on peut appeler la névrose religieuse. Nous suivrons les progrès du mal, et nous constaterons un parallélisme constant entre le développement de l'alcoolisme et celui du mysticisme.

(1) Rig-Véda, X, 119.

La vigne

La culture de la vigne est l'un des événements historiques les plus importants des époques lointaines qui assistèrent aux premiers efforts de l'humanité vers la civilisation.

Les populations nomades de bergers et de chasseurs commencèrent à remplacer leurs tentes mobiles par des cabanes solidement construites, le jour où elles eurent appris l'art de labourer la terre, de faire pousser le blé et de fabriquer le pain.

La culture de l'olivier et des autres arbres fruitiers acheva d'attacher au sol les anciennes tribus errantes ; des villes s'élevèrent et, avec la cité, naquirent les lois, conventions nécessaires dans toute association humaine.

Nous entrevoyons une sorte d'AGE D'OR, décrit par les poètes, une ère de travail pacifique et de douce fraternité, dont la culture de la vigne marque la fin.

Les premiers hommes qui goûtèrent cette liqueur vivifiante au goût délicieux qu'on appelle le vin, crurent avoir trouvé une source merveilleuse de force et de joie.

Plus tard, lorsqu'on eut distillé l'alcool (1), on donna le nom menteur d'*eau-de-vie* au poison qui contribue d'une façon si funeste à la déchéance et à l'extinction de la race humaine. L'erreur était excusable à l'origine. Les savants discutent encore aujourd'hui pour savoir si le vin, pris à dose très modérée, ne doit pas être considéré comme un tonique, favorable à la santé. Mais l'abus du vin présente de si grands dangers, qu'il serait assurément plus sage de le réserver comme remède, comme un utile stimulant, dans certains cas, dont les médecins seraient seuls juges.

Ce fut probablement en Asie Mineure, et dans les îles de l'Archipel que la vigne fut cultivée pour la première fois. Je rappellerai la légende biblique si connue qui raconte cet événement :

Noé

« Et Noé, qui était laboureur, commença de planter la vigne. — Et il but du vin, et il fut enivré, et se découvrit au milieu de sa tente. — Et Cham, père de Chanaan, ayant vu la nudité de son père, sortit et le rapporta à ses deux frères. — Alors Sem et Japhet prirent un manteau qu'ils mirent sur leurs deux épaules ; et *marchant en arrière*, ils couvrirent la nudité de leur père, et leurs visages étaient tournés en arrière

(1) Toutes les matières végétales qui contiennent du sucre donnent, par la fermentation, des liqueurs qui, distillées, fournissent de l'alcool.

de sorte qu'ils ne virent point la nudité de leur père. — Et Noé, réveillé de son vin, sut ce que le plus petit de ses fils lui avait fait. — C'est pourquoi, il dit : Maudit soit Chanaan, il sera le serviteur des serviteurs de ses frères. — Il dit aussi : Béni soit l'Eternel, Dieu de Sem ; et que Chanaan leur soit fait serviteur ! Que Dieu attire en douceur Japhet, et qu'il loge dans les tabernacles de Sem, et que Chanaan leur soit fait serviteur. »

Il n'est pas inutile de s'arrêter un instant à cette légende pour observer les faits et les doctrines qu'elle résume.

Le fait historique, c'est la culture de la vigne, introduite en Asie Mineure, et aussitôt, ses conséquences inévitables, l'ivresse et l'indécence.

La légende est habilement présentée, de façon à justifier, sous un prétexte très peu sérieux pourtant, la suprématie que la race blanche, d'accord avec la race sémitique, s'est de tout temps arrogée sur la race noire. On y voit naître aussi ce sentiment de pudeur, que les nègres ne connaissaient guère et que les Grecs ont résolument dédaigné. Sem et Japhet auraient pu jeter simplement un manteau sur la nudité de leur père, sans faire tant de façons et de simagrées. Les voilà bien effarouchés et scandalisés pour peu de chose ! La pruderie est souvent un mauvais signe, c'est un stigmate d'impureté.

Et à ce propos, que le lecteur me permette une courte digression.

La nudité

« La mode grecque, selon un vieux dicton, est de ne rien voiler. » Le mot *gymnastique* signifie que tout vêtement était rejeté dans les exercices de la palestre et dans les luttes des grands jeux publics, par exemple à Olympie et à Athènes.

Cet usage fut une des causes principales de la supériorité des Grecs dans les arts plastiques. Pour ce peuple d'artistes et de connaisseurs, comme pour nos grands statuaires et nos grands peintres, comme pour tous ceux qui ont quelque peu le sens de la forme et des belles proportions, la nudité n'est que la franchise physique ; elle montre, tel qu'il est, ce corps, dont le vêtement, regrettable nécessité de nos durs climats, reste trop souvent l'hypocrisie.

Les jeunes Spartiates

A Sparte, les filles, comme les garçons, le corps nu (1) et frotté d'huile, étaient exercées de par la loi à la gymnastique. « Elles appre-

(1) Elles portaient une ceinture extrêmement légère.

naient à courir, à sauter, à lutter, à lancer le disque et le javelot. Il y avait des épreuves publiques, dans lesquelles les garçons assistaient aux jeux des filles, et les filles à ceux des garçons. Il paraît même que, dans ces occasions, les éloges ou le blâme exprimé par les filles étaient pour l'autre sexe un aiguillon puissant. Cependant nous ne voyons parmi les jeunes filles spartiates aucune trace de désordres qui, s'ils eussent été fréquents, n'auraient pas échappé à la malveillance des observateurs » (1).

Les femmes de Sparte étaient au contraire les plus belles et les plus respectées de toute la Grèce.

Sophocle

A Athènes, après la victoire de Salamine, une fête imposante célébra cet événement, le plus grand peut-être de l'histoire du monde, car il marque le triomphe de la liberté sur le despotisme.

Le jeune Sophocle avait été choisi pour diriger le chœur des éphèbes. Défilé inoubliable ! On le vit s'avancer, tenant en main la grande lyre d'ivoire et d'or, noble et simple, dans sa nudité héroïque, livrant au soleil la splendeur marmoréenne de son corps juvénile. Sa blonde chevelure, aux boucles frisées, illuminait d'une auréole d'or son visage inspiré. Sa démarche légère et rapide semblait à peine effleurer le sol. On crut voir Apollon lui-même, le dieu de la lumière et de la poésie.

Derrière lui s'avançait en bon ordre la vaillante cohorte des éphèbes nus, aux yeux brillants d'audace, aux cheveux noirs, à la peau brune, aux corps nerveux et fins, semblables à des bronzes superbes, devenus vivants.

Et les vierges aux blancs péplos semaient des roses sous leurs pas.

Alors, au milieu d'un silence religieux, s'éleva, merveilleusement pure, la voix du jeune coryphée, lançant au ciel la joie enthousiaste de l'hymne triomphal. Puis le chœur des éphèbes éclata, sonore, et la fraîcheur exquise de ces voix d'enfants vibrait déjà de vaillance et d'énergie virile.

Un frisson sacré parcourut la foule. Tous les cœurs battaient à l'unisson. Joyeux de la patrie sauvée, les pères souriaient à l'avenir, les mères pleuraient de joie et d'orgueil, et la cité de Minerve, toute frémissante d'un espoir profond, saluait d'avance la splendide floraison de ce glorieux printemps.

Ce sont de pareils spectacles qui font surgir les Polygnote et les Phidias.

---

(1) Schœmann, *Antiquités grecques*, I, 302.

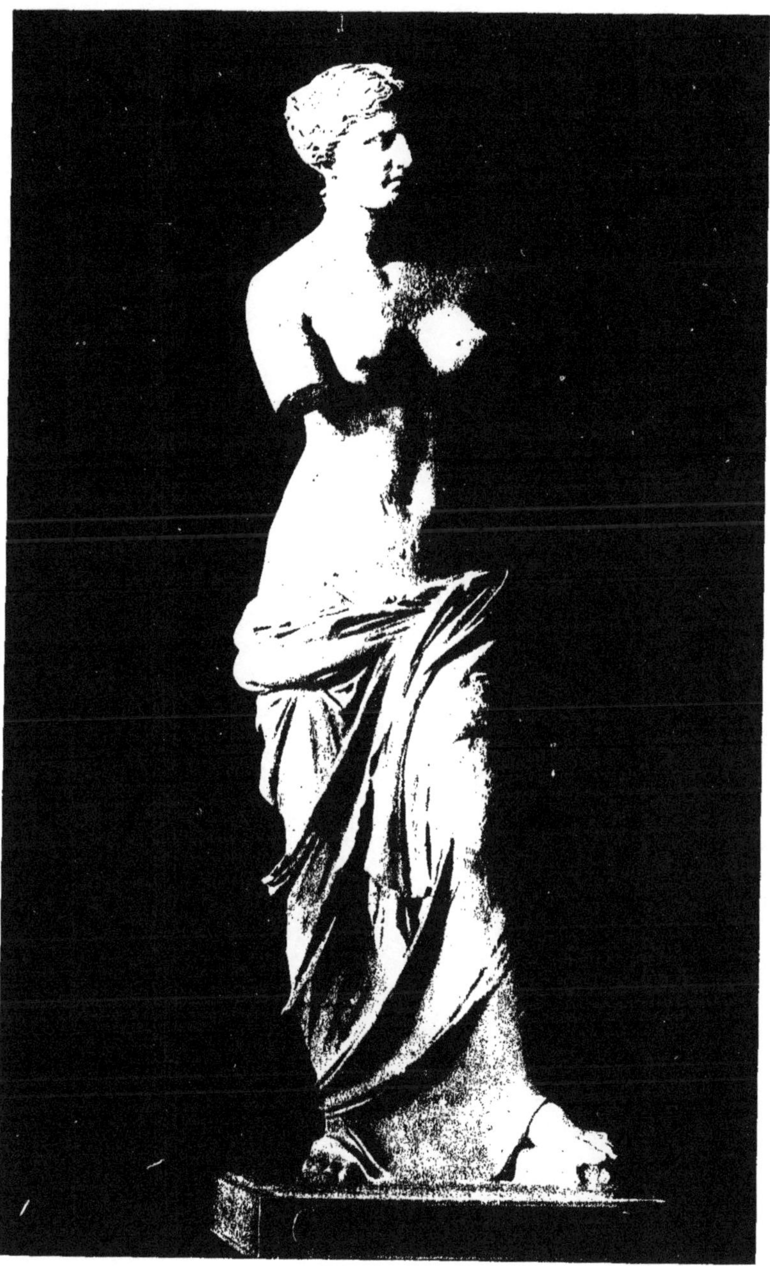

VÉNUS DE MILO

Le génie de Sophocle brille encore et notre scène retentit des nobles accents du grand tragique. Et vous aussi, jeunes Athéniens, nous vous connaissons; ou du moins, nous avons vu vos fils. Beaux et simples comme vous, ils vivent, éternellement jeunes, par la magie de l'art; ils défilent encore, dans leur nudité sereine, avec leurs chevaux pleins de feu, sur la frise de marbre du Parthénon.

L'absolue perfection des proportions et des formes constitue, il est vrai, pour la race grecque, une véritable idéalisation, qui écarte toute idée d'inconvenance. Mais comme tout cela est éloigné des préjugés modernes!

Les artistes seuls aujourd'hui savent ce que c'est que la pure admiration de la beauté, sentiment très élevé, qu'ignore absolument le profane vulgaire. Assurément la nudité grecque n'est pas possible sous nos froids climats, mais on peut regretter de voir combien les descendants de nos races du Nord sont restés barbares sur ce point.

Ignorants de la beauté, pleins de préjugés et d'idées fausses, ils ont été déséquilibrés par les excès du spiritualisme, ou par un ascétisme imbécile. Abâtardis maintenant et étiolés, ils rougissent de leur propre laideur. Pourquoi la vue d'un homme ou d'une femme sans vêtements ne fait-elle plus naître aujourd'hui que des impressions bassement sournoises? Pourquoi les modernes sont-ils devenus si sottement pudibonds? C'est que leur imagination, plus dégénérée encore que leurs muscles, a été salie et déformée par l'éducation cléricale.

C'est dans l'atmosphère puante des couvents unisexués, que la pudeur a pris un développement morbide. On regrette de voir un délicieux roman, chef-d'œuvre de Bernardin de Saint-Pierre, nous donner l'un des plus frappants exemples de cette exagération pathologique de la pudeur. La fin de Virginie, qui aime mieux mourir que de quitter ses vêtements, a quelque chose d'absurde et d'odieux.

La veuve de Michelet a écrit sur ce sujet quelques pages d'une doucereuse fadeur, qu'elle a eu le tort de publier sous le nom de son mari (1).

Le peuple français aurait grand besoin d'étudier un peu l'histoire de l'art grec, pour se débarrasser de ses idées fausses. A Paris nos belles expositions ont déjà amené quelques progrès dans le goût public.

Il serait bien profondément corrompu par la névrose religieuse, celui qui trouverait indécente la *Vénus de Milo*, cette merveille de noblesse naturelle, pleine de grâce et de charme dans sa puissante majesté.

(1) *Ma jeunesse*, pp. 334 et suiv.

Noé

Mais revenons au père Noé, sa légende instructive doit nous arrêter encore un instant.

On racontait qu'au moment où Noé planta la première vigne, le génie du Mal lui apparut, et lui conseilla d'arroser le cep avec le sang de quatre animaux : le paon, le dindon, le perroquet et le tigre. Noé suivit le conseil diabolique et, depuis ce temps-là, le vin rend ceux qui en boivent vaniteux comme le paon, niais comme le dindon, bavards comme le perroquet et féroces comme le tigre. Ne dédaignons aucune fable. Sous une forme plaisante, celle-ci résume de sérieuses observations.

Si les buveurs étaient seulement bavards et orgueilleux, le mal ne serait pas bien grand; mais l'intempérance des ascendants a pour suite habituelle la dégénérescence intellectuelle. L'ivresse produit aussi le priapisme et la férocité guerrière.

Priape

Les anciens le savaient bien, quand ils racontaient que Bacchus, s'étant uni à Vénus, avait eu pour fils l'obscène Priape. Ils avaient remarqué que les plus sages deviennent des satyres, quand ils ont trop bu.

Les exemples abondent : voici l'un des plus célèbres :

L'histoire de Loth est racontée dans la Bible, livre plus remarquable par sa poésie souvent très puissante, que par sa véracité historique, ou par sa morale. Les pères de famille feront bien de ne pas la laisser entre les mains de leurs enfants. L'ivresse, on le sait, mène aux crimes les plus odieux, mais elle n'est jamais une excuse. Loth était, dit-on, le plus vertueux des hommes de sa cité. Jugez des autres.

L'Éternel n'a vraiment pas eu la main heureuse. On se demande si un miracle était bien opportun, pour sauver ce vieil ivrogne et ses filles infâmes. Loth avait des gendres, que sont-ils devenus? Quant à la grotesque métamorphose de sa femme en statue de sel, je propose de l'expliquer symboliquement par cette paralysie générale qui guette les alcooliques.

Imitons les fils de Noé et jetons un voile sur des ignominies pour lesquelles le livre sacré n'a pas un mot de blâme.

Le docteur Letourneau a écrit un beau livre qui a pour titre : l'*Évolution de la morale*. Cette science, en effet, a varié selon les pays et selon les siècles ; c'est une science perfectible, et qui, fort heureusement, a déjà fait quelques progrès. Nous constatons, avec une légitime fierté, que notre sens moral est un peu plus élevé que celui du nommé Jéhovah, auteur présumé de cette page de pornographie dévote.

Ivresse, fanatisme, meurtre

Lorsque Judith enivre Holopherne, avant de l'assassiner, c'est la férocité mystique qui punit la folie érotique, produite par l'ivresse. Le fanatisme fait oublier les sentiments d'honneur et de loyauté.

Le vin en Égypte

Les Égyptiens semblent avoir été un peuple sobre. A l'époque où Joseph se trouvait prisonnier, la fabrication du vin n'était pas bien perfectionnée. L'échanson du Pharaon raconte son rêve : il a vu des grappes mûres; « la coupe de Pharaon était en ma main, dit-il, et je prenais les raisins, et je les pressais dans la coupe de Pharaon, et je lui donnais la coupe en main ». Cette boisson non fermentée était très inoffensive.

« Sur cette terre bénie, l'homme a si peu de besoins, qu'il ignore toutes les souffrances que représente pour nous ce mot lugubre, la misère; en même temps, que de jouissances délicieuses donnent au plus pauvre la pureté du ciel et de la lumière, l'*eau légère* du Nil bue à longs traits pendant les moments de repos, le charme d'une heure de sommeil à l'ombre d'un sycomore, puis, quand tombe la chaleur du jour, la fraîcheur du bain, celle de la brise et de la nuit étoilée » (1).

Quoi qu'on en dise, les buveurs d'eau ne sont pas méchants. « Bien des indices tendent à prouver qu'il y avait dans le caractère égyptien un grand fond de douceur et de bonté. Le maître était souvent charitable et clément; le sujet, le paysan, le serviteur et l'esclave restaient patients et joyeux » (2).

Cependant les peintures d'anciens tombeaux égyptiens nous montrent des réunions joyeuses, où les règles de la sobriété ne semblent pas avoir été bien rigoureusement observées. Les dames elles-mêmes n'étaient pas toujours très modérées dans l'usage qu'elles faisaient du jus de la treille (3). Mais ce sont là des faits exceptionnels en Égypte.

---

(1) Perrot, I.
(2) *Ibid.*
(3) Voyez Wright, *Histoire de la caricature.*

Ivresse et férocité

En Asie, l'usage du vin a probablement contribué de bonne heure à développer la férocité qui distingue cette race de guerriers, et surtout ses rois. Un bas-relief célèbre nous fait pénétrer au fond du harem, dans un de ces jardins qu'on appelait *paradis*. A l'ombre d'une treille chargée de grappes mûres, le monarque Assourbanipal est à demi couché sur son lit d'ivoire et d'or. Il porte à ses lèvres une *coupe ;* de jeunes esclaves agitent autour de lui de grands éventails de plumes; d'autres font entendre des chansons à boire, accompagnées par les sons de la harpe. « Rien ne manque au bonheur du roi, car voici que j'aperçois dans cette branche, où chantent les oiseaux, la tête coupée et sanglante d'un ennemi vaincu. »

Nous aurons plus d'une fois l'occasion de le constater : l'ivresse a toujours rendu féroce.

« Les princes qui se complaisent à ces horreurs sont en même temps d'une *piété* scrupuleuse et démonstrative ; on les voit partout, dans l'attitude du plus profond respect, apporter à leurs dieux les libations ou les victimes. » Ainsi se dévoile à nous « l'âme assyrienne, à la fois voluptueuse et *sanguinaire*, raffinée et brutale, *mystique* et farouche » (1).

L'âge de fer

L'introduction en Grèce du culte de Bacchus ou religion du Vin, a eu les conséquences les plus funestes sur le développement intellectuel de la race hellénique, et, par contre-coup, sur la civilisation du monde entier.

Lorsque Hésiode nous montre l'âge de fer succédant à l'âge d'or, cette allégorie nous apprend que, sous l'influence de l'ivresse, le militarisme a tué dans les cœurs la bienveillance et la justice.

Il y eut à l'origine une propriété légitime. A celui qui, par son travail, avait fertilisé un champ, on accordait avec justice la jouissance des produits qu'il avait créés. Ce fut déjà une erreur de donner à tout jamais à ses descendants la propriété du sol. Mais l'âge d'or ne fut pas de longue durée.

Des peuples guerriers, rendus féroces par le vin, et oubliant toute honnêteté, s'emparèrent brutalement de ces moissons, qu'ils n'avaient pas semées, de ce sol qu'ils n'avaient pas labouré. La force prime le

(1) G. Perrot, *Histoire de l'Art*, II.

droit. Les pacifiques laboureurs, réduits en esclavage, devinrent les fermiers des voleurs.

Écoutez ce chant de triomphe du Crétois Hybrias. Il exprime tout l'orgueil du conquérant qui, après avoir bu, en vient à se faire gloire de sa brutalité et de sa paresse. L'épée à la main, il aime à regarder travailler les autres :

J'ai grande richesse, la lance, et l'épée,
Et le grand bouclier, rempart du corps.
Avec cela je laboure, avec cela je moissonne,
Avec cela je foule aux pieds le doux fruit de la vigne,
Avec cela je m'appelle maître des esclaves.
Eux, ils n'osent tenir la lance et l'épée,
Ni le beau bouclier, rempart du corps.
Tous tombent pleins de terreur, ils embrassent
Mon genou, en s'écriant : Maître et grand roi !

Le vol, la conquête inique et brutale, à main armée, telle est partout l'origine peu respectable de la grande propriété foncière et de la vieille noblesse.

Les descendants de ces grands seigneurs ne s'étonneront pas si le peuple, ayant enfin repris conscience de ses droits et de sa force, réclame un jour ces biens, dont il a été spolié autrefois par la violence.

Ceux qui meurent de faim admettent difficilement la théorie de la prescription ; et, l'organisation de la propriété ayant beaucoup varié selon les pays et les temps, on peut espérer qu'elle subira encore de justes modifications dans l'avenir.

Hésiode

Les anciens sages, ayant constaté les dangers de l'ivresse, avaient cru trouver un moyen efficace de l'éviter, en mélangeant au vin une forte proportion d'eau. Mais l'expérience a démontré l'insuffisance de ce palliatif. Le dosage est trop facile à modifier.

Dans son poème : *Les Travaux et les Jours,* le vieil Hésiode donne à son jeune frère de sages conseils. Il lui recommande la sobriété et la tempérance, mais sans proscrire complètement l'usage du vin. Ses idées étaient celles qui règnent encore aujourd'hui, malgré l'expérience des siècles.

Quelques vers suffisent au poète pour nous peindre, en un tableau charmant, le repos du travailleur en été :

« Lorsque le chardon fleurit, et que la cigale sonore, perchée sur un arbre, fait entendre son cri harmonieux, en agitant ses ailes, dans la chaude saison d'été, alors les chèvres sont grasses, le vin est excellent, les femmes sont très amoureuses et les hommes accablés de fatigue et de soif. Alors c'est le temps des rochers ombreux, du vin de Byblos, du fromage, du lait des chèvres et de la chair des jeunes chevreaux. *Bois un vin noir*, assis à l'ombre, et mange à ta faim, le visage exposé au souffle tiède de la brise, au bord d'une source claire qui coule sans tarir jamais. Mêle *trois mesures d'eau à une mesure de vin* »... etc. Et plus loin : « épouse une vierge afin de lui enseigner les mœurs chastes... Une femme irréprochable est le plus précieux de tous les biens ; mais la pire calamité est une femme *amie des festins ;* elle brûle son mari sans torche, si vigoureux qu'il puisse être et l'entraîne à une vieillesse prématurée. »

Déjà les anciens sages avaient remarqué que les vices et les excès produisent un abaissement dans le chiffre de la natalité :

Les biens honnêtement acquis valent mieux que le fruit du pillage. « Si quelqu'un, par la force de ses mains, a volé de grandes richesses, ou si, par ses mensonges, il en a dépouillé autrui — et ces choses sont fréquentes, car la soif du gain trouble l'esprit et l'impudence chasse la honte, — les Dieux ne tardent pas à ruiner un tel homme et *sa race décroît.* »

Malheureusement, aux préceptes excellents de la sagesse antique, le pieux Hésiode mêlait de nombreuses superstitions. C'est que le vin provoque une double dégénérescence : celle qui atteint le sens moral et produit les voleurs, celle qui atteint l'imagination et produit les dévots.

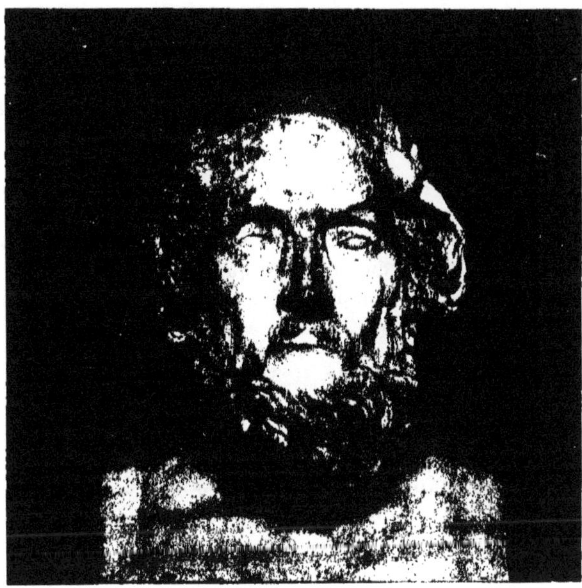

Homère
(Musée du Louvre)

III. — L'IVRESSE A L'ÉPOQUE HOMÉRIQUE

La légende de Circé : avilissement produit par l'ivresse. — Polyphème. — Ulysse devient mystique, il évoque les morts. — Son fils Télégone, dégénéré, voleur, parricide.

L'écriture n'était pas encore en usage dans le monde grec, au temps où les *aèdes* chantaient déjà, en s'accompagnant de la cithare, de merveilleux petits poèmes. Ils célébraient les hauts faits des héros, leurs aventures sur terre et sur mer, la beauté fatale ou la vertu des femmes, les joies de l'amour et les horreurs de la mort. Plus tard, ces chants furent reliés entre eux par les *rhapsodes*, qui les réunirent en récits habilement enchaînés.

Ainsi naquirent l'*Iliade* et l'*Odyssée*, épopées admirables, sorties directement de l'imagination populaire. La puissance d'évocation de ces grands poèmes et leurs naïves beautés, profondément humaines, n'ont jamais été égalées.

Bien que la première de ces épopées semble née un siècle ou deux avant la seconde, elles furent attribuées toutes deux à un poète aveugle, désigné sous le nom d'Homère. Il est difficile de déterminer avec précision la part qui revient à ce personnage légendaire dans la composition de ces deux chefs-d'œuvre, et il est difficile aussi de deviner la part de vérité historique qui se cache sous les fictions brillantes de la poésie. Mais cette part de vérité et d'observation est assurément réelle. Nous ne serons donc pas étonnés de voir décrits, sous une forme allégorique, les effets avilissants de l'ivresse. La fable de Circé, dans l'*Odyssée*, nous montre des hommes s'abaissant au niveau des brutes les plus abjectes, sous l'influence du breuvage que leur offre l'enchanteresse. Ce conte, pour qui sait le comprendre, a toute la précision d'une observation scientifique.

La légende de Circé

Circé était une déesse merveilleusement belle, mais sa méchanceté et sa perfidie étaient égales à sa beauté.

Le roi des Sarmates ne sut pas résister aux séductions de cette magicienne. Il se laissa enivrer par elle, et le poison de la débauche ne tarda pas à le faire périr. Circé se retira alors dans l'île d'Ea, séjour délicieux, où elle menait une existence voluptueuse. Son palais était tout resplendissant d'or, les tables étaient d'argent et les tapis teints de cette pourpre orientale dont la nuance très riche est d'un rouge violacé.

Autour d'elle on ne voyait ni agneaux, ni colombes, mais des loups et des lions, qu'elle avait apprivoisés par ses breuvages magiques.

Les cruels habitants de l'Europe ont plus d'une fois déclaré la guerre aux peuples de l'Asie. Ils ont toujours porté avec eux le meurtre, le pillage, la dévastation et l'incendie. Après avoir brûlé la ville de Troie, les héros grecs, désireux de revoir enfin leurs foyers, firent voile vers leur pays. Mais Neptune, ami des Troyens, souleva des tempêtes pour s'opposer à leur retour.

Ulysse (1), roi d'Ithaque, fut jeté par un naufrage dans l'île d'Ea qu'habitait « Circé à la belle chevelure, redoutable déesse à la douce voix, fille du Soleil et de Perséa, qu'engendra l'Océan. Le vaisseau s'approche en silence du rivage, nous descendons — c'est Ulysse qui parle — et nous restons pendant deux nuits et deux jours, étendus sur le sable, accablés de fatigue et de chagrin. Mais quand la blonde Aurore apparut et nous annonça le troisième jour, prenant ma lance et mon épée tranchante, je gravis une hauteur. Là, du sommet escarpé, à travers une épaisse forêt de chênes, je vis une fumée qui s'élevait du

(1) Le nom grec d'Ulysse est *Odysseus*.

palais de Circé... Je revins vers le rivage de la mer, et comme j'approchais du vaisseau, un dieu prit pitié de moi qui allais seul, il envoya sur ma route un grand cerf aux bois élevés, qui descendait vers le fleuve, pour s'abreuver, car l'ardeur du soleil l'avait altéré. Ma lance à la pointe de bronze le frappa au milieu de l'échine et le traversa de part en part. Il s'abattit dans la poussière en bramant, et sa vie s'envola. Le pied sur son flanc, je retirai de sa blessure ma lance de bronze, puis, arrachant des osiers flexibles, je les tressai en longue corde, pour attacher les pieds de l'énorme bête. Alors je descendis vers le noir vaisseau, en portant le cerf sur mon dos, pendu à mon cou, et en m'appuyant sur ma lance, à cause de son poids. Je le jetai devant mes compagnons :

« — Allons, camarades, m'écriai-je, malgré tous nos malheurs, nous ne mourrons pas encore de faim. Songeons à boire et à manger.

« Ils admirèrent le cerf et sa taille gigantesque, puis, après s'être lavé les mains, ils préparèrent un excellent repas. Tout le jour, jusqu'au coucher du soleil, nous restâmes assis, nous régalant de l'abondance des viandes et de la douceur du vin. »

Ces détails naïfs ne nous permettent pas d'oublier que ce poème a été composé pour des marins et par des marins; il a toute la saveur des récits de voyages, où la fantaisie se mêle librement à la relation d'aventures réelles.

Le lendemain matin, Ulysse sépare en deux troupes ses compagnons; il garde le commandement de l'une d'elles, et confie l'autre à Euryloque. Puis on tire au sort dans un casque : Euryloque est désigné avec vingt-deux compagnons pour aller en reconnaissance.

« Ils trouvèrent dans une vallée le palais de Circé, bâti en pierres polies, sur un tertre élevé, et tout autour erraient des loups de montagne et des lions; Circé les avait charmés par des breuvages perfides. Ils ne s'élancèrent point contre les hommes, mais ils se dressèrent caressants, en remuant leurs longues queues, comme des chiens qui flattent leur maître lorsqu'il sort de table, car il a toujours pour eux quelques bons morceaux. »

Effrayés d'abord, les Grecs s'arrêtent devant la porte du palais. « Et ils entendent Circé qui dans sa demeure chante d'une voix harmonieuse, tout en brodant une grande toile d'une merveilleuse finesse et d'un brillant éclat, ouvrage digne d'une déesse. »

Ils appellent en haussant la voix. « Circé sort aussitôt, ouvre les portes et les invite à entrer. Ils la suivent, les imprudents! Seul, plus défiant, Euryloque reste dehors. Circé les fait asseoir sur des sièges pliants et sur des trônes ; elle verse le vin de Pramnios, en y mêlant du fromage, de la farine et du miel nouveau. Elle ajouta à ce breuvage des poisons funestes qui font oublier la terre de la patrie. Elle leur offrit cela, ils burent, puis aussitôt, les frappant de sa baguette, elle les poussa dans la porcherie. »

Dégradés par l'ivresse, ces hommes conservent encore une lueur d'intelligence, mais ils ont « la tête, la voix, les soies et tout le corps des pourceaux. Elle les enferme malgré leurs larmes, et leur jette à manger des glands, des faînes, des fruits de cornouiller, comme on en donne aux cochons vautrés à terre ».

Euryloque, qui a échappé à la métamorphose, s'empresse de revenir vers le vaisseau. Il raconte à Ulysse la mésaventure de ses compagnons. C'est à peine s'il peut parler, tant la douleur l'oppresse ; « ses yeux sont remplis de larmes, et son âme respire le deuil ».

Ulysse passe aussitôt sur son épaule le baudrier de sa grande épée de bronze, dont le fourreau est orné de clous d'argent, il prend son arc et ordonne à Euryloque de lui montrer le chemin. Mais son compagnon l'implore en saisissant à deux mains ses genoux :

« — Ne me ramène point là bas malgré moi, fils d'un dieu, mais laisse-moi ici, je sais que tu ne reviendras pas, ni toi ni aucun de nos compagnons. Fuyons bien vite, avec ceux-ci, nous pouvons encore éviter le jour fatal.

« — Reste donc ici, répond Ulysse, bois et mange près du vaisseau noir ; moi j'irai, car il le faut.

« — A ces mots, je m'éloignai de la mer et de la nef ; puis, traversant la sainte vallée, j'approchais de la haute demeure de l'enchanteresse, quand *Mercure*, tenant un rameau d'or, vint à ma rencontre, semblable à un beau jeune homme dans toute la grâce de l'adolescence ; il me prit la main et dit :

« — Où vas tu, malheureux, seul sur ces collines, dans ces lieux inconnus ? Tes compagnons sont enfermés, comme des pourceaux, dans l'étable obscure de Circé. Espère-tu les délivrer ? Je ne pense pas que tu puisses échapper toi-même, tu resteras avec eux. Cependant je veux te sauver. Prends cette plante salutaire, elle détournera de ta tête le jour fatal. Je te dirai tous les mauvais desseins de l'enchanteresse : elle te préparera un breuvage, et y mêlera des sucs vénéneux, mais ses charmes resteront impuissants, grâce à cette plante magique. Quand Circé t'aura frappé de sa longue baguette, tire du fourreau ton épée tranchante et jette toi sur elle, comme pour la tuer. Saisie d'épouvante, elle t'invitera à partager sa couche. Ne refuse point le lit de la déesse, si tu veux qu'elle délivre tes compagnons. Mais fais lui jurer par le redoutable serment des dieux, qu'elle ne te tendra plus de nouveaux pièges....

« Ayant ainsi parlé, Mercure arracha du sol une plante, qu'il me donna. Sa racine est noire, sa fleur d'un blanc laiteux ; les dieux l'appellent *moly*. Les mortels seraient impuissants à l'arracher, mais les dieux peuvent tout.

« Puis Mercure s'envola vers l'immense Olympe, au-dessus de l'île boisée ; moi, je marchai vers la demeure de Circé, roulant mille pensées. »

Arrivé devant le palais, Ulysse fait entendre un cri d'appel ; Circé sort aussitôt et l'invite à entrer. Elle le fait asseoir sur un trône à clous d'argent, habilement sculpté, avec un escabeau sous ses pieds. La déesse

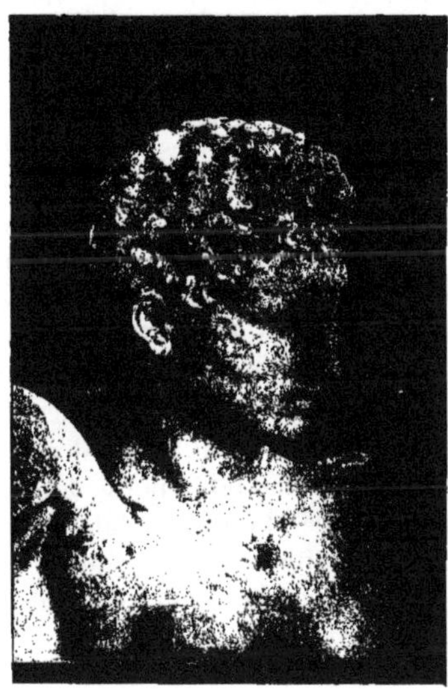

Hermès de Praxitèle
(Musée d'Olympie)

aux noirs desseins apprête alors le breuvage dans une coupe d'or, elle y mêle le poison ; puis, comme Ulysse commençait à boire, elle le frappe de sa baguette, en prononçant ces mots :

« — Va maintenant à l'étable et vautre-toi près de tes compagnons.

« Mais je tirai du fourreau mon épée tranchante et je me jetai sur elle, comme pour la tuer. Elle poussa un grand cri, courut vers moi et, saisissant mes genoux, m'adressa ces paroles ailées :

« — Qui es-tu ? Quelle est ta patrie, quels sont tes parents ? Je suis saisie d'étonnement ; tu as bu, et le charme n'a pas opéré ! Aucun homme, jusqu'ici, n'a pu résister à mes philtres, dès qu'il y a trempé ses lèvres. Tu as dans la poitrine une puissance indomptable. Ne serais-tu pas cet artificieux Ulysse, dont Mercure m'a tant de fois annoncé la venue? Allons, remets ton épée au fourreau, montons sur notre couche; l'amour donne une confiance mutuelle. »

Ulysse répond : « — O Circé, comment veux-tu que je sois bon pour toi, qui as changé mes compagnons en pourceaux, et qui me retiens moi-même, en m'invitant à partager ton lit, afin qu'une fois dépouillé de mes armes, ta perfidie puisse m'enlever le courage et la virilité. Certes je n'accepterai point d'être ton époux, à moins que tu ne t'engages par un serment solennel à ne me tendre aucun nouveau piège.

« Elle prêta aussitôt le serment que j'exigeais d'elle, et je montai sur la couche superbe de Circé.

« Quatre servantes s'empressaient dans la demeure; l'une étendit sur les sièges de beaux tapis de pourpre, une autre dressa devant les trônes des tables d'argent, puis y posa des corbeilles d'or. La troisième mélangea l'eau et le vin, doux comme le miel, dans un cratère d'argent, et distribua des coupes d'or. La quatrième versa de l'eau dans un grand trépied, au dessus d'un grand feu qu'elle alluma. Quand l'eau se fut échauffée, frémissante dans le cuivre brillant, la nymphe me fit entrer au bain et me lava la tête et les épaules, puis elle me parfuma d'essences onctueuses, me revêtit d'une tunique et d'un beau manteau. Assis sur un trône à clous d'argent, j'avais un escabeau sous mes pieds. Une servante versa d'une belle aiguière d'or, dans un bassin d'argent, de l'eau pour les mains, et dressa devant moi une table polie. L'intendante vénérable apporta du pain, qu'elle plaça d'un air affable sur les tables, avec beaucoup de mets. Circé m'invita à manger; mais je n'en avais nulle envie. Je restais assis, songeur, prévoyant d'autres infortunes. Circé voyant ma tristesse, s'approcha et dit :

« — Pourquoi, Ulysse, rester ainsi muet, te rongeant le cœur, sans boire ni manger? — Et je répondis :

« — O Circé, quel homme juste aurait le courage de boire et de manger, avant d'avoir délivré ses compagnons et de les avoir vus devant ses yeux?

« Circé sortit de sa demeure, sa baguette à la main, et elle ouvrit les portes de l'étable. Elle en chassa mes compagnons, semblables à des porcs de neuf ans. Elle frotta tour à tour chacun d'eux d'un baume, et les poils tombèrent; ils redevinrent des hommes plus jeunes qu'ils n'étaient auparavant, plus beaux et plus grands. Ils me reconnurent, et chacun d'eux me serra la main. Ils versaient des larmes de joie, et la demeure retentissait de nos cris. La déesse elle-même, émue de pitié, s'approcha de moi et parla ainsi :

« — Divin fils de Laerte, ingénieux Ulysse, va maintenant vers le rivage de la mer. Avant toutes choses, fais tirer ton vaisseau sur le sable. Cachez dans une caverne vos richesses et vos agrès, puis reviens aussitôt, toi et tes compagnons.

« De même que des génisses, retenues à l'étable, loin de la prairie, s'empressent autour des vaches qui reviennent du pâturage, rassasiées d'herbes ; les barrières ne peuvent les retenir, mais elles courent en mugissant autour de leurs mères ; de même, quand mes compagnons m'aperçurent, ils m'entourèrent en pleurant de joie ; il leur semblait revoir leur patrie et la ville de l'âpre Ithaque, où ils étaient nés et avaient été nourris.

Ulysse obéit aux conseils de Circé. Seul Euryloque cherche à retenir ses compagnons :

« — Malheureux, où allez-vous ? Circé vous changera en pourceaux, en loups ou en lions.

« Il parla ainsi, et je me demandai si, tirant ma grande épée, je lui trancherais la tête et la ferais rouler sur le sable, malgré notre parenté, mais tous mes compagnons me retinrent par des paroles de conciliation :

« — Fils d'un dieu, laissons-le : il gardera le vaisseau. Nous autres, nous te suivons au palais sacré de Circé.

« Euryloque ne resta point auprès de la nef creuse : il nous suivit. Mes dures menaces l'avaient épouvanté. »

Arrivés dans la demeure de la déesse, Ulysse et sa troupe voient leurs compagnons attablés. Après le festin, chacun raconte ses malheurs, et « ils pleuraient, et la maison retentissait de leurs sanglots » (1).

Circé cherche à les consoler, et elle y parvient si bien, qu'ils restent là toute une année « mangeant les chairs abondantes et buvant le doux vin. Mais, à la fin de l'année, quand les saisons eurent accompli leur tour, mes chers compagnons me dirent :

« — Malheureux, souviens-toi de ta patrie, puisque le destin veut que tu rentres dans la haute demeure.

« Ils dirent, et je fus persuadé. La nuit venue, ils s'endormirent ; et moi, saisissant Circé par les genoux, en suppliant, je lui dis :

« — O Circé, tiens la promesse que tu m'as faite de me renvoyer dans ma demeure ; je le désire, et mes compagnons gémissent quand tu n'es pas là.

« Et la déesse me répondit :

« — Divin fils de Laërte, ne reste pas malgré toi dans ma demeure. Toutefois, il te faut encore accomplir un nouveau voyage. Tu iras chez Pluton et chez la redoutable Proserpine, pour consulter l'âme de Tiré-

(1) Les compagnons d'Ulysse avaient le vin tendre. Cette sensibilité maladive est le début de la névrose.

sias, devin aveugle, qui seul a conservé dans la mort son intelligence ; les autres ne sont que des ombres qui voltigent (1).

« Elle dit, et mon cœur se brisa. Je *pleurais*, assis sur mon lit, et je n'avais pas le courage de vivre. Enfin, quand je fus las de pleurer et de me *rouler à terre :*

« — O Circé, demandai-je, qui me montrera le chemin ?

« — N'aie aucun souci. Dresse le mât, déploie les blanches voiles, le souffle de Borée conduira ton navire. Quand tu auras traversé l'Océan jusqu'aux bois sacrés de Proserpine, là où croissent de hauts peupliers et des saules stériles, tire ton vaisseau sur le rivage et descends dans la noire demeure de Pluton...

« Circé se couvrit d'une longue robe blanche, légère et gracieuse, ceignit ses reins d'une belle ceinture et mit sur sa tête un voile couleur de feu. Moi j'allai par la demeure, j'éveillai mes compagnons et leur dis :

« — Chassez le doux sommeil, afin que nous partions. La noble Circé me l'a permis.

« Mais je ne les emmenai pas tous. L'un d'eux, Elpénor, jeune homme qui n'était ni très brave ni très intelligent, s'était endormi sur la terrasse du palais : il *avait beaucoup bu* et cherchait la fraîcheur. Il s'éveille au bruit que faisaient ses compagnons, se lève brusquement et, au lieu de descendre par la longue échelle, il se précipite du haut du toit. Son cou fut rompu et son âme descendit chez Pluton. »

Les *rhapsodes* ne sachant pas écrire, c'est par la tradition orale que furent transmis les premiers poèmes. Passant de bouche en bouche, et brodés de mille ornements, ces récits ne laissent pas toujours discerner clairement leur sens symbolique.

Déjà les poètes connaissaient bien les effets immédiats de l'ivresse, mais non pas la *dégénérescence* durable qu'elle produit.

Des matelots qui, pendant une année entière, auraient pris l'habitude de la paresse et de l'intempérance, ne retrouveraient ni leurs forces ni leur intelligence. Nous voyons que les compagnons d'Ulysse ne sortent pas indemnes de cette épreuve. Ils sont un peu déséquilibrés et pleurent comme des enfants, mais l'hérédité du vice ne pèse pas encore lourdement sur eux.

Nous sommes ici dans le domaine de la fiction, et nous ne pouvons pas demander à des poètes d'apporter à leurs observations toute la rigueur qu'exigerait la science moderne. Cependant il est intéressant de remarquer à quel point ils ont eu, dès cette époque reculée, une

(1) La seconde vie était considérée comme une sorte de vague sommeil. Les ombres avaient besoin de boire un peu de sang pour se réveiller pendant quelques instants.

intuition juste des lois pathologiques, tout récemment découvertes par nos grands médecins. Ces lois leur étaient bien incomplètement connues, mais ils en observaient et en constataient déjà fidèlement les effets.

Comparons, par exemple, la légende de Polyphème à celle de Circé : Ulysse, dans ses courses errantes, avait abordé d'abord sur les côtes de Sicile ; il s'était montré plein de sobriété, de sang-froid et de décision dans cette première aventure.

Polyphème

« Là habitait un homme géant qui, seul, loin de tous, menait paître ses troupeaux ; il ne se mêlait point aux autres, mais vivait à l'écart, faisant le mal. Et c'était un monstre prodigieux. Il ne ressemblait point aux hommes qui mangent du pain, mais au faîte boisé d'une haute montagne qui se dresse, seul, au milieu des autres sommets » (1).

Le Cyclope avait déjà croqué six matelots, compagnons d'Ulysse, quand le héros eut l'idée d'enivrer son ennemi et de crever son œil unique au moyen d'un pieu rougi au feu.

Puis s'attachant, lui et ses compagnons, au ventre des béliers qui sortaient de la caverne, ils parvinrent à tromper la vigilance de Polyphème et à s'échapper.

Dans ce petit conte enfantin et très moral, l'ogre est puni de son ivrognerie et Ulysse récompensé de sa sobriété.

Mais voici que, chez Circé, les rôles changent : Ulysse se laisse séduire par l'enchanteresse, qui l'enivre de vin et d'amour. Le poète, inconsciemment sans doute, va nous montrer les suites de la débauche.

Le mysticisme en est la conséquence invariable, et il est accompagné d'indécision et de faiblesse.

Ulysse devient mystique

Quel abaissement profond dans le caractère d'Ulysse, après son séjour chez Circé ! Nous ne le reconnaissons plus. Lui, le héros prudent et brave, l'homme de bon conseil, né pour le commandement, lui qui exerçait résolument une autorité légitime, appuyée sur une sagacité supérieure, le voilà hésitant, timide, énervé par le vin. Il pleure et *se roule à terre* à la seule idée du danger. Il a perdu toute initiative. Ce sont maintenant ses compagnons qui lui donnent des conseils et presque des ordres. Honteux d'une si longue débauche, ils lui rappellent qu'il a une femme dévouée, un fils, une patrie. L'ivrogne Ulysse avait oublié tout cela. Il obéit, il part, mais les troubles de son cerveau se manifestent par des idées délirantes ; il ne cherche plus son salut

(1) Odyssée, chant IX.

dans les résolutions viriles, il s'éloigne de son pays, il s'égare dans les brumes du Nord, chez les Cimmériens.

C'est Circé la sorcière, c'est l'ivresse, c'est la névrose religieuse qui le lancent dans les sottes pratiques de la superstition. Il se fie à la magie, il consulte un devin mort, il croit aux revenants, il les évoque, il a des hallucinations et parle à l'ombre de sa mère. Mais cette ombre, semblable à celles que nous font voir aujourd'hui les médiums et autres charlatans spirites, cette ombre ne lui dit rien que de très insignifiant. Fantômes imbéciles, ne vous dérangez donc pas ! Ce n'est vraiment pas la peine de revenir d'un autre monde, pour nous débiter de pareilles niaiseries. Restez où vous êtes et laissez-nous en paix !

Télégone

Ulysse a eu un fils de Circé, c'est Télégone. Les poètes, qui cherchent la vraisemblance, observent déjà fort bien les lois de l'hérédité : tandis que Télémaque, fils de la vertueuse Pénélope, est un modèle de courage et de sagesse, Télégone, *conçu dans l'ivresse,* est un affreux chenapan. Débarqué sans ressources à Ithaque, à la recherche de son père, dont il voudrait exploiter la tendresse, il se fait voleur de grand chemin. Il détrousse les passants en les menaçant de sa lance, qui avait pour pointe une épine de raie de mer. Ulysse accourt pour le punir, mais l'oracle s'accomplit ; le héros tombe frappé par la lance du jeune parricide.

Les médecins nous enseignent aujourd'hui que les descendants d'alcooliques sont fréquemment des voleurs et des assassins.

Le fléau de l'intempérance est déjà terrible à l'époque homérique ; nous allons le voir se développer en Grèce sous une forme religieuse.

La folie bachique va s'étendre de proche en proche ; elle envahit l'Europe et l'Asie : elle s'étale comme une tache grandissante, qui salit et déshonore la race humaine.

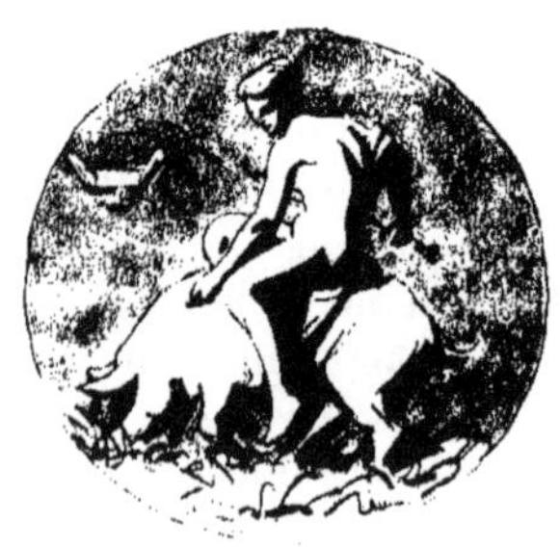

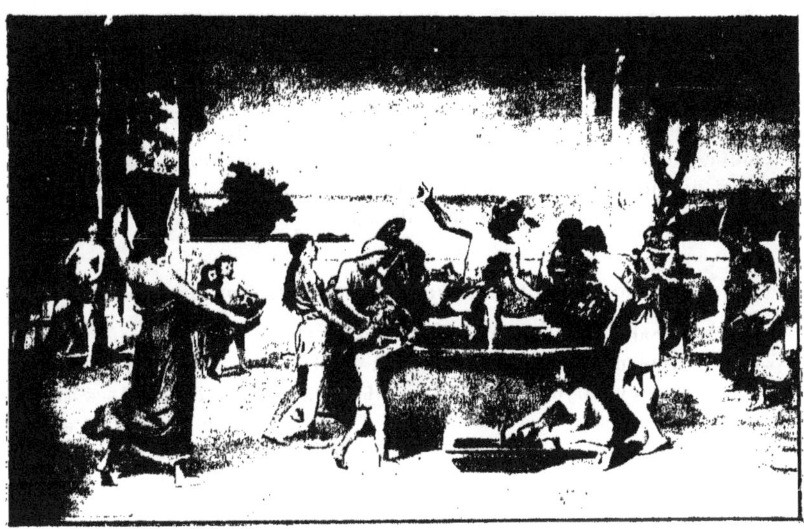

Les Vendanges, par J.-Paul Milliet
(Bourges)

IV. — LA RELIGION DU VIN

Dionysos ou Bacchus. Ses expéditions triomphales. — Il est assimilé à Zagreus. — Les Corybantes et les Galles. — Les orgies de Cybèle et d'Atys. — Sabazios. — Adonis. — La Légende des pirates tyrrhéniens, délire alcoolique, suicide.

Ne dédaignons pas l'étude un peu aride des religions anciennes : nous pouvons en tirer profit.

Lorsque l'on a bien compris à quel point les vieilles superstitions sont puériles, il semble plus facile, pour peu qu'on ait conservé quelque lueur de logique et de bon sens, de s'apercevoir, par comparaison, que les superstitions modernes ne méritent pas plus de respect. L'analogie des cérémonies et des rites a frappé tous les historiens, mais ce qui est plus important, c'est l'analogie des croyances et des dogmes. Si les mystères d'Éleusis, si la passion et la résurrection de Iacchos sont des fables, les mystères catholiques et la résurrection de Jésus ne sont pas plus vraisemblables.

Mais telle est la puissance de l'hérédité, que la névrose religieuse semble une maladie presque incurable. Sur certains cerveaux enfiévrés, le merveilleux produit une surexcitation agréable, une sorte d'ivresse de l'imagination, dont l'habitude finit par donner un véritable besoin. Aux rêves mystiques se mêlent quelques idées élevées, quelques préceptes de morale, et ce mélange devient la nourriture favorite des esprits crédules.

L'étude trop prolongée des problèmes insolubles de la métaphysique fatigue inutilement l'intelligence. Les idées religieuses deviennent aisément des idées fixes, et le souci constant d'une seconde vie imaginaire amène un véritable dédain de la vie réelle.

Dionysos ou Bacchus. Ses expéditions triomphales

L'introduction du culte de Bacchus en Grèce ne remonte pas à une date extrêmement reculée. Le vin, personnifié sous le nom de *Dionysos,* allait devenir un dieu très populaire. Malgré la folie de ses rites bizarres, ou peut-être à cause même de l'attrait du danger, ce fut avec un véritable enthousiasme que fut accueillie cette religion nouvelle. Impuissants à résister, les prêtres comprirent qu'il fallait céder à cet entraînement universel ; ils se contentèrent d'inventer des généalogies divines, qui rattachaient Bacchus aux divinités plus anciennes, ou bien de l'assimiler ingénieusement à différents dieux (1).

La légende de Bacchus a été souvent rapprochée de celle d'Osiris, le dieu égyptien qui, lui aussi, meurt puis ressuscite, et qui personnifie la force génératrice de la nature.

Suivi de son bruyant cortège, Bacchus entreprit de lointains voyages. Il pénétra en Éthiopie et jusqu'aux Indes, revint en Phrygie, d'où il passa en Thrace et en Béotie.

Son expédition triomphale dans les Indes est racontée dans le poème de Nonnus (2). La troupe désordonnée des faunes, des silènes et des bacchantes fait retentir les airs de ses cris, mêlés au bruit des cymbales, des castagnettes, des tambourins à grelots et des flûtes phrygiennes. Sur un char élevé, traîné par des éléphants, s'avance Bacchus, dans la force de l'âge ; il porte une longue barbe et de longs cheveux ondulés, divisés en bandeaux. Par dessus sa longue et large robe de lin à petits plis, il a pour cuirasse la peau tachetée d'une panthère. Dans sa main est le thyrse, lance déguisée sous les feuilles de vigne ou de lierre, et dont la pointe se dissimule sous une pomme de pin.

Dans l'île de Crète, Bacchus fut assimilé à *Zagreus,* fils de Jupiter et de Proserpine, c'est-à-dire du Ciel et de la Terre, dont le culte avait

---

(1) La même méthode fut employée lors de l'établissement du christianisme : plusieurs anciens temples de Dionysos furent sauvés ainsi ; il suffit de les consacrer à Saint Dionysos ou Saint Denys. A la prochaine révolution, nous pourrons nous inspirer de ces exemples excellents.

(2) *Les Dionysiaques,* poème grec en 48 chants et 21,000 vers (Ve siècle de notre ère).

un caractère sombre et mystique. Il était le dieu du monde souterrain, qui délivre les âmes par la mort (1).

Les Crétois étaient apparentés aux Phrygiens. On trouve en effet chez ces deux peuples des prêtres appelés *Corybantes* ou Curètes, qui dansaient en entrechoquant leurs boucliers, frappés en cadence de leurs épées courtes. Ils bondissaient dans les gorges sauvages de la montagne et dans les clairières des hautes forêts de pins.

Les *orgies* de Bacchus furent empruntées au culte phrygien de *Cybèle* et d'*Atys*. Ce culte fournit le plus ancien exemple de rites « dans lesquels l'excitation nerveuse est poussée jusqu'au point où elle

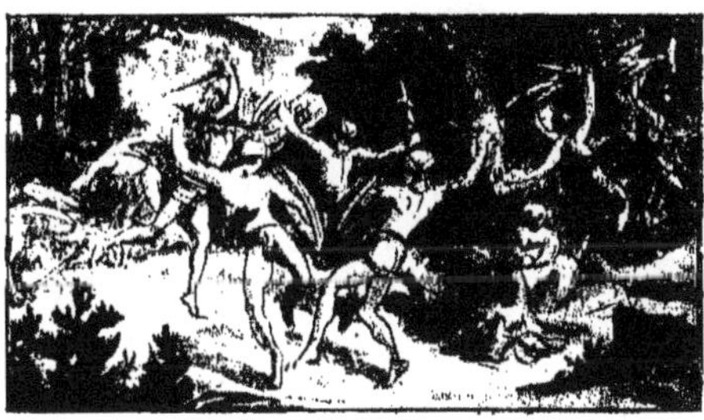

Les Corybantes, croquis par J.-Paul Milliet

confine à ces phénomènes bizarres, et à cet état très singulier que les médecins étudient aujourd'hui avec tant de curiosité, chez ceux qu'ils appellent d'une manière générale les *hystériques* » (2).

Cybèle est la déesse de la Terre ; on la représente assise sur un trône entre deux lions ; sa tête est surmontée d'une couronne de tours.

Le fils de Cybèle, *Sabazios*, l'époux de la Lune, fut confondu avec *Atys* et plus tard avec Bacchus.

L'arbre de Noël, le pin, était consacré à Atys. La persistance de sa verdure pendant la saison glacée rassurait ceux qui craignaient la mort définitive de la végétation.

Dès l'époque homérique, la culture de la vigne était depuis longtemps répandue en Phrygie et c'est là que commencèrent les *orgies sacrées*. Le vin est bien la cause véritable du mal. Nous savons aujourd'hui que l'émotivité morbide, la *chorée* et *l'épilepsie*, sont consécutives de l'ivrognerie. Le culte prit dès l'origine un caractère délirant,

(1) Le pessimisme et le spleen sont des maladies mentales qui semblent avoir pour cause l'intempérance des ancêtres.

(2) Perrot, *Histoire de l'Art*, V. — Les statistiques du docteur Legrain montrent combien l'*hystérie* est fréquente chez les descendants d'*alcooliques*.

dans les Mystères d'Adonis, d'Atys et de Bacchus. Sous des noms divers ces jeunes dieux personnifient tous le réveil de la nature.

Dans les fêtes d'automne on pleurait Atys mutilé par Cybèle, puis au printemps on fêtait sa résurrection.

La musique exprimait avec puissance ces sentiments extrêmes de tristesse ou de joie. Les sourds roulements des tambourins, le rythme lent, marqué par les cymbales, étaient entrecoupés par des cris perçants et désespérés.

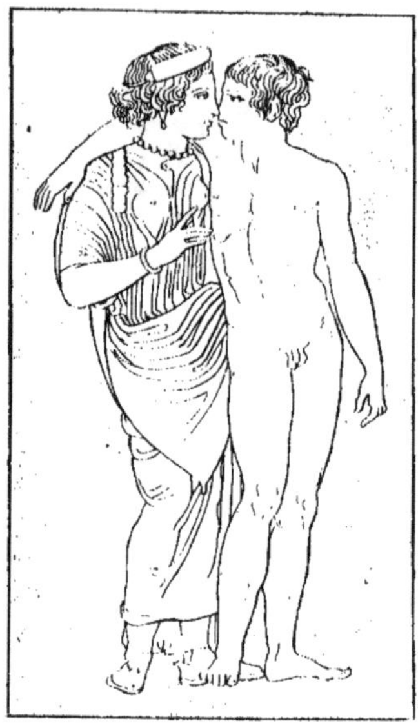

Vénus et Adonis, fragment d'un miroir étrusque

Les prêtres et les femmes se frappaient la poitrine en signe de deuil, comme dans les cérémonies funèbres ; la tristesse s'exaspérait en folie, les fidèles pleuraient, s'arrachaient les cheveux, se déchiraient le visage avec leurs ongles. Quelques-uns, par désespoir d'amour peut-être, s'armaient d'une pierre tranchante et se mutilaient plus ou moins complètement (1). Ces eunuques, ou faux eunuques, devenus prêtres, formaient la confrérie des *Galles*. Ils portaient des vêtements de femmes et dirigeaient les danses sacrées. Ils avaient les mœurs de nos moines. Les femmes se rasaient la tête, et celles qui ne voulaient pas

(1) Voir Perrot, V.

se dépouiller de leur belle chevelure, devaient se prostituer pendant un jour aux étrangers.

La religion et la morale ont toujours été deux choses distinctes.

Dans la fête du printemps, la musique était vive et joyeuse : la danse s'animait aux rythmes entraînants des flûtes et des castagnettes, avec une furie de gaieté exubérante.

Ainsi la névrose religieuse se manifestait déjà par de violentes alternatives de tristesse désespérée et de joie délirante, par des danses frénétiques et des spasmes hystériques, suivis d'une morne prostration.

Ces phénomènes morbides se sont produits partout où s'établit le culte de Bacchus. La névrose religieuse nous apparaît comme la suite fatale et nécessaire de l'ivrognerie. Ce sont les pays de vignobles qui ont donné naissance aux premières religions.

« Au vain deuil se mêle la peur. Les démons, les esprits mauvais, vont et viennent, s'agitent. C'est une épidémie... Les femmes poursuivies des démons désespèrent et s'étranglent. Les frayeurs, les saisissements répandent la *maladie sacrée*, le fléau de l'épilepsie » (1).

En Lydie, Bacchus fut confondu avec *Adonis*, et prit un caractère très efféminé. Ce dieu malgré sa longue barbe aux boucles parfumées, devint une sorte d'androgyne (à moitié femme), ce qui ne l'empêchait pas d'être aussi un farouche et cruel guerrier.

On a rapproché le mot *Sabazios*, surnom d'Atys, du surnom de Jéhovah. *Sabaoth*, le dieu des armées, chez les Hébreux, et l'on a remarqué aussi que la décoration intérieure du temple de Jérusalem avait pour motif principal une immense vigne d'or (2).

La légende des pirates tyrrhéniens

Le culte de Bacchus se répandit aussi par la voie maritime. Le vaisseau du dieu était tout enguirlandé de pampres et c'est probablement ce qui a donné lieu à la légende des pirates tyrrhéniens, racontée dans un des hymnes homériques :

Dionysos apparaît sur un promontoire au bord de la mer, semblable à un jeune homme, dans la première fleur de l'adolescence (3). Ses longs cheveux bruns flottent au vent, et un manteau de pourpre est

(1) Hippocrate, éd. Littré, IV, 361 ; — VIII, 467, etc., cité par Michelet, p. 339. — Comparer : Statistiques du docteur Legrain, dans *Dégénérescence sociale*.

(2) Selon Plutarque *(Œuvres morales*, I, 29) Bacchus doit être assimilé au dieu des Juifs.

(3) Ce type appartient à une époque beaucoup plus récente que le Bacchus barbu.

jeté sur ses épaules robustes. Des pirates tyrrhéniens, montés sur leurs barques rapides, s'approchent du rivage :

« Ayant vu Dionysos, ils se firent signe les uns aux autres, et, sautant à terre, ils le saisirent et le déposèrent dans leur nef, tout joyeux d'une si belle capture. » Ils pensaient que c'était le fils d'un roi et qu'ils pourraient obtenir une riche rançon ; ils le chargent de liens solides. « Mais les liens ne le retinrent pas, et les branches d'osier tombèrent de ses pieds et de ses mains. Il s'assit, souriant de ses yeux bruns ». Le pilote devine qu'ils ont affaire à une divinité et propose de déposer Bacchus à terre. Mais le capitaine le réprimande rudement. On dresse le mât, le vent gonfle la voile, et aussitôt des prodiges apparaissent :

« Voici d'abord qu'un vin doux, répandant une odeur divine, coula par la nef noire et rapide... Une vigne grimpa le long des vergues et de nombreuses grappes en pendaient : un lierre sombre s'enroula au mât, il était couvert de fleurs et de beaux fruits. Toutes les chevilles des avirons étaient ornées de couronnes. » Les marins, frappés de stupeur, ordonnent au pilote de revenir à terre.

Cependant *l'ivresse les a rendus fous*, ils croient voir Dionysos métamorphosé en lion terrible et rugissant : à l'autre bout du vaisseau, une ourse se lève furieuse et le poil hérissé. Les marins épouvantés se pressent à la poupe autour du sage pilote. Mais le lion bondit, saisit le chef, et tous, pris de terreur, s'élancent dans la mer, où ils sont métamorphosés en dauphins.

Ce sujet a été représenté en bas-relief sur la frise du monument de Lysicrate, à Athènes.

Les médecins reconnaîtront sans peine dans cette légende l'image poétisée du *délire alcoolique* suivi de *suicide*.

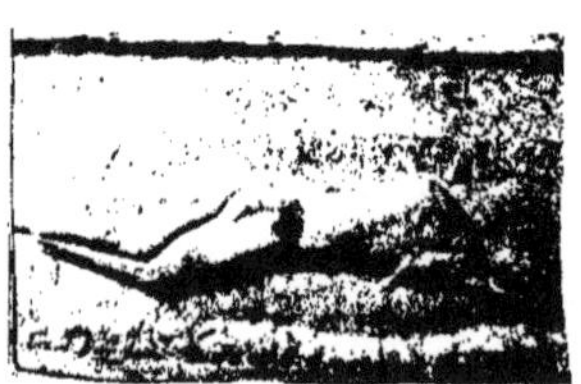

Mercure, Eurydice, Orphée, bas-relief antique
(Musée du Louvre)

V. — LÉGENDES THRACES

Le roi Lycurgue : ivresse et infanticide. — Le dieu Zalmoxis : ivresse et mysticisme. — Orphée. — Les Scythes.

Le culte de Bacchus fut accueilli avidement par les Thraces, peuple dont le penchant à l'ivrognerie devint proverbial chez les anciens. Dans un pays montagneux, et couvert de forêts sombres, au climat rude, aux longs hivers, les anciennes religions conservèrent longtemps des rites cruels et même l'usage des sacrifices humains.

Ivresse et infanticide

On retrouve des traces de cette sauvagerie dans le mythe du roi Lycurgue, le fils des vieux chênes. D'abord allié de Bacchus, puis rendu fou par l'ivresse, il se trancha le pied d'un coup de hache, *tua son propre fils* et massacra les bacchantes envoyées en avant-garde. L'armée du dieu accourut alors, remporta la victoire contre les Thraces et le roi Lycurgue fut foulé aux pieds par les chevaux.

En Thrace et en Macédoine Bacchus est « mangeur de chair crue, déchireur d'hommes ; ces épithètes confirment ce que nous savons du

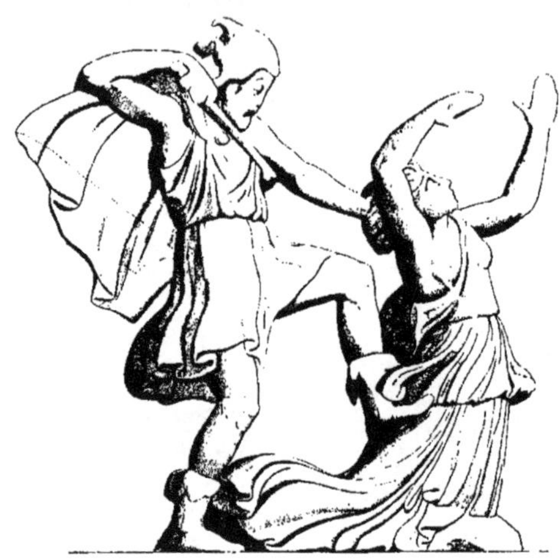

Lycurgue tue une bacchante, d'après un vase antique

naturel féroce, sanguinaire de ses premiers adorateurs, de leur *ivrognerie furieuse* » (1).

Hérodote, le premier et le plus charmant des historiens grecs, nous raconte les curieuses légendes de la Thrace. Dès une époque très reculée, l'idée spiritualiste de l'immortalité de l'âme s'y trouve déjà associée, de la façon la plus imprévue, à l'ivrognerie et à l'usage des sacrifices humains. Venus d'Orient, les Thraces formaient la plus grande de toutes les nations, après les Indiens. « *S'ils avaient su s'entendre, ils eussent été invincibles* » (2). La Thrace était habitée par des tribus si nombreuses, qu'on ne s'étonnera pas d'y rencontrer, d'une part des peu-

(1) A. Lefèvre, La *Grèce antique*. Schleicher, édit. 1900.
(2) Les travailleurs devraient méditer cette réflexion.

plades farouches, des guerriers cruels, rapaces et *ivrognes*, puis, d'autre part, des tribus plus douces, qui passent pour avoir contribué glorieusement aux premiers développements de la poésie, de la musique, de la philosophie, mais aussi de la superstition, de la *magie* et du *mysticisme*.

Ivresse et mysticisme

« Les Gètes, dit Hérodote, sont les plus braves, et les plus justes des Thraces. Ils s'imaginent qu'ils sont *immortels*, que celui qui perd la vie, ne meurt pas, mais s'en va chez leur dieu, *Zalmoxis*. Tous les ans, l'un d'entre eux, désigné par le sort, est envoyé comme député à Zalmoxis, avec mandat de lui exposer les questions à l'ordre du jour.

Leur façon de procéder est singulière. Des soldats sont rangés en files serrées, chacun d'eux tient trois javelots la pointe en haut. D'autres soldats saisissent le député par les pieds et par les mains, le balancent, puis le jettent vigoureusement en l'air, de façon qu'il retombe sur la pointe des javelots. S'il meurt transpercé, c'est signe que Zalmoxis leur est propice ; s'il ne meurt pas, ils rejettent la faute sur le député, disant que c'était un méchant homme, et ils en envoient un autre, auquel ils donnent préalablement leurs instructions.

« Quelques-uns prétendent que ce Zalmoxis était un homme, qu'il avait servi Pythagore, comme esclave, puis que, mis en liberté, il avait amassé de grandes richesses. De retour dans son pays, la barbarie et la grossièreté de ses compatriotes lui avaient inspiré le désir de leur enseigner des croyances religieuses. Mais comment les leur faire accepter? Voici le tour d'adresse qu'il employa : il invita les plus notables de ses concitoyens, leur offrit un festin où *l'on but beaucoup*, puis il affirma que ni lui ni ses convives ne devaient mourir, leur *âme* étant *immortelle*. Ils s'en iraient habiter éternellement un séjour délicieux, où ils jouiraient de tous les biens. Tandis qu'il parlait, il disparut mystérieusement dans une demeure souterraine, qu'il s'était construite, et il resta caché pendant *trois ans*. Le peuple, qui le croyait mort, ne cessait de le regretter et de le pleurer, mais, la quatrième année, il se montra à tous les regards, disant qu'il était *ressuscité*, et donnant ainsi crédit à la doctrine qu'il avait enseignée. »

Nous ne sommes guère plus difficiles aujourd'hui en fait de démonstrations religieuses.

Chose curieuse, ces guerriers thraces, sauvages féroces et ivrognes crédules, qui bernent et empalent leur député, pour envoyer son âme à Dieu, sont les frères des doux poètes qui s'appellent Linus, Musée, Eumolpe, Thamyris et Orphée.

Orphée

Ce dernier reste la figure la plus poétique et la plus grandiose de ces époques reculées. La légende d'Orphée a été racontée avec beaucoup d'érudition par Élie Reclus (1).

Je rappellerai seulement que ce noble descendant d'une race d'ivrognes comprit les dangers du vin et s'efforça de détourner son peuple du culte de Bacchus. Lui, dont la lyre harmonieuse avait charmé les bêtes féroces, il ne réussit pas à calmer la haine des bacchantes de la Thrace, qui le déchirèrent en lambeaux.

Orphée semble avoir personnifié la puissance du rythme et de l'harmonie, le charme mystérieux de la poésie et de la musique. Plus tard on lui attribua l'invention de l'alphabet, de l'art médical, des cérémonies expiatoires, des orgies et des *mystères sacrés*.

On connaît la légende d'Orphée descendu aux enfers pour en ramener Eurydice, sa bien-aimée, et la perdant une seconde fois par son impatience : il s'était retourné pour la voir, avant d'avoir franchi la limite fixée. C'est, je crois, l'histoire du cultivateur qui déterre une plante, afin de voir si la graine qu'il a semée a déjà germé.

Les poèmes orphiques, c'est-à-dire attribués à Orphée, sont d'une date relativement récente. Ces vagues prières, d'un mysticisme ardent, ne sont pas sans analogie avec les litanies de la Vierge.

Après la mort d'Orphée, sa tête et sa lyre, jetées dans l'Èbre, furent portées par les flots jusqu'à Lesbos, et là, dans une fissure de rocher, cette tête rendait des oracles. Un très beau bas-relief antique représente Mercure remettant Eurydice à Orphée.

Les Scythes

Comme les Thraces, les Scythes avaient dans l'antiquité une réputation méritée d'ivrognerie. — « *Cléomènes*, roi de Sparte, périt misérablement dans un accès de folie. Mais nulle divinité n'égara sa raison ; les Spartiates eux-mêmes rapportent qu'en fréquentant les Scythes, il s'adonna à l'*ivrognerie* et qu'il en *devint fou* (2)... Cléomènes, quand les ambassadeurs scythes vinrent à Sparte, les fréquenta trop et apprit d'eux à boire du vin pur, ce qui lui fit perdre la raison. De là vient le dicton des Spartiates : quand ils ont résolu de boire du vin pur, ils disent qu'ils boivent comme des Scythes » (3).

(1) *Nouvelle Revue*, octobre 1879.

(2) Il est probable qu'Anaxandride, père de Cléomènes, était déjà un buveur ; il eut trois autres fils qui moururent sans enfants. La stérilité est une preuve de dégénérescence.

(3) Hérodote, VI, 84.

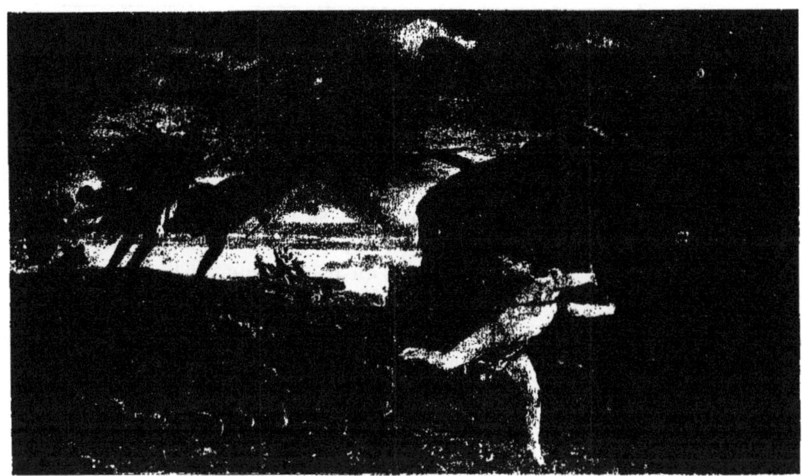

Penthée poursuivi par les Bacchantes
Carton de GLEYRE pour son tableau du musée de Bâle

VI. — LÉGENDE THÉBAINE

Les Bacchantes, tragédie d'Euripide. — Penthée tué par sa mère.

Ivresse, infanticide

Tout récemment, un jeune pasteur protestant ayant prononcé un éloquent discours contre l'alcoolisme, fut guetté à la sortie du temple par une bande d'ivrognes, qui voulaient le lapider. Plus heureux que Penthée, il échappa à la fureur des nouveaux disciples de Bacchus, grâce à la protection d'hommes honnêtes et courageux, qui lui firent un rempart de leurs corps.

Cette anecdote suffit pour montrer combien est lent le progrès. Les questions qui ont passionné les Grecs dès l'époque légendaire, nous passionnent encore aujourd'hui; mais la science a marché : elle apporte des arguments d'une force irrésistible, qui finiront par triompher. Déjà les prêtres honnêtes combattent l'alcoolisme; un jour viendra où ils combattront aussi le mysticisme.

Euripide, accusé d'impiété, comme Socrate et Anaxagore, composa, dit-on, la tragédie des *Bacchantes*, pour se défendre de ce reproche;

mais l'incrédulité du poète et de ses contemporains se devine aisément dans cet étrange poème (1).

Le phénicien Cadmus est venu à Thèbes; sa fille Sémélé (la Terre) est séduite par Jupiter (le Ciel), qui la féconde par une bienfaisante pluie d'or. Mais Sémélé ayant désiré voir le Dieu dans toute sa gloire, fut consumée par la foudre. En mourant, elle laissa à Jupiter le soin de son enfant à peine formé. Il le cacha dans sa cuisse, où il l'enferma avec des agrafes d'or, pour le dérober à la jalousie de Junon. Au temps prescrit, « il mit au jour l'enfant divin, au front cornu, et le couronna de serpents ».

Une autre légende racontait que Cadmus, informé des amours de sa fille, l'avait fait enfermer dans un coffre avec son enfant et jeter à la mer. Le coffre fut porté par les flots sur le rivage, et quand on l'ouvrit, la mère était morte, mais l'enfant respirait encore. La nymphe Ino éleva Bacchus dans une grotte. Les *Corybantes* lui enseignèrent leurs danses bizarres. Silène, son sage précepteur, lui inspira l'amour de la gloire, et Aristée lui apprit l'art d'élever les abeilles.

Cependant le jeune dieu fut atteint du délire alcoolique, et, désireux de guérir, voulut aller à Dodone consulter un oracle célèbre; mais un marais lui barra la route; il le passa sur un âne, auquel il accorda le don de la parole. C'est encore un âne qui lui servait de monture lorsqu'il combattit les Titans, et qui effraya l'ennemi en se mettant à braire terriblement pendant la bataille.

Dans la tragédie d'Euripide, Tirésias vante en très beaux vers les bienfaits de Cérès et ceux, beaucoup moins réels, que Bacchus semble apporter aux hommes : « Il a inventé l'art de tirer de la vigne une liqueur délicieuse, qui délivre les malheureux mortels de leurs chagrins, leur dispense le sommeil, l'oubli des maux de chaque jour. C'est le remède souverain. »

Bacchus est venu à Thèbes sous les traits d'un jeune Lydien, au costume efféminé. « Tenant une torche de pin allumée, qu'il agite en courant, il excite les danses vagabondes et les anime par ses cris, laissant flotter au vent sa blonde chevelure. »

Les *Ménades* se sont emparées des montagnes de Béotie. Penthée, roi de Thèbes, fait de sages efforts pour s'opposer à l'établissement du culte nouveau : il a horreur de ces orgies où des femmes hystériques s'enivraient de mysticisme autant que de vin.

L'incrédule Penthée attaque avec beaucoup de force ces fêtes

(1) Lorsque nous voyons des Grecs très intelligents, mais dévots, accepter avec un respect superstitieux des légendes absurdes, cela doit donner à réfléchir à ceux qui acceptent aujourd'hui, avec le même respect, d'autres fables tout aussi insensées.

nocturnes et licencieuses. « Les femmes, dit-il, ont quitté leurs maisons pour simuler un prétendu délire religieux. Elles courent çà et là dans les forêts de la montagne, pour célébrer par leurs danses je ne sais quel nouveau dieu; des cratères remplis de vin sont placés au milieu de leurs assemblées, puis elles s'échappent chacune de son côté pour se livrer aux embrassements des mâles... Mais je les poursuivrai sur la montagne, je les chargerai de chaînes et mettrai fin à ces scandaleux transports. »

Penthée se montre peu respectueux du nouveau dieu : « On parle aussi, dit-il, d'un étranger venu de Lydie, séduisant imposteur aux boucles blondes et parfumées, aux yeux noirs et brillants d'amour. Jour et nuit il se mêle aux jeunes filles, sous prétexte de les initier aux mystères bachiques. Si je le surprends dans ce palais, je l'empêcherai bien de secouer sa belle chevelure, je lui trancherai la tête. »

Cadmus et Tirésias se sont faits les propagateurs du culte nouveau, mais Penthée leur adresse de véhéments reproches :

« Ah, quand je vois dans un festin le jus de la vigne couler pour des femmes, je dis que la raison se noie dans de pareilles orgies. » Il sait que la débauche prend trop souvent le masque de la religion.

Le poète ne semble pas exempt d'ironie lorsqu'il fait dire à Tirésias, s'adressant à Cadmus : « Soutiens mes pas, je soutiendrai les tiens; car il serait honteux de voir deux vieillards tomber; cependant ce qui doit arriver arrive. » On croit les voir sortir en titubant.

Penthée fait charger Bacchus de chaînes, mais le dieu s'échappe pendant l'incendie du palais qui s'écroule.

Puis, un berger vient raconter au roi le spectacle étrange dont il a été témoin. Son récit est une image poétisée, mais pourtant fidèle, des cérémonies du culte :

« Je conduisais mes troupeaux mugissants sur le sommet de la montagne, à l'heure où le soleil se lève, quand j'aperçus trois troupes de femmes conduites par Agavé, ta mère, par Autonoé et par Ino. Elles dormaient, le corps abandonné, les unes à l'ombre, adossées au tronc d'un sapin, les autres étendues sur des feuilles de chêne... Tout à coup, ta mère poussa de grands cris pour les éveiller. Secouant le sommeil de leurs paupières, elles se dressent vivement, laissant flotter leurs cheveux sur leurs épaules; elles attachent leurs nébrides de peaux tachetées, et se font une ceinture de serpents, qui leur lèchent le visage. D'autres allaitent un chevreau ou de jeunes louveteaux, qu'elles tiennent dans leurs bras. L'une d'elles saisit son thyrse et en frappe un rocher, d'où jaillit une source d'eau pure; une autre laisse tomber sa férule (1)

(1) Plante ombellifère qui servait de thyrse.

sur le sol, d'où le dieu fait sourdre une fontaine de vin. Celles qui avaient soif du blanc breuvage n'avaient qu'à gratter la terre du bout de leurs pieds, pour voir couler des ruisseaux de lait; et leurs thyrses entourés de lierre distillaient la douce rosée du miel. Alors nous tous, bouviers et pasteurs, nous nous sommes rassemblés. L'un d'entre nous proposa de donner la chasse à Agavé. Nous nous cachons en embuscade dans un épais fourré. A l'heure fixée, les Bacchantes agitaient leurs thyrses, invoquant à grands cris Iacchos. Les bêtes sauvages de la montagne partagent leur délire. Par hasard, Agavé vint à bondir près de moi. Je m'élance pour la saisir; mais elle s'écrie : « O mes chiennes agiles, voilà des hommes qui nous poursuivent! » Aussitôt nous prenons la fuite, pour échapper aux Bacchantes prêtes à nous déchirer. Mais elles fondent sur nos troupeaux dans les herbes des pâturages; l'une déchire de ses ongles une génisse mugissante, aux mamelles gonflées de lait; d'autres dépècent des vaches en lambeaux ; on voit des côtes ou des pieds fourchus lancés de toutes parts, et des membres palpitants suspendus aux branches qui dégouttent de sang. Des taureaux furieux, aux cornes menaçantes, tombent terrassés par les mains de mille jeunes filles; leurs chairs sont dépouillées et dépecées en un clin d'œil. Puis, comme des oiseaux, qu'emporte dans les airs leur vol rapide, elles s'élancent vers la vaste plaine, qu'arrose l'Asope, et qui se couvre pour Thèbes de riches moissons; elles fondent sur les villes au pied du Cithéron, et les ravagent; elles enlèvent les enfants des maisons, et le butin, dont elles chargent leurs épaules, même le fer et l'airain, y reste suspendu sans aucun lien, et sans tomber à terre; une flamme brille même sur leur chevelure sans la brûler... Puis elles reviennent aux sources que le dieu a fait jaillir pour elles; elles y lavent le sang qui les couvre; et les serpents, avec leur langue, léchaient les gouttes qui coulaient de leurs joues. »

Cependant Bacchus, à force de ruse, parvient à séduire son ennemi. Penthée, dont l'esprit est déjà troublé par le vin, désire assister aux mystérieuses orgies. Il se déguise en femme et se laisse diriger par le dieu, dont la tête cornue ressemble maintenant à celle d'un taureau (1).

Bientôt un messager vient annoncer au chœur le terrible dénouement de la tragédie : « ... Nous gravissions les hauteurs du Cithéron, Penthée et moi — car je suivais mon maître — et l'étranger qui nous guidait pour nous faire assister aux mystères. Nous nous arrêtons dans

(1) Les cornes ont été souvent considérées comme le symbole de l'inspiration divine (Moïse), mais elles sont aussi celui de la folie (Io); ces deux états d'âme sont proches parents.

une clairière aux frais ombrages, où se tenaient les Ménades. Elles chantaient, en se répondant, des hymnes en l'honneur de Bacchus. Le malheureux Penthée demande à voir les danses lascives des Ménades : « En grimpant sur un sapin élevé, je verrai très bien leurs honteux ébats. Alors, ô prodige! je vois l'étranger saisir la plus haute branche d'un sapin qui s'élevait vers le ciel, il l'attire et l'abaisse doucement jusqu'à terre; l'arbre se courbe comme un arc... » Il place Penthée au milieu des branches, puis laisse le sapin se redresser peu à peu. « Et l'arbre s'éleva droit dans les airs, portant mon maître assis dans ses branches. » Mais il est aperçu par les Ménades avant d'avoir pu les voir lui-même. L'étranger devient invisible, et, dans le ciel, retentit une voix : « O jeunes femmes, je vous amène celui qui se rit de vous, de moi et de mes orgies; vengez-vous! » — « A peine eut-il parlé que l'éclat d'un feu sacré resplendit entre le ciel et la terre. Les Bacchantes s'élancent pleines de fureur... Mille mains s'attachent à l'arbre et l'arrachent du sol. Penthée précipité, tombe à terre, en poussant des cris plaintifs.

« Sa mère la première, comme une prêtresse qui s'avance dans un sacrifice pour immoler la victime, se jette sur lui. Il implore en vain sa pitié; mais elle, l'écume à la bouche, roule des yeux hagards, sourde à la voix de la nature, et, possédée de Bacchus, elle n'écoute pas son fils. Des deux mains, elle saisit la main gauche du malheureux, et, s'appuyant du pied contre son flanc, lui arrache le bras. Un dieu lui communiquait sa puissance. Ino s'empare de l'autre côté et déchire les chairs palpitantes. Autonoé et toute la troupe des Bacchantes s'acharnent sur lui. Ce sont partout des cris confus, les gémissements de Penthée expirant, mêlés aux hurlements des femmes. L'une portait un bras en trophée, l'autre un pied avec sa sandale; son corps est dépouillé, ses os sont mis à nu. Toutes, les mains ensanglantées, se lancent les lambeaux des chairs de Penthée. Ses membres épars restent suspendus par morceaux, les uns aux pointes des rochers, les autres aux arbres chevelus de la forêt. A grand'peine pourrait-on les recueillir. La tête du malheureux, sa mère l'a saisie; elle la porte triomphalement au haut de son thyrse et la promène sur le Cithéron, comme la tête d'un lion farouche, tué dans la montagne. Fière de son horrible proie, la voilà qui s'approche de ces murs. »

Dans sa folie, Agavé a pris son fils pour un lionceau, elle présente à Cadmus son sanglant trophée, et le vieux dévot, au lieu de pleurer son petit-fils, ne trouve que ces infâmes paroles : « O Bacchus, que ta vengeance est *juste*, mais qu'elle est terrible! » N'est-on pas tenté de dire avec Molière :

Les sentiments humains, mon frère, que voilà!

Et le chœur non moins dévotement s'écrie :

« Cadmus, je plains ton sort, mais ton petit-fils a subi un châtiment mérité. »

Bacchus se borne à envoyer l'infanticide Agavé en exil. La foi fait tout excuser.

Cette tragédie terrible ne montre-t-elle pas d'une façon saisissante les abominables folies auxquelles conduit l'ivresse et aussi les forfaits qui sont la conséquence habituelle des guerres de religion ? Le mysticisme éteint dans l'âme tous les nobles sentiments de la nature : l'amour maternel lui-même, la plus pure et la plus forte de toutes les affections, ne résiste pas à ce double poison, l'alcoolisme et le mysticisme.

Et qu'on ne s'imagine pas trouver ici une simple légende allégorique inventée par les poètes, comme celle de Circé. Il y a un fond historique très réel dans la fable qu'Euripide a portée à la scène ; et il faut ajouter, à son honneur, que s'il a respecté, en apparence et malgré lui, les superstitions de ses contemporains, il l'a fait cependant de façon à inspirer à tout homme sensé une horreur profonde pour une religion de folie et de sang.

Puisse le lecteur que n'auraient pas rebuté les horribles détails de l'orgie sacrée, puiser dans ce récit une haine vigoureuse contre l'ivresse et contre le fanatisme. L'histoire va nous montrer quelles sont les conséquences de ces deux folies.

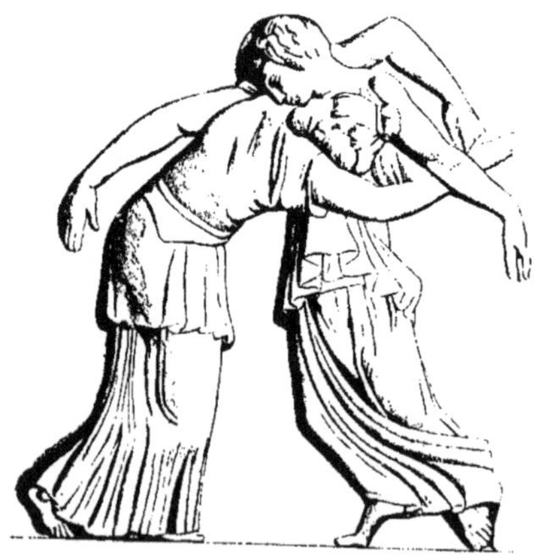

Bacchantes ivres, d'après un vase antique

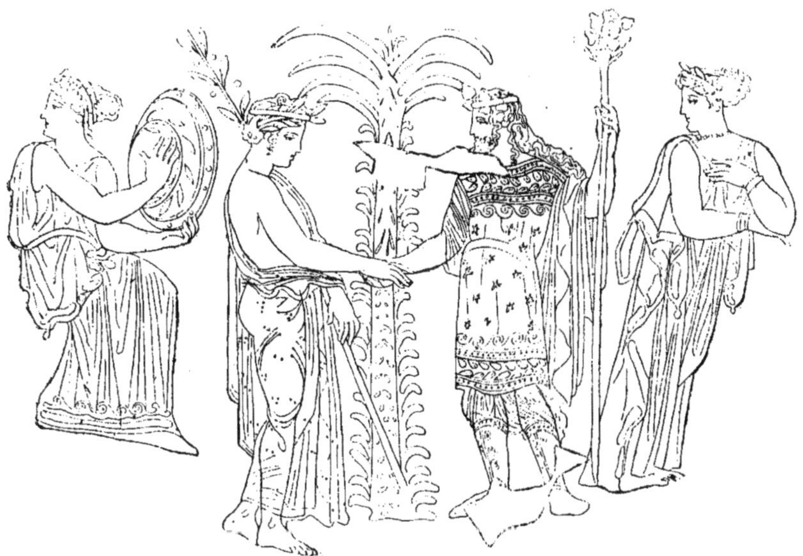

Union de Bacchus et d'Apollon, d'après un vase grec

VII. — BACCHUS EN ATTIQUE

Légende attique : Icarius et Érigone. — Le culte d'Apollon s'unit à celui de Bacchus. Les frontons du temple de Delphes. — La *passion* de Bacchus. L'ômophagie. — La fête des Pressoirs. — Les Anthestéries. — Quelques mots sur les origines du théâtre : le Dithyrambe, la Comédie, la Tragédie.

En Attique, le roi *Icarius* avait enseigné à des bergers la culture de la vigne, et leur avait fait boire du vin. Mais il eut beau leur recommander la modération, ils s'enivrèrent et se crurent empoisonnés. Devenus furieux, ils se jetèrent sur le malheureux Icarius, et le mirent à mort. Sa fille Érigone partit à la recherche du cadavre de son père, que les bergers avaient caché ; elle le retrouva enfin et, folle de désespoir, se pendit à un arbre voisin (1).

D'innombrables légendes poétiques se retrouvent dans toutes les contrées où le culte du Vin fut apporté ; toutes marquent le triomphe du mysticisme.

---

(1) Le suicide est très fréquent chez les enfants d'alcooliques. (Voir les statistiques du docteur Legrain.) Plus tard, les symbolistes ont fait d'Érigone une personnification de la grappe, suspendue aux arbres, autour desquels grimpe la vigne.

Les frontons du temple de Delphes

Sur les frontons du temple de Delphes étaient représentés, d'un côté Latone et ses deux enfants, Apollon et Diane, avec les Muses et le coucher du soleil, de l'autre côté, Bacchus et les Thyades (1). Ces deux frontons, malheureusement détruits, rappelaient un fait important dans l'histoire des religions : la conciliation qui avait fini par s'accomplir entre deux cultes rivaux.

Bien qu'elle succédât elle-même à des superstitions plus anciennes, la religion d'Apollon avait précédé celle de Bacchus. Au moment où l'humanité, déjà à demi dégagée de la sauvagerie primitive, assistait avec enthousiasme aux premières découvertes des arts et de l'industrie, on vit la musique et la poésie s'épanouir aussi dans une première et splendide floraison. Avec le bien-être, l'âpreté des anciennes mœurs s'adoucit, et le culte d'Apollon fut la manifestation la plus éclatante de cet immense progrès moral.

Dans les grands sanctuaires de Delphes et de Délos, les fêtes religieuses, d'une solennité toute nouvelle, et d'une beauté artistique inconnue jusqu'alors, prirent un caractère de plus en plus *international.*

Les habitants de contrées lointaines s'y donnaient rendez-vous et y accouraient en foule. Les idées d'alliance, de concorde, de fraternité, commençaient à germer, et la douce religion apollinienne joua, à ces époques reculées, un rôle aussi important dans l'histoire de la civilisation que, plus tard, à l'époque romaine, l'établissement du christianisme.

Apollon était le dieu du jour : Bacchus devint à Delphes le mystérieux Soleil de la nuit et le dieu de la végétation souterraine. Son culte fut célébré pendant l'hiver.

La passion de Bacchus

Comme Osiris, comme Siva, comme Vichnou, comme Atys, comme Adonis, comme Jésus, Bacchus meurt et ressuscite. Dans la plupart des religions orientales, on trouve un dieu qui se fait homme, un dieu *Sauveur*, qui vient racheter par ses souffrances les fautes des mortels.

Bacchus eut donc sa *passion*, que l'on peut expliquer d'une manière très simple, si l'on admet qu'elle rappelle les vicissitudes par lesquelles doit passer la vigne, avant de produire le vin.

La vigne est « mutilée par l'opération de la taille, brûlée plus tard par les ardeurs du soleil ou noyée par les pluies ; il faut qu'elle échappe à tous les ennemis que lui suscitent le ciel et l'atmosphère ; et quand, à

(1) Pausanias, X, 19, 4.

travers mille dangers, son fruit est parvenu à maturité, on l'arrache violemment de sa tige pour le broyer sous le pressoir. Il semble alors que le corps de Dionysos est déchiré, mis en pièces et anéanti ; mais de cette mort douloureuse se dégage une seconde vie, une vie active, exubérante, celle que développent les phénomènes de la fermentation. Le vin qui bout dans la cuve, c'est Dionysos qui renaît transformé et *transfiguré* » (1).

Comme toujours, sur le fait réel vient se greffer une seconde explication plus mystique, ayant trait à la destinée de l'âme après la mort, quand les éléments qui composaient le corps se sont dispersés.

Les Titans avaient déchiré en lambeaux le corps du Dieu fait homme. Alors Minerve avait pieusement sauvé le *sacré-cœur* de Bacchus et l'avait porté tout palpitant au Père éternel, Jupiter. Le corps du Dieu s'était reformé autour de ce centre de vie.

Dans la cérémonie appelée *ômophagie* (2), les fidèles entraient en communion avec leur Dieu. « Les initiés mangeaient la chair d'un taureau. Le taureau est une des formes de Dionysos. C'était le corps du Dieu dont se repaissaient les initiés, c'était son sang dont ils s'abreuvaient dans ce banquet mystique » (3).

Il est inutile d'insister sur la survivance de ces rites dans le sacrement de la *communion*, véritable *ômophagie* des catholiques. Pour les dévots, Bacchus ne présidait pas seulement à la culture de la vigne : il était le vin lui-même, tradition qui s'est perpétuée dans le mystère de la transsubstantiation.

Par un singulier contraste, qui confirme le caractère pathologique de ces sentiments religieux, tandis que certains mystiques avaient le vin triste et pleuraient la mort de leur Dieu, d'autres prenaient la chose plus gaiement et se livraient à des accès de joie dévergondée.

Le Dithyrambe

Pendant la *fête des Pressoirs*, à Athènes, l'un des vendangeurs entonnait le *Dithyrambe* en l'honneur de Bacchus et ses compagnons répondaient en chœur. Ceux qui étaient montés sur des chars échangeaient les sarcasmes et les injures bouffonnes.

Dans ces jeux naïfs qui donnèrent naissance à la comédie, les acteurs avaient le visage barbouillé de lie ou de vermillon, ils se couvraient de peaux de chèvres pour ressembler à des satyres. Le plus gros de la

(1) Decharme, *Mythologie*, p. 437.
(2) Action de manger des chairs crues.
(3) Decharme, *Mythologie*, p. 438.

bande, monté sur un âne, figurait Silène. Pendant les repos du chant, ce cortège aviné sautait et gambadait dans des danses grotesques et souvent obscènes.

Les Anthestéries

Les *Anthestéries* ou fêtes des fleurs correspondent à *Pâques* fleuries. Le premier jour on dégustait le vin, resté sous terre pendant tout l'hiver, dans les caves. Ce jour-là, maîtres et esclaves se traitaient comme des égaux. Le vin rapproche les distances. Bacchus était surnommé *Éleuthérien* (le Libérateur), parce qu'il délivrait la terre et les eaux des glaces de l'hiver, « comme il dégageait les âmes de l'étreinte des soucis et des misères de la vie » (1). Le second jour, grand banquet. Chaque convive avait devant lui une mesure énorme, contenant environ trois litres de vin. Au signal donné par la trompette, le concours commençait et le buveur qui, le premier, avait vidé sa mesure, recevait comme prix une outre pleine de bon vin. — Ignobles prouesses, dont la tradition s'est conservée dans les réunions d'étudiants, en Allemagne... et ailleurs!

Bacchus passa pour être le dieu de l'Égalité et de la Liberté ; en Italie, les latins l'appelaient *Liber* (2). Mais il ne faut pas se laisser tromper par ces mots.

« C'est le *Libérateur*, dit Michelet, il fait la fête de l'esclave. Il le nourrit d'espoir, de la chimère du règne de Bacchus et de la vie *sans loi*, où la seule sera de boire et de dormir. Plus de *tien* ni de *mien*. Bacchus l'abolit. A la place, il institue un éternel banquet, où il fera les parts. Son diadème semble porter son nom : le *Partageur* (Isodétès). »

Dans les religions comme dans toutes les choses humaines, le bien et le mal sont si étroitement enchevêtrés, la morale la plus pure est si adroitement tressée avec les superstitions les plus saugrenues, qu'il est souvent difficile d'approuver ou de condamner en bloc un ensemble composé d'éléments aussi disparates.

C'est ce qui explique l'opinion que M. J. Girard a exposée, dans un beau livre intitulé : *Le sentiment religieux en Grèce*. Selon ce savant, qui s'attache d'une manière exclusive à l'un des côtés de la question, se consacrer à Bacchus, c'était extirper de soi-même la racine du mal, afin de faire la place plus grande au dieu dont on devait se remplir. M. Girard fait honneur à Bacchus de l'enthousiasme qui anima la poésie des dithyrambes et qui inspira à Pindare le rythme entraînant de ses odes. Peut-être ne remarque-t-il pas assez le caractère empha-

(1) Pindare.

(2) Pendant la fête des Anthestéries, c'était l'usage d'affranchir quelques esclaves.

tique et désordonné de ces poèmes, dont la valeur semble avoir été un peu surfaite, et où l'on ne retrouve pas cette calme sérénité qui marque la santé de l'intelligence grecque. On ne peut méconnaître, il est vrai, l'élévation morale d'hommes tels que Cimon, Eschyle, Polygnote, et tant d'autres initiés, très profondément imbus des doctrines orphiques; mais n'y a-t-il pas là une simple coïncidence chronologique, plutôt qu'une relation de cause à effet? La philosophie, comme les lettres et les arts, eut à cette époque une floraison merveilleuse, dont la cause principale doit être cherchée dans le développement normal du génie grec. Les peuples ont leur enfance et leur adolescence. Sauvé par son courage héroïque de la domination perse, le peuple grec arrivait à l'âge viril.

Comédie et Tragédie

L'admirable développement que prirent alors la comédie, la tragédie et le drame satyrique, n'eut pas pour cause réelle, mais plutôt pour occasion, les fêtes de Bacchus. La principale cérémonie de ces fêtes religieuses était le sacrifice du bouc « offert sur l'autel des parfums (1), avec la libation du vin nouveau ».

On avait besoin d'outres pour transporter le vin et comme, pour faire une outre, il fallait tuer un bouc, « le meurtre de cet animal était expié par l'offrande qui en était faite au dieu » (2).

Le mot *tragédie* signifie *chant du bouc.*

Le *comos* était le cortège joyeux des vendangeurs, et le même nom fut donné au festin qui terminait la fête par des plaisanteries et des farces. La *comédie* c'est *le chant du comos.*

Il faut rendre justice aux grands poètes qui ont créé les chefs-d'œuvre du théâtre grec; mais ce n'est pas au dieu du vin qu'en revient l'honneur. On ne doit accepter qu'avec réserve les éloges que lui décernent MM. J. Girard et Decharme :

« Les Athéniens, qui venaient s'asseoir sur les gradins du théâtre de Dionysos, pouvaient dire avec raison que le dieu, dont on célébrait la fête par de si nobles œuvres, était réellement le dieu *libérateur :* car c'était lui qui, offrant aux hommes le tableau d'aventures idéales et de passions héroïques, arrachait les âmes aux nécessités du présent et aux liens des basses réalités, pour les transporter par de tels spectacles dans le monde supérieur de la fiction » (3).

(1) Les Anciens connaissaient bien la surexcitation puissante que les parfums exercent sur les nerfs, action dangereuse qui n'est pas sans analogie avec l'ivresse.

(2) Em. Burnouf, *Littérature grecque.*

(3) Decharme, *Mythol.*, p. 421.

Le théâtre peut, en effet, servir efficacement aux plaisirs élevés et même à l'instruction du peuple; mais, s'il a dû sa naissance aux fêtes de Bacchus, son but doit etre aujourd'hui, tout au contraire, de détourner les hommes des plaisirs grossiers et des rêveries mystiques qui les ont trop longtemps avilis. Tout en préparant l'avenir, le théâtre moderne devra être une image fidèle de la réalité. Vivre trop longtemps dans un monde imaginaire, ou perdre son temps à rêver un impossible au-delà, c'est un danger sérieux pour la santé de l'intelligence : on finit par oublier ou dédaigner la vie réelle et ses devoirs.

N'est-ce pas l'espoir d'une seconde vie qui a inspiré aux hommes une lâche résignation ? Cet espoir chimérique leur a fait accepter les injustices sociales qui, pour être séculaires, n'en sont pas moins révoltantes et ne seront pas éternelles.

Né dans les fêtes religieuses de Bacchus, le théâtre, qui a propagé si longtemps l'ivresse et le mysticisme, pourra devenir un remède efficace contre les maux qu'il a développés. Puisse-t-il être semblable à cette lance merveilleuse qui guérissait, dit-on, les blessures qu'elle avait faites.

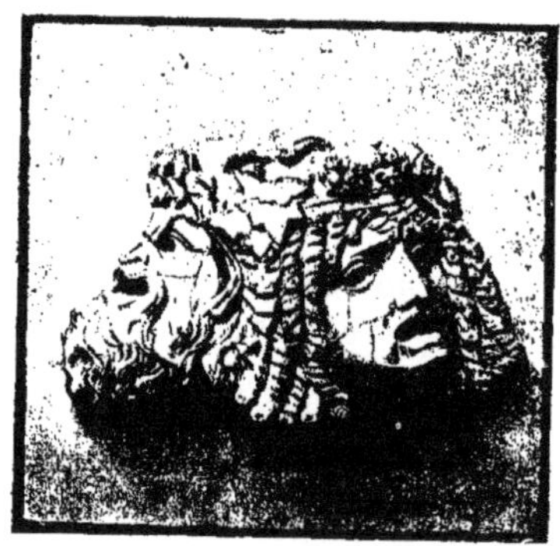

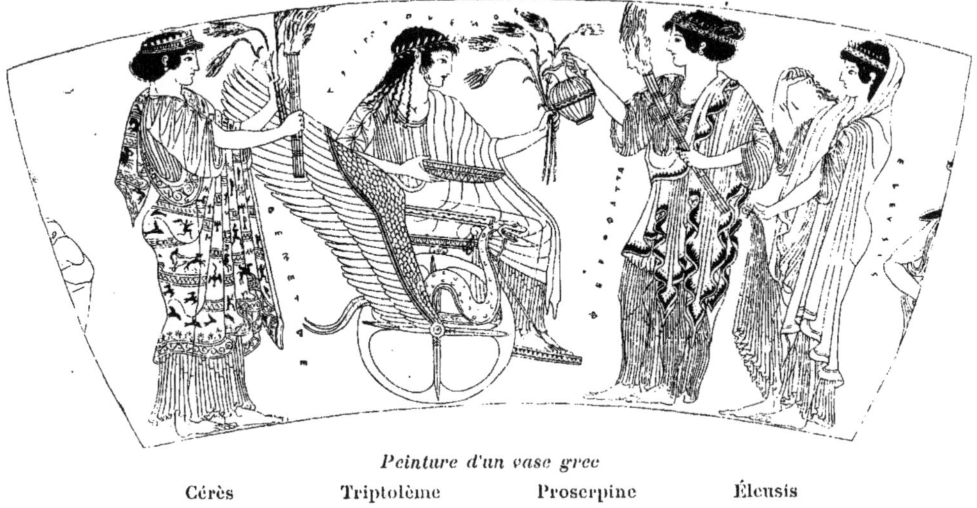

Peinture d'un vase grec

Cérès Triptolème Proserpine Éleusis

VIII. — LES MYSTÈRES D'ÉLEUSIS

Le culte de Cérès devient mystique en s'unissant à celui de Bacchus. — Cérémonies imitées par les catholiques.

La science moderne produit déjà à volonté la lumière, la chaleur, l'électricité, et si elle ne parvient pas encore à créer la vie, elle sait déjà que ce phénomène mystérieux est du même ordre physico-chimique que les précédents.

Nous n'avons aucune raison sérieuse pour accepter sans contrôle les affirmations des fanatiques, qui prétendent nous imposer, comme des vérités révélées, leurs suppositions invraisemblables sur la destinée humaine. Les superstitions religieuses se sont toujours commodément appuyées sur de prétendus mystères, les prêtres se faisant passer pour des initiés, mis directement en communication avec les divinités qu'ils ont inventées. Prêtant aux choses les plus ordinaires un sens caché et redoutable, ils ont fait prédominer le sentiment et l'imagination sur la raison; ils ont présenté leurs dévotes rêveries comme des articles de foi.

Le mot mystère vient du grec *muô*, qui signifie fermer les lèvres et les yeux; la foi a toujours été volontairement aveugle; elle ne désire pas comprendre; elle impose aux initiés le *secret* le plus absolu: manœuvre habile pour faire croire à l'importance et à la majesté d'idées très simples.

Les patientes recherches et l'esprit pénétrant des savants modernes ont si bien fouillé tous les mystères de l'antiquité, que ceux-ci n'ont plus grand'chose de caché pour nous; mais n'espérez pas y trouver des doctrines bien sérieuses ni bien profondes, vous seriez déçus.

C'est au VIe siècle avant notre ère, « au moment où la philosophie commençait à miner le vieil édifice religieux, qu'on en tenta la restauration sous le nom d'Orphée, car c'est la prétention de tous les réformateurs religieux de ramener le culte à sa pureté primitive » (1).

Les premiers initiateurs orphiques formaient une sorte de confrérie, un ordre mendiant « qui prêchait la pénitence, l'abstention de toute nourriture animale et condamnait l'effusion du sang, même dans les sacrifices » (2).

Ils prétendaient délivrer les âmes du péché par l'expiation, par la purification du repentir et des prières, mais surtout par des cérémonies magiques. Les criminels s'estimaient heureux de rencontrer des prêtres qui lavaient le sang dans l'eau bénite. Quelques rites mystérieux suffisaient pour calmer les remords et surtout la crainte des châtiments de l'autre vie.

Certaines cérémonies grassement payées, comme nos messes, pouvaient racheter même les péchés des ancêtres. Les charlatans orphiques trafiquaient déjà des indulgences et des amulettes bénites. « Ils vendaient au premier venu des secrets pour le délivrer de ses ennemis, bons ou méchants » (3).

L'invention de toutes les cérémonies expiatoires fut attribuée à Orphée.

Onomacrite, poète qui vivait à la cour de Pisistrate, composa de prétendus poèmes d'Orphée, qui furent encore remaniés plus tard. Il y racontait l'*incarnation* de Bacchus, ses souffrances, sa *passion* *(pathèmata)*, sa mort et sa résurrection. *Epiménide*, le thaumaturge, et *Solon*, le grand législateur, collaborèrent aussi à cette réforme religieuse.

Selon les idées de *Pythagore* (4), la vie était considérée comme un châtiment; l'âme se trouvait emprisonnée dans le corps comme dans un cachot, pour des péchés commis dans une existence antérieure. Après la mort, l'âme devait parcourir une nouvelle série d'existences, destinées à la purifier graduellement (5).

---

(1) A. Maury, *Histoire des religions de la Grèce antique*.
(2) A. Lefèvre, *La Grèce antique*.
(3) Platon, *République*.
(4) Philosophe et mathématicien grec, l'un des fondateurs du communisme, VIe siècle avant Jésus-Christ.
(5) A. Maury.

Le danger de cette doctrine c'est de dégoûter les hommes de la vie réelle et de tourner toutes leurs pensées vers cette vie future, qui n'est qu'un rêve.

Même en admettant un instant, ce qui est inadmissible, l'existence d'une âme séparée du corps, il est clair que notre personnalite actuelle, ce que les philosophes appellent notre *moi*, cesserait d'exister, au moment où elle perdrait ce corps, qui constitue la portion la plus importante de sa nature, supposée double. Fénelon lui-même, dans son *Télémaque*, ne semble pas bien convaincu de la persistance du moi : « L'âme universelle, dit-il, est un vaste océan de lumière; nos âmes sont autant de petits ruisseaux qui y prennent leur source et retournent s'y perdre ». Cette doctrine ressemble beaucoup au *panthéisme* des Indous.

Les idées de *Pythagore* sur la *métempsycose* ou transmigration des âmes sont aussi d'origine orientale. Elles formèrent le fonds philosophique des mystères orphiques.

C'est à Éleusis, près d'Athènes, que le culte de Bacchus vint s'unir à celui de Cérès. Sous des noms variés et nombreux, ces divinités personnifiaient la vie cachée, souterraine, de la végétation pendant l'hiver. « La *passion* de Bacchus était le symbole des souffrances de l'humanité et des espérances de la vie future. »

« Le culte de Bacchus communiqua à la poésie un élément nouveau, l'exaltation, ce délire divin qui fait oublier les misères réelles et transporte l'âme dans le monde idéal » (1), mais chimérique. Nous sommes loin du joyeux compère à cheval sur un tonneau, que nous présentent les mythologies enfantines.

Bacchus, déjà confondu avec le Zagreus crétois, eut une autre incarnation sous le nom de *Iacchos*. Assimilé à la fois au Jupiter céleste et au Jupiter souterrain, il se montre d'abord en qualité de Dieu le Père, comme époux de la Terre, puis comme Dieu le Fils, sous le nom de Iacchos, enfant de Proserpine. Cette incestueuse généalogie est à peu près aussi embrouillée que le mystère de la Sainte-Trinité. Toutes ces billevesées n'entrent que difficilement dans des cervelles modernes.

Les Orphiques empruntèrent à la religion égyptienne la légende de la mort d'Osiris. Le blé devint le symbole de la vie future et de la science nécessaire au salut (2).

Comme Jésus, Bacchus demandait à ses fidèles de se donner à lui

---

(1) J. Girard.

(2) Le *Dictionnaire des antiquités*, par M. Saglio, donne au mot *Eleusinia*, sous la signature de MM. Lenormant et Pottier, un savant article dont je résumerai les parties les plus importantes.

tout entiers. Le mystique se détache de tous les liens terrestres, même les plus nobles et les plus purs :

> Et je verrais mourir père, enfants, frère et femme,
> Que je m'en soucierais autant que de cela (1) !

« Le mysticisme dionysiaque, comme tous les mysticismes, professait le plus profond MÉPRIS POUR LA RAISON humaine » (2). Dans cet abandon complet de soi-même, dans cette façon d'obéir comme un cadavre, dans cet anéantissement de la personnalité, le fidèle trouvait une sorte de jouissance malsaine et d'exaltation maladive. Il s'imaginait devenir meilleur dans les *« vénérables orgies »*. Le danger de ces transports, de ces extases énervantes, est précisément dans l'erreur qui consiste à attacher une idée de purification et de perfectionnement moral à l'ivresse mystique.

Les mystères d'Éleusis, auxquels personne ne croit plus, ressemblent étonnamment à d'autres mystères, que la crédulité populaire entoure, aujourd'hui encore, d'un profond respect. Soyons logiques; les superstitions modernes ne sont pas moins absurdes que celles de l'antiquité. Rejetons-les résolument.

Les *petits mystères* étaient célébrés à Agra, sur les bords de l'Ilissus, au moment de la germination printanière. C'était la fête de l'*Ascension (Anodos)* ou retour de Proserpine.

Après une purification, on enseignait aux *mystes* une sorte de catéchisme, des prières, des litanies, puis, « c'était la messe païenne. Les initiés participaient à la Cène de Cérès, au pain, au breuvage mêlé qu'elle but dans ses courses lugubres. Communion sous les deux espèces, à laquelle Bacchus toutefois ne mêlait pas celle du vin » (3).

« Un des secrets des prêtres de l'antiquité, comme des nôtres, était la confession dans les mystères. C'était là qu'ils apprenaient toutes les affaires des familles et qu'ils se mettaient en état de répondre à la plupart de ceux qui venaient les interroger. C'est à quoi se rapporte ce grand mot que Plutarque a rendu célèbre : un prêtre voulant confesser un initié, celui-ci lui demanda : « A qui me confesserai-je ? Est-ce à toi ou à Dieu ? — C'est à Dieu, reprit le prêtre. — Sors donc d'ici, homme, et laisse-moi avec Dieu » (4).

La confession était en usage dans les Mystères de Samothrace.

Les *grands mystères*, ou Éleusinies n'étaient célébrés d'abord que

(1) Molière, *Tartufe*.
(2) Decharme, *Mythologie*, p. 436.
(3) Michelet.
(4) Voltaire, *Dict. philosophique*. Oracles.

tous les cinq ans, au mois de septembre (Boédromion), époque des semailles.

L'enlèvement de Proserpine et sa descente aux enfers y étaient représentés dans une sorte de drame mystique, avec la douleur de Cérès et ses courses errantes.

Les fêtes commençaient par ce qu'on peut appeler la *neuvaine* de Cérès. Les initiés devaient *jeûner*, s'abstenir de la chair des animaux et même de certains poissons ; les fèves, les grenades et les pommes étaient interdites. Les prêtres devaient observer la chasteté ; le silence le plus rigoureux était exigé des initiés.

Dans une procession solennelle, les éphèbes s'arrêtaient près du Figuier sacré.

Le 16 septembre, les *mystes* ou candidats à l'initiation, se rendaient au bord de la mer et s'y baignaient pour se purifier ; ils lavaient aussi un porc symbolique qu'ils avaient amené avec eux. Ces jeunes gens avaient pour costume une peau de faon ou *nébris*.

Le 17, ils offraient dans Athènes un grand sacrifice public à Cérès et à sa fille, et immolaient le porc mystique. Notre perfectionnement moral consiste, en effet, à tuer en nous les bas instincts, la bête immonde.

Suivait un intervalle de deux jours, pendant lequel chacun offrait dans sa demeure des fruits à Bacchus.

Le 19, avaient lieu les Épidauria, fêtes en l'honneur d'Esculape, le célèbre médecin, l'un des nombreux personnages légendaires qui sont morts, puis ressuscités.

Le 20 septembre, les initiés, dirigés par les prêtres, portaient solennellement à Éleusis la statue d'*Iacchos*, représenté à peu près comme un Enfant Jésus, mais couronné de myrtes et tenant une torche à la main. Auprès de lui une prêtresse jouait le rôle de nourrice. On portait avec respect un van sacré et des jouets d'enfant : osselets, sabots, toupie, ballon, miroir et poupée de laine, « symboles augustes ! »

Chacun des mystes, vêtu d'une tunique courte, tenait un flambeau allumé, analogue à nos cierges.

La procession avait toute la gaieté méridionale : les mystes gambadaient en poussant de grands cris ; ils s'arrêtaient le long de la Voie sacrée à certains sanctuaires, sortes de *reposoirs*, où ils chantaient des cantiques et exécutaient des danses religieuses. Les prêtres attachaient au poignet gauche et au pied droit de chacun des éphèbes des bandelettes teintes en jaune safran, analogues à nos brassards de première communion ; ces bandelettes préservaient du mauvais œil, aussi ne les donnait-on pas gratis.

Le 21, grand sacrifice offert au nom de la République. Les éphèbes amenaient en liberté à l'autel les taureaux qu'on allait tuer et les maintenaient devant les sacrificateurs. C'étaient de véritables combats de taureaux.

On offrait aux Grandes Déesses le *pain bénit*, ou gâteau sacré ; puis, dans une sorte de *messe de minuit*, avaient lieu les *initiations*.

Les initiés, séparés des profanes, imitaient les courses de Cérès à la recherche de sa fille ; ils allaient en pèlerinage à la Pierre triste et au puits Anthion.

Enfin, dans une sorte de *communion*, les initiés rompaient le jeûne en prenant un breuvage mystique, le Kykéon. « Cet acte avait le caractère d'un véritable *sacrement* ».

« On montrait aux initiés certains objets sacrés et secrets, particulièrement *vénérables*, les mystes les touchaient ou les baisaient, goûtaient à quelques-uns d'entre eux et en recevaient certains qu'ils conservaient en souvenir de leur initiation » (1), comme le buis bénit des catholiques.

On a peine à comprendre que la crédulité humaine puisse accepter de pareils enfantillages.

Savez-vous quels étaient ces objets si *vénérables ?* Clément d'Alexandrie les énumère : des tourtes, des galettes avec de nombreuses protubérances à la surface, des grumeaux de sel, des grenades et de jeunes pousses de figuier, des gâteaux au fromage, sorte de macaroni sacré, et des coings, sans oublier le serpent consacré à Bacchus.

Tout cela nous semble aujourd'hui à peu près aussi respectable que le morceau de fromage trouvé dans la poche du Médecin malgré lui.

Le 24 septembre, on commençait à s'amuser : banquets, jeux, représentations théâtrales. Les prêtres ont toujours été d'habiles comédiens. Le sens des spectacles symboliques n'était pas clairement compris de tous, il fallait savoir le deviner. Les prêtres et prêtresses s'étaient distribué les rôles ; il y avait des apparitions, comme chez les spirites, des fantômes de dimensions colossales, et l'on entendait avec effroi des voix étranges qui prononçaient de mystérieuses paroles.

La nuit venue, les initiés se réunissaient tumultueusement hors du sanctuaire et attendaient longtemps dans une obscurité profonde, propre à inspirer la terreur ; soudain, on les faisait entrer dans une salle inondée de lumière, où brillait la statue de Cérès peinte à neuf, parée de bijoux et de riches vêtements.

Dans les airs, sur un char ailé attelé de serpents, Triptolème apparaissait, il tenait à la main des épis de blé. L'image monstrueuse et colossale de la triple Hécate sortait lentement de terre, puis le jeune

(1) Lenormant et Pottier.

Iacchos, gracieux enfant nu, couronné de lierre, s'avançait vers les Grandes Déesses : Cérès majestueusement assise, et « sa fille Coré, jeune et charmante, debout auprès d'elle ». Un des spectacles qui enthousiasmaient le plus les jeunes initiés c'était de voir Vénus en personne, avec les Grâces, formant des tableaux vivants. Le symbolisme allait plus loin, il devenait d'un réalisme grossier, lorsque l'on repré-

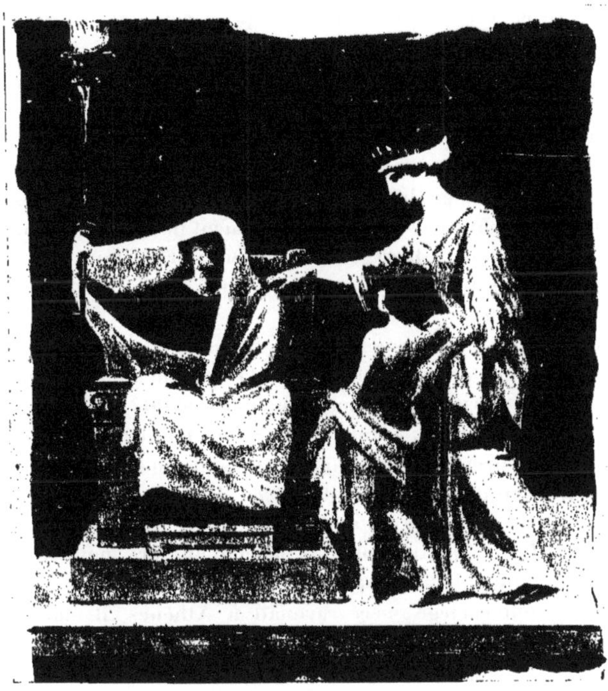

Initiation, par J.-Paul Milliet
Cérès · Jacchos · Proserpine

sentait l'union du Ciel et de la Terre, « avec les résistances de la déesse, les violences du dieu et ses ruses cyniques » (1).

Puis la lumière devenait éblouissante et, d'une voix sonore, le prêtre annonçait la bonne nouvelle : « La déesse vénérable a mis au monde l'enfant sacré. » C'était le Noël des Grecs, la *Nativité*. Comme Jésus, Iacchos est un dieu qui s'est fait homme, c'est le mystère de l'*Incarna-*

(1) Lenormant et Pottier.

tion. Il n'a pas été crucifié, mais sa *passion* n'en est pas moins émouvante. Les dévotes pleuraient de pitié, lorsqu'elles voyaient leur beau jeune dieu déchiré en morceaux par les Titans. Ses meurtriers étaient frappés de la foudre. Apollon lui-même venait ensevelir pieusement leur victime sur le Parnasse. Puis, après un entr'acte, le dieu renaissait. C'était le mystère de la *Résurrection.*

Cette pathétique légende devait composer un fort beau spectacle, et elle n'avait rien qui ne fût acceptable, pour ceux qui devinaient le sens caché de l'allégorie.

Un dernier tableau terminait l'initiation : « le plus grand, le plus merveilleux, le plus parfait mystère ». C'était l'épi de blé, présenté en silence à la foule assemblée.

Rien n'est plus beau, en effet, que cette réalité toute simple, mais c'est grand dommage de la gâter par des rêveries mystiques. Déjà les Égyptiens comparaient l'homme au moment de sa mort, à un grain de blé qui tombe dans la terre, afin d'y puiser une vie nouvelle. Ce sont là des rêves poétiques, mais l'on s'étonne que tant de gens les prennent encore au sérieux.

Avec l'étroitesse d'esprit propre à tous les fanatiques, les prêtres ne promettaient qu'aux seuls initiés la béatitude dans l'autre monde. Ceux-là seuls méritaient le nom d'hommes saints et bons qui avaient pris part aux mystères. « Hors des mystères point de salut. »

L'un des premiers anarchistes, le philosophe *Diogène* protestait déjà contre l'injustice révoltante de ce dogme, analogue à l'immorale doctrine de la Grâce : « Eh quoi ! dit-il, est-ce que Patocion, le voleur, qui a été initié, jouira après la mort d'un sort meilleur qu'Épaminondas, l'honnête homme, qui n'a pas été initié ? » (1)

Lorsque le cortège sacré revenait à Athènes, il était bruyant et désordonné. La populace sortait de la ville et attendait sur le pont du Céphise le passage de la procession, qu'elle accueillait par des injures et des plaisanteries grossières. Les jeunes initiés ne se faisaient pas faute de répondre, il y avait assaut de bouffonneries mêlées d'intermèdes comiques, dont nos fêtes du mardi-gras rappellent de loin la tradition.

Enfin, une dernière cérémonie avait lieu à la porte d'Athènes ; deux vases symboliques étaient remplis d'eau et placés l'un vers l'Orient pour les dieux des vivants, l'autre vers l'Occident, pour ceux des morts; puis on renversait l'eau bénite sur le sol en prononçant la formule mystique : « Féconde, enfante et réenfante ! »

(1) Plutarque, Œuvres morales.

Je ne sais s'il est bien exact de dire, comme on l'a souvent répété, que les Mystères d'Éleusis furent « un agent puissant de civilisation et de progrès ». Aucune idée fausse ne peut être salutaire. Le culte de Bacchus, malgré les efforts des Orphiques pour le purifier, resta toujours mêlé de débauches licencieuses.

Assurément Polygnote, Cimon, Eschyle et tant d'autres nobles esprits, n'avaient rien de commun avec de vulgaires ivrognes ; mais leur intelligence si élevée et si pure n'en était pas moins exaltée, déséquilibrée et faussée par le mysticisme.

Au milieu des injustices de la vie, la croyance à l'immortalité de l'âme, aux peines et aux récompenses de l'autre monde est, il est vrai, très consolante. Qu'importe, si elle est contraire à la raison! C'est payer trop cher ces consolations imaginaires, que de perdre la saine notion de la réalité.

Parmi les nombreuses conséquences, à la fois logiques et regrettables, de cette doctrine erronée, on peut citer le célibat des prêtres et les vœux de chasteté, qui sont un péché mortel, un abominable blasphème contre les lois de la nature.

Les couvents sont en France, avec l'alcoolisme, les deux causes principales de cette diminution de la natalité, qui menace notre pays d'une prompte déchéance. Ne l'oublions pas, la seule immortalité est celle de l'espèce humaine qui se perpétue normalement.

« Les générations des hommes, dit Homère, ressemblent à celles du feuillage des bois. Le vent jette les feuilles à terre, et la forêt féconde en produit d'autres au nouveau printemps. Ainsi passent les races humaines : l'une vient, l'autre s'en va » (1).

Le grain de blé a été bien choisi comme symbole de la perpétuité de la vie, mais il n'est aucunement nécessaire de s'écarter des simples données de la science. Elles sont assez belles pour qu'on ne demande rien de plus. Non, le cadavre ne ressuscitera pas ; aucun être humain n'a deux existences ; mais la divine semence de vie, pieusement déposée dans le sillon sacré, enfantera indéfiniment des séries de générations successives. Hors de là, il n'y a que mort et néant.

« Vivre dans sa postérité, c'est là l'immortalité réelle, matérielle aussi bien que morale, la seule vraie, la seule sûre du moins » (2).

« La vie comme le feu ne se conserve qu'en se communiquant. Il faut que nous partagions notre joie, il faut que nous partagions notre douleur... Agissons au lieu de prier. N'ayons espoir qu'en nous-mêmes

(1) *Iliade*, VI, 145.
(2) Jacoby.

et dans les autres hommes. Nulle main ne nous dirige, nul œil ne voit pour nous » (1).

Ce qui est immortel ce n'est pas la personnalité humaine, ce sont les idées. Les hautes conceptions de justice sociale qui nous tiennent au cœur, d'autres les ont eues avant nous, mais la bonne semence n'a pas encore trouvé un terrain favorable ; elle vit pourtant et l'espoir est permis d'une riche moisson.

« Un savant retournait entre ses doigts une poignée de blé trouvé dans le tombeau d'une momie égyptienne.—« Cinq mille ans sans voir le soleil ! Pauvres grains de blé, vous voici devenus stériles comme la mort dont vous étiez les compagnons ; jamais vous ne balancerez au vent du Nil la tige dont vous portez le germe desséché. — Jamais ! Qu'en sais-tu? Que sais-tu de la vie ? Que sais-tu de la mort ? » — A tout hasard, pour tenter une expérience dans laquelle il n'espérait guère, le savant sema les grains sortis de la tombe. Et le blé des Pharaons, sentant enfin la chaleur du soleil avec la caresse de l'air et de la terre, s'amollit, se gonfla ; des tiges vertes fendirent la terre d'Égypte et, jeunes comme la vie, se balancèrent sous le vent du Nil, au bord de l'onde inépuisable et sacrée. — Pensées humaines, qui semblez endormies pour jamais sous la pierre du tombeau, n'aurez-vous point votre réveil et votre épanouissement dans quelque printemps inattendu? » (2)

(1) Guyau.
(2) *Id.*

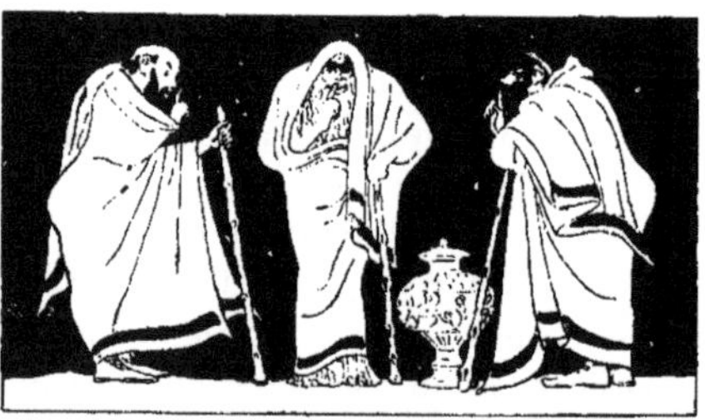

Grands mystères! par J.-Paul Milliet

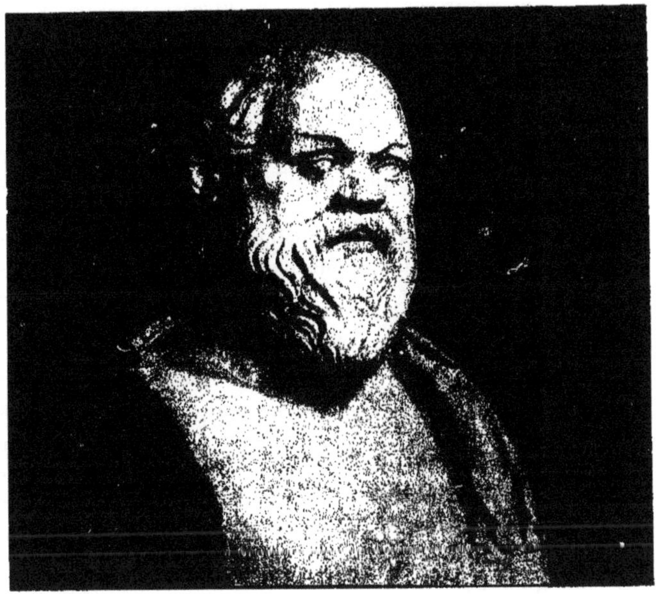

Socrate
(Musée Pio Clementino)

IX. — PHILOSOPHIE MORALE

Socrate (469-400 avant notre ère). — Probabilité de son origine phrygienne. — Qualités et défauts des Silènes. — Un fragment du *Banquet* de Platon. — Le démon de Socrate. — La volonté peut triompher des instincts héréditaires.

> « Les trésors que les anciens sages nous ont laissés dans leurs livres, je les parcours avec mes amis, et nous y recueillons tout ce qui s'y trouve d'excellent. »
>
> XÉNOPHON, *Mémoires*, I.

Les anciens s'occupaient peu de l'histoire des races humaines : l'*ethnographie* est une science toute moderne. A part quelques familles royales qui s'étaient fabriqué des généalogies fabuleuses, comme le font encore beaucoup de nobles personnages, les anciens connaissaient mal leur propre origine. Les traditions conservées par les historiens sur les migrations des peuples sont très contestées, mais les caractères anatomiques semblent s'être transmis souvent de père en fils, pendant une longue suite de générations.

Celui qui voyage en Italie, par exemple, est frappé de rencontrer dans les rues de Rome ou de Naples. Brutus, Néron, Marc-Aurèle ou Caracalla. Ces ressemblances ne sont pas fortuites, et, bien qu'il soit impossible de retrouver tous les chaînons de la filiation, on peut affirmer que l'homme d'aujourd'hui est bien un descendant authentique des mêmes familles ethniques, qui ont produit les hommes célèbres d'autrefois.

L'hérédité des facultés intellectuelles, des sentiments, des instincts et des passions n'est pas moins durable que celle des caractères physiques, et c'est en vertu de cette double loi que l'origine phrygienne de Socrate me semble probable.

Les Silènes

Les *Satyres*, comme les *Silènes*, faisant partie du cortège de Bacchus, ces deux noms furent souvent confondus par les Grecs eux-mêmes, bien qu'ils aient désigné primitivement deux races très distinctes. Les Satyres, transformés plus tard en personnages fantastiques, étaient d'abord de simples bergers, habitants des montagnes et des forêts. Vêtus de peaux, ils ressemblaient aux animaux qu'ils menaient paître : on prétendit qu'ils avaient des pieds de bouc et des cornes : leurs cheveux hérissés, leur nez busqué et leur corps velu prêtaient à cette confusion.

La tribu des Silènes habitait les collines de la Phrygie, riches en vignobles ; ce qui ne veut pas dire que tous les Phrygiens fussent des Silènes. Aussi haut que nous pouvons remonter dans l'histoire, nous trouvons partout des races dont le mélange est déjà complexe.

Mais on admet généralement que chaque peuplade eut pour ancêtre un homme qui présentait au plus haut degré les caractères physiques et moraux qu'il transmit à ses descendants. C'est ainsi que l'ancêtre des Silènes nous est donné comme le sage précepteur de Bacchus. Botaniste et médecin, il connaît les vertus des plantes ; prévoyant, il passe pour avoir le don de prophétie; philosophe, il cherche le côté pratique de ses idées profondes, il s'attache tout spécialement à la morale ; il sait mêler l'enjouement à la science, et la rend aimable; il aime à plaisanter, à railler même, mais sans méchanceté ; il aime la gaieté et le vin, mais il a horreur de l'ivresse. C'est ce que la légende nous apprend, toujours sous une forme allégorique. Silène mettant de l'eau dans son vin, on dit qu'il épousa la nymphe Naïs, la Naïade, personnification de la source pure, de cette eau salutaire dont le mélange atténue les propriétés malfaisantes du vin. A Rome, les fontaines s'appelaient *Silani*.

Le Silène Marsyas, dont on a fait à tort un satyre, est l'inventeur de la musique phrygienne, dont l'instrument est la flûte, et qui correspond à notre mode majeur.

Il est triste de constater à quel point les traditions s'altèrent et se détériorent avec le temps. Peu à peu le type de Silène se transforma, on finit par le représenter sous les traits d'un vieil ivrogne, gras et ventru ; c'est l'Ivresse elle-même qui lui verse à boire ; il devint la personnification de l'outre pleine de vin.

Mais c'est des Silènes primitifs, des anciens *sages* de Phrygie, que Socrate semble avoir été le descendant glorieux.

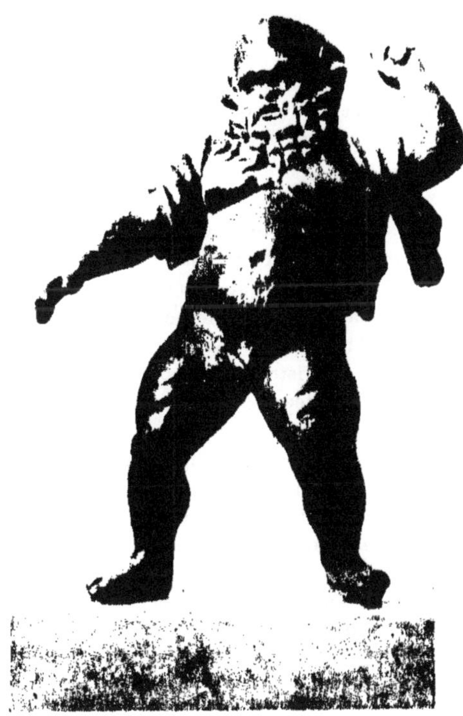

Silène, d'après une photographie de M. GIRAUDON
(Bronze antique du Louvre)

Socrate

Socrate était fils du sculpteur Sophronisque ; sa mère, Phénarète, était sage-femme.

Lorsque, par la faute d'un parent, il eut perdu son modeste héritage, il eut recours, pour gagner sa vie, au métier que son père lui avait enseigné. On montrait sur l'Acropole un groupe représentant *les Grâces voilées* qui lui était attribué. La pauvreté lui apprit la tempérance et le respect du travail manuel.

Esprit curieux et investigateur, Socrate ne resta étranger à aucune des sciences connues de son temps. Déjà il se tourmente pour deviner les causes de la vie, et il a des aperçus profonds que les modernes n'ont guère dépassés. Il se demande, par exemple, si c'est de la chaleur ou de la fermentation que naissent les êtres animés ; « si c'est le sang qui nous fait penser, ou le feu, ou *si ce n'est pas simplement le* CERVEAU qui produit en nous toutes nos sensations, qui engendrent à leur tour la mémoire et l'imagination, lesquelles, reposées, engendrent enfin la science » (1).

Un mot célèbre l'avait frappé ; il en fit sa devise. Ce mot est resté le commencement et la fin de toute philosophie : CONNAIS-TOI TOI-MÊME.

Portraits

Les sculpteurs grecs nous ont laissé de nombreux bustes de Socrate, mais aucun ne semble avoir été exécuté d'après nature, ni même de son vivant. C'est plutôt dans les écrits des disciples directs du philosophe qu'il faut chercher son portrait physique et moral.

Celui que trace Aristophane dans sa comédie des *Nuées* n'est guère qu'une caricature des sophistes. Bien que le grand moraliste les ait toujours combattus, il a subi leur influence ; son argumentation est souvent subtile et captieuse.

L'historien Xénophon nous présente une image plus ressemblante, bien qu'il fasse parler Socrate un peu trop comme il aurait parlé lui-même, avec un bon sens bourgeois, un esprit clair mais étroit, une admiration excessive pour les institutions aristocratiques des Doriens et un respect superstitieux pour les actes extérieurs de la piété officielle,

Le défaut de ressemblance est plus regrettable encore dans le Socrate que nous montrent les délicieux dialogues de Platon. Sous le nom de son maître, c'est Platon lui-même, le plus souvent, qui expose ses propres rêveries métaphysiques. Socrate cherchait toujours l'application pratique, et lorsqu'on lui donna connaissance des théories que Platon met dans sa bouche, on rapporte qu'il s'écria : « Que de choses ce jeune homme me fait dire, auxquelles je n'ai jamais pensé ! »

Lorsque ses adversaires commençaient un beau discours, il les arrêtait, « comme s'il craignait d'être ébloui par leur éloquence, et les priait de répondre seulement à quelques simples questions ». Puis, par un interrogatoire serré, il les forçait à convenir que leurs idées étaient confuses ou même fausses. C'est ce qu'on appelle l'*ironie* de Socrate.

---

(1) Platon, *Phédon.*

Enfin il dégageait peu à peu les idées justes et saines, les tirant une à une des esprits de ses auditeurs, sans paraître faire autre chose que les aider dans ce travail d'enfantement. Il appelait cette méthode l'*art d'accoucher les esprits*, en souvenir du métier de sa mère. « J'exerce, disait-il, la même profession, à cela près que j'aide à la délivrance des hommes, et non pas des femmes, et que je soigne non

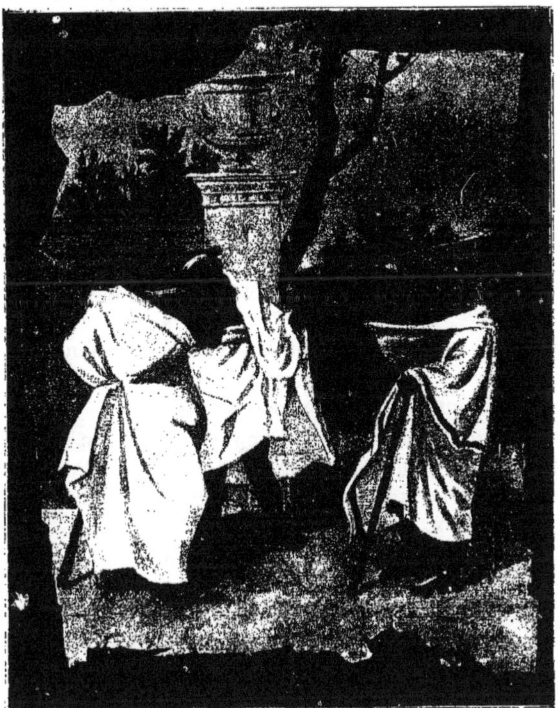

Les Sophistes, par J.-Paul Milliet

les corps, mais les âmes en mal d'enfant. » Cette méthode est restée la meilleure, et c'est elle qui devrait toujours être employée dans nos écoles. Il faut faire penser les enfants, et non pas leur entonner une science indigeste qu'ils reçoivent passivement.

Je voudrais pouvoir citer en entier l'étude très approfondie, consacrée à Socrate par Curtius dans son admirable *Histoire grecque*. En voici seulement quelques lignes :

« On dirait vraiment que cet homme avait été transporté d'un autre monde au milieu d'Athènes... Vivant au milieu d'un peuple épris de beauté extérieure, il n'accorde de prix qu'aux qualités internes et à la vie morale... Sa laideur elle-même, sa large figure au nez camard, aux grosses lèvres, aux yeux saillants, semblait protester contre les idées reçues et prouvait que dans le corps d'un Silène peut résider l'esprit d'un Apollon.

« Socrate pensait qu'ON N'EST JAMAIS TROP VIEUX POUR APPRENDRE, que l'instruction ne doit pas être considérée comme une simple préparation à la vie, mais comme la vie elle-même, comme ce qui, seul, lui donne de la valeur.

« Il plaçait la seule félicité véritable dans la santé de l'âme, et regardait l'injustice et l'ignorance comme les plus grands des malheurs. Aussi, affamé de savoir, fréquentait-il les hommes et les femmes qui passaient pour des esprits d'une culture supérieure. »

Il devint à son tour le centre d'un cercle de jeunes gens qui s'attachèrent à lui avec une sorte de passion. On vit fleurir autour de lui « la puissance bienfaisante de la pure amitié et du dévouement désintéressé ».

« Cet homme prosaïque alluma le plus noble enthousiasme et conquit, par les moyens les plus simples, un empire immense, tel que personne avant lui n'en avait encore possédé de pareil à Athènes. »

Socrate n'a pas compris la philosophie comme un stérile exercice de l'intelligence; il a toujours cherché à être utile. Pour lui, l'art de bien vivre c'est l'art d'être honnête et heureux. Il montre que ce qu'il y a de plus avantageux, c'est d'être homme de bien.

On a reproché à Socrate d'avoir trop confondu la science avec la vertu. « Autre chose est penser et autre chose agir : la vertu est un fruit de la volonté et non un fruit de l'étude. » Cependant « la conscience s'épure en même temps que l'intelligence s'étend et se fortifie. *Cultiver sa raison*, apprendre à bien penser, à juger sainement, c'est apprendre à bien faire. Pour rendre les hommes meilleurs, il faut les instruire et les éclairer » (1).

« La vie de Socrate et son enseignement étaient comme coulés d'un seul jet; aucun de ses disciples ne pouvait dire si c'était son exemple ou sa parole qui avait agi sur lui avec plus de force. Sa philosophie n'avait qu'un but; rendre l'homme meilleur, plus libre et plus heureux. Et il ne pouvait se vouer à cette tâche, sans s'élever lui-même à une clarté, à une pureté toujours plus haute, sans *subordonner à la* RAISON *les penchants sensuels*, indolents et passionnés de sa nature. »

(1) B. Aubé.

Le « Banquet » de Platon

Platon, dans son *Banquet*, spirituel dialogue, tout débordant des fantaisies les plus hardies, les plus saugrenues et les plus exquises, nous donne de bien curieux renseignements sur l'ignoble intempérance de ses contemporains. En vain quelques hommes supérieurs, initiés aux mystères orphiques, avaient tenté d'épurer le culte de Bacchus, les progrès de l'ivrognerie furent effrayants. A l'époque de Socrate, ce vice était passé dans les mœurs ; les intellectuels eux-mêmes n'en avaient plus honte.

Socrate avait la tête solide. Il était capable de boire beaucoup sans s'enivrer. On peut supposer qu'une longue suite d'ancêtres, buveurs, mais sages et modérés, lui valait cette immunité et cette endurance exceptionnelles. On s'habitue à tous les poisons.

A la fin du *Banquet* de Platon, nous voyons entrer Alcibiade, qui vient en visite. Le jeune débauché est déjà à moitié gris, et se met à nous faire des confidences très intimes. La vérité est, dit-on, dans le vin. Mais ce qui nous intéresse tout particulièrement, c'est qu'il trace en quelques mots un très vivant portrait de Socrate.

Personne mieux que lui ne nous fait deviner la séduction, le charme, la puissance persuasive du plus illustre et du plus sympathique des moralistes. Cette puissance, Socrate la devait à la sincérité de ses convictions, à son ardent désir de faire le bien, à la clarté éblouissante de sa vision du devoir. Les instincts héréditaires qu'il tenait de sa race, le portaient à l'amour et à l'intempérance, mais il les a domptés, pour laisser à la raison le gouvernement de son âme. C'est ce combat opiniâtre, dont l'émotion lui reste toute fraîche, qui donne à sa parole tant d'éloquence et d'autorité. Écoutez Alcibiade :

« Je prétends d'abord, dit-il, que Socrate est tout à fait semblable à ces Silènes que les sculpteurs exposent dans leurs ateliers, et qui tiennent des flûtes ou des pipeaux. Si l'on sépare les deux pièces de la statue, on voit à l'intérieur l'image de quelque divinité. Je prétends ensuite que Socrate ressemble tout particulièrement au satyre Marsyas. Cette ressemblance physique, toi-même, Socrate, tu ne peux pas la nier. Mais elle s'étend à tout le reste. Écoute plutôt : tu es un ergoteur, n'est-il pas vrai ? Si tu n'en conviens pas, j'ai des témoins. Et même comme joueur de flûte, tu es bien plus fort que Marsyas. Les sons que ses lèvres faisaient rendre à son instrument charmaient les hommes, et ces airs nous ravissent encore. Sa douce musique, bien ou mal jouée, a seule le don de nous transporter ; elle est divine, bien que les profanes ne la comprennent pas.

« La seule différence entre Marsyas et toi c'est que, sans aucun instrument, avec de simples paroles toutes nues, tu as autant de puissance que lui. Qu'un autre prononce un discours, même l'un de nos meilleurs orateurs, il ne fait pas grande impression sur nous; mais si c'est toi qui parles, ou même si quelque sot nous répète tes paroles, aussitôt hommes, femmes, adolescents, nous sommes tous stupéfaits et empoignés.

« Pour moi, si je ne craignais de vous paraître tout à fait ivre, j'affirmerais par serment que cet homme a toujours fait et fait encore en ce moment sur moi un effet extraordinaire. Sitôt que je l'entends, voilà mon cœur qui se met à battre, avec plus de violence que dans la danse des Corybantes; à sa voix, les larmes me viennent aux yeux, et je ne suis pas le seul à éprouver cette émotion. J'ai souvent entendu Périclès et nos autres grands orateurs : ils parlent très bien, j'en conviens : mais ils ne m'ont pas touché de la sorte. Mon âme n'était pas remuée profondément, elle ne me reprochait pas son esclavage. Quand j'écoute ce Marsyas, la vie que je mène me paraît odieuse... Je suis forcé de me boucher les oreilles, comme pour échapper aux sirènes, sans cela, je resterais assis à côté de lui jusqu'à la fin de mes jours. Cet homme éveille en moi un sentiment dont on ne me croirait guère capable: la pudeur, la honte. Oui, Socrate seul me fait rougir. J'ai conscience de ne pas pouvoir lui résister... je le fuis, je l'évite, mais à sa vue, j'ai honte de n'avoir pas tenu mes promesses; souvent je voudrais être débarrassé de lui, mais s'il venait à mourir, j'en serais plus désespéré encore, si bien que je ne sais que faire avec cet homme-là.

« Voyez ! on dirait qu'il ignore tout ; il ne sait rien, il en a l'air du moins. N'est-ce pas d'un vrai Silène ? — Tout à fait ! — Il a bien la figure que les sculpteurs donnent à Silène; mais ouvrez-le, camarades, quels trésors vous trouverez en lui ! — Vous ne pouvez pas vous imaginer à quel point il dédaigne les richesses, les honneurs et les autres avantages qui excitent l'envie du vulgaire... Socrate passe sa vie à railler ironiquement tout le monde; mais quand il devient sérieux, et qu'il s'ouvre enfin, je ne sais si quelque autre a pu voir les merveilles qu'il cache en lui-même ; je les ai vues, moi : elles m'ont paru si divines, si riches, si belles, si ravissantes, qu'il ne me semble pas permis de résister à Socrate. »

Je regrette de ne pas pouvoir rappeler ici les détails intimes que le jeune débauché nous donne sur la vie privée du grand philosophe ; c'est la plus complète réfutation des calomnies dont les envieux ont voulu salir la mémoire de Socrate.

Tout en se disant CITOYEN DU MONDE, il aimait sa patrie et sut la défendre avec courage.

« Il risqua sa vie dans plus d'une bataille, et, dans le tumulte du combat, dans les défaites même, où chacun songe d'ordinaire à son salut, lui, plein d'abnégation et de charité, ne s'occupait que des autres. C'est ainsi qu'à Potidée il sauva Alcibiade, qui gisait à terre blessé, et renonça ensuite en sa faveur au prix de la bravoure. Après la bataille de Délion, quand tout se précipitait dans une fuite désordonnée, il se retira, revêtu de tout son équipement, marchant d'un pas aussi fier et aussi tranquille que dans les rues d'Athènes ; il resta sain et sauf, ainsi que son compagnon, le brave Lachès, qui se sentit tout honteux à la vue de ce calme imposant » (1).

« On ne trouvera personne, dit Alcibiade, ni chez les anciens ni chez les modernes, qui approche de cet homme, à moins de le comparer, comme je l'ai fait, non pas à un homme, mais aux Silènes. »

L'un des premiers, Socrate a proclamé la dignité du travail. Il a reconnu aussi l'égalité morale des deux sexes, « il a marqué à la femme, à l'épouse et à la mère sa vraie place dans la famille, où elle doit être non la servante mais la compagne de l'homme et son associée dans l'administration de la maison ».

« Socrate a recommandé de traiter les esclaves comme des hommes libres, et quand ils le méritent par leur conduite, de les honorer comme honnêtes gens. Voilà trois points sur lesquels il devançait singulièrement son temps » (2).

Le démon de Socrate

Comme les Phrygiens ses ancêtres, Socrate nous montre un tempérament complexe, dans lequel les plus bas instincts semblent juxtaposés aux tendances les plus nobles. Un bacchant mystique se cache sous le calme bon sens et l'austère sérénité du moraliste ; il repousse les superstitions vieillies de la religion, et pourtant son imagination trop vive lui fait entendre la voix de son *démon familier*. Cette singulière hallucination est d'ailleurs la seule trace qui laisse deviner en lui la névrose héréditaire.

Fils d'une sage-femme, probablement marchande de remèdes secrets et d'amulettes, il eut un grand mérite à se dégager de bien des superstitions. Celle-là lui reste : il parle sans cesse d'une *voix divine*, qu'il entend seul et qui le détourne de ce qui est mauvais, d'un *génie* familier, d'un *démon*, qui n'est sans doute que la personnification de sa conscience.

---

(1) Curtius, IV.
(2) B. Aubé et Xénophon, *de l'Economie*, VII.

6

Pour tous les médecins, comme pour Lélut, Socrate est un grand réformateur, un apôtre, un type de la pure vertu, mais en même temps un halluciné, un visionnaire.

« Au siège de Potidée il reste vingt-quatre heures debout, immobile et comme en extase au milieu du tumulte d'un camp, sans que rien puisse l'arracher à sa méditation solitaire. »

Lélut est allé trop loin, lorsqu'il prétend que Socrate est atteint de monomanie; mais il y avait bien en lui quelque chose de mystique.

« Il y a dans Socrate deux choses qui semblent s'exclure : le bon sens et l'enthousiasme, la raison ferme et l'inspiration exaltée » (1).

C'est à l'intempérance de ses ancêtres qu'il doit sa faiblesse superstitieuse. L'enthousiasme et l'inspiration religieuse sont sur les confins de l'aliénation mentale. Pythagore, le grand mathématicien, croyait entendre l'harmonie des sphères célestes. Les hommes du plus grand génie ont été parfois déséquilibrés (2).

Cependant, bien avant Descartes, Socrate a connu le *doute méthodique.* Il n'admettait aucune connaissance venant de la tradition avant de l'avoir examinée. C'est dans sa conscience qu'il cherchait la vérité. Il débutait par une ignorance voulue, et IL NE S'IMAGINAIT PAS SAVOIR CE QU'IL NE SAVAIT PAS. Il déblaya ainsi le terrain des illusions chimériques et des possibilités contestables. C'est lui qui a fixé le premier la notion juste de ce que doit être la vraie science. Après avoir découvert dans la conscience humaine la base de la certitude, il montre que la science devient une force agissante : « Après avoir discerné l'essence de la justice, de la bravoure, de la modération, l'homme doit se sentir la volonté d'être juste, brave, modéré. La science ne serait pas véritable, si elle n'entraînait pas après elle la volonté. *La* VERTU *n'est que la* VOLONTÉ *devenue morale, c'est la* RAISON *éclairée par la* SCIENCE » (3).

Socrate avait trop de bon sens et d'esprit scientifique pour affirmer nettement sa croyance en Dieu ou à la spiritualité de l'âme. Il dit souvent, il est vrai : « C'est une espérance dont il faut s'enchanter soi-même... S'il y a quelque chose en ces questions dont on puisse être sûr... La chose vaut la peine qu'on hasarde d'y croire... » — Toutes phrases bien peu affirmatives. Il disait aussi : « Ce qu'on entend habituellement par la sainteté n'est qu'un trafic entre l'homme et Dieu, et Dieu seul n'y gagne rien. Dis-moi, Eutyphron, de quelle utilité sont

(1) B. Aubé.

(2) Ouvrages à consulter : L. Lélut, de l'Institut, *Le Démon de Socrate; L'Amulette de Pascal.* — Moreau de Tours, *La psychologie morbide dans ses rapports avec la philosophie de l'histoire.* — Jacoby, *Études sur la sélection.* — Les idées que j'exprime ici ne sont pas nouvelles, elles s'appuient sur l'autorité de savants médecins.

(3) Curtius.

aux dieux nos offrandes et nos prières? » — « Comment les dieux auraient-ils plus d'égards à nos offrandes qu'à notre âme? S'il en était ainsi, les plus coupables pourraient se les rendre propices » (1).

Mort de Socrate

Anytos et Mélétos furent les principaux accusateurs de Socrate. Lysias, le célèbre orateur, lui offrit de plaider pour lui, mais Socrate se défendit lui-même « avec la hauteur d'un homme qui n'avait nulle envie de marchander sa vie ».

Accusé d'impiété, il répondit qu'il avait toujours, selon l'usage, offert aux dieux des sacrifices. « Mais quand il parla de son *génie*, il s'éleva dans l'assemblée des murmures tumultueux. Cette prétention d'être en communication permanente avec les dieux parut sacrilège ». Socrate ajouta : « Je vais vous déplaire bien davantage, en vous rappelant que la Pythie m'a proclamé le plus juste et le plus sage des hommes ». Deux cent quatre-vingt-une voix contre deux cent soixante-dix-huit le déclarèrent coupable. Que deux voix se fussent déplacées, et il était acquitté. Mais il voulut que sa mort fût la sanction de sa vie ; et dans sa défense, c'était moins à ses juges qu'à la postérité qu'il avait parlé.

« Il restait à statuer sur la peine ; Mélétos proposa la mort ; Socrate dit : « Athéniens, pour m'être consacré tout entier au service de ma patrie... je me condamne à être nourri le reste de mes jours dans le Prytanée, aux dépens de la République ». — Quatre-vingts juges, que tant de fierté blessa, se réunirent aux deux cent quatre-vingt-un et votèrent la mort » (2).

Au moment de boire la ciguë, Socrate disait à ses amis : « De deux choses l'une, ou la mort est l'entier anéantissement, ou c'est un passage de l'âme dans un autre lieu. Si tout est détruit, la mort sera une nuit sans rêve, nuit éternelle et heureuse. Si elle est un changement de séjour, quel bonheur d'y rencontrer ceux qu'on a connus et de s'entretenir avec les sages » (3). Socrate ne blâma jamais ceux qui ne partageaient pas ses vagues espérances. Ses rêves de vie future étaient de simples souhaits.

Il but enfin la ciguë, « ferme et serein au milieu de ses amis éplorés ; le geôlier lui-même versait des larmes » (4).

(1) Duruy, II, 663.
(2) Duruy.
(3) Platon.
(4) Duruy.

C'est dans l'admirable dialogue de Platon, intitulé *Phédon*, qu'il faut lire l'émouvant récit de la mort de Socrate. Lisez aussi les *Entretiens mémorables* écrits par son élève Xénophon ; ils n'ont rien de la sévérité rigide qui gâte trop souvent les leçons des moralistes. Même lorsqu'il traite les questions les plus abstraites, Socrate conserve toujours la simplicité, la charmante bonhomie des Silènes.

Mais ce qui est plus admirable, c'est que ce bacchant, qui, par la force aveugle de l'hérédité, rêve sans doute intérieurement aux orgies de Cybèle et d'Atys, reste toujours sobre. Ce voluptueux, qui avoue ses mauvais instincts, a le courage de les combattre et de les vaincre. Il est doué de sens moral et de haute raison. Il a su faire ce qu'il conseille si bien : il a su prendre le gouvernement de soi-même. Consolant exemple, qui montre la volonté triomphant des basses suggestions de l'atavisme.

Puisque l'alcoolisme et les superstitions sont des maladies héréditaires, soyons nos propres médecins. Efforçons-nous de bien connaître nos maux et d'en discerner les causes. Après cela, il ne nous restera plus qu'à vouloir guérir.

La lutte entreprise contre l'alcool en Écosse, en Norvège et ailleurs, a donné des résultats bien dignes de notre émulation. Ces exemples admirables tiendront une place plus importante dans l'histoire de la civilisation que les plus célèbres batailles. Ils prouvent que la dégénérescence alcoolique n'est pas irrémédiable, que la régénérescence est possible pour ceux qui savent vouloir.

« Se vaincre soi-même, voilà de toutes les victoires la plus haute et la plus belle ; mais se laisser dominer par ses mauvais instincts, c'est ce qu'il y a de plus honteux et de pire » (1).

(1) Platon, *Les Lois*, I.

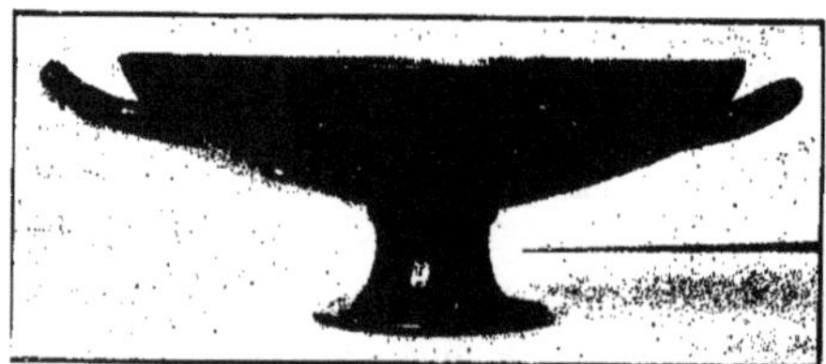

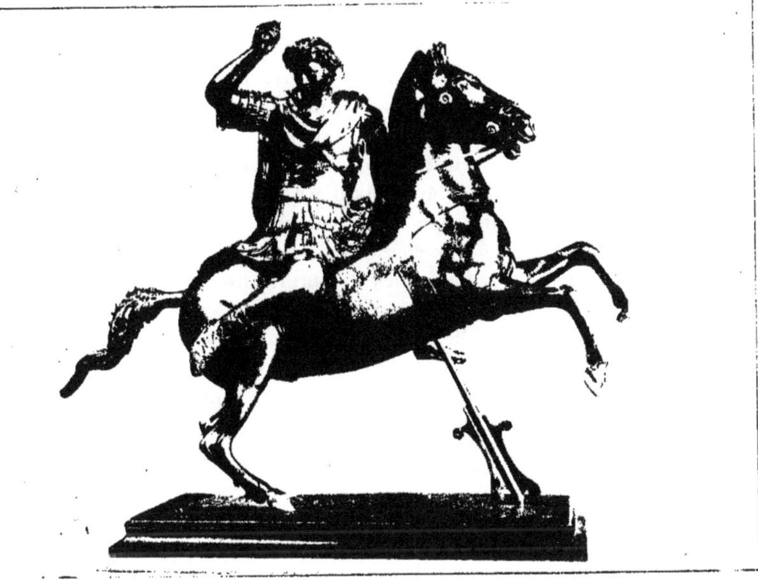

Alexandre le Grand, bronze
(Musée de Naples)

X. — UNE PAGE D'HISTOIRE GRECQUE

Philippe II de Macédoine. — Sa femme Olympias, bacchante mystique. — Alexandre le Grand, dégénéré supérieur. — Ivrognerie, superstitions, meurtres, dépravation, folie. — Le « jeune soldat » de Lamennais.

Philippe

« Philippe II est le quatrième fils d'Amyntas III et il ne monta sur le trône que par suite de la mort de ses trois frères aînés, dont un seul laissa un enfant. »

Ces morts prématurées sont déjà la marque de la dégénérescence héréditaire. Cependant « Philippe II est un des plus grands hommes de l'histoire, et s'il n'est pas suffisamment apprécié, c'est qu'il s'efface dans l'éclat incomparable de la gloire de son fils, Alexandre le Grand ».

« C'était un homme des plus hautes capacités, et comme politique, et comme administrateur, et comme organisateur militaire, et comme général, mais en même temps il était féroce, fourbe, perfide, extrêmement débauché, de mœurs infâmes, IVROGNE, — enfin, sous le rapport moral, c'était le type de la dégénérescence » (1).

(1) Jacoby.

Curtius, dans son *Histoire grecque,* confirme ce jugement du Dr Jacoby : « Philippe, dit-il, n'a jamais montré d'intelligence pour les besoins des peuples; les pays n'étaient pour lui que des sources de revenus et des circonscriptions de recrutement. Il favorisait partout les tendances les plus viles, développait partout l'étroit égoïsme des États séparés, semait la discorde entre voisins et poursuivait son but en employant de préférence la corruption. Il surexcita l'esprit d'aventure, fléau de la Grèce, les habitudes démoralisantes de la courtisanerie et infesta toute la vie nationale par la contagion des mœurs barbares. »

Porté par nature à la volupté et aux plaisirs, il avait aussi peu de retenue que de constance dans ses penchants ; toutefois, son intelligence lui permit d'organiser une puissante armée. La phalange macédonienne est restée célèbre dans les annales militaires.

Olympias

Philippe épousa Olympias, fille du roi des Épirotes, qu'il avait connue dans les cérémonies des *Mystères de Samothrace.*

« Belle, pleine d'ardeurs concentrées, dit Droysen, elle était PASSIONNÉMENT ADONNÉE AU CULTE DE BACCHUS et à la sombre *magie* des femmes thraces. Dans les orgies nocturnes, on la voyait s'élancer sur la montagne, à la tête des Bacchantes, en proie à une surexcitation sauvage, brandissant le thyrse et le serpent. »

La nuit qui précéda son mariage, elle raconta que la foudre avait pénétré dans son sein et de là s'était répandue sur toute la terre (1).

Philippe, curieux, l'observait par un trou, et vit près d'elle un grand serpent. « Il comprit que la reine était une affiliée des rites malpropres de Sabas » (2).

Peut-être le serpent qui se glissa dans le lit d'Olympias n'était-il autre que Nectanébo, roi d'Égypte, réfugié en Macédoine. C'est du moins ce que prétendit Philippe, lorsqu'il finit par se décider au divorce. De son côté, Olympias n'avait rien négligé pour accréditer la légende de l'origine divine de son fils et elle continuait à s'entourer de serpents.

Ivrognerie de Philippe

Bien que la polygamie ne fût pas plus admise en Macédoine qu'en Grèce, Philippe avait «plusieurs femmes et un grand nombre de concubines». Et ce sérail ne lui suffisant pas, il épousa encore Cléopâtre, nièce d'Attale.

(1) Les mystiques se complaisent à l'idée absurde d'une immaculée conception.
(2) Michelet.

La cour de Macédoine semble avoir été à cette époque une réunion de guerriers brutaux et ivrognes, atteints parfois de folie furieuse. Dans le festin qui suivit le dernier mariage de Philippe, Attale, oncle de Cléopâtre, était ivre, lorsqu'il s'écria que le roi pourrait enfin espérer d'avoir des enfants légitimes. Alexandre, qui n'avait pas eu honte d'assister à cette fête, bondit sous l'insulte, et les deux nobles personnages, après s'être injuriés grossièrement, se jettent mutuellement leurs coupes à la tête. Philippe prend parti pour Attale ; il se lève furieux, l'épée à la main, et se précipite sur son fils. Il allait le tuer, mais, ivre lui-même, il trébuche et tombe en le poursuivant.

Mort de Philippe

Un garde, Pausanias, jaloux d'un autre favori du roi, outragea son rival par des insultes infamantes. Attale, ami de ce dernier, jura de le venger. Il invita Pausanias à dîner, puis, lorsqu'il fut ivre mort, le livra aux brutalités de ses goujats.

Revenu de son ivresse, Pausanias se plaignit au roi. Philippe essaya d'apaiser sa colère par des bienfaits ; mais Attale était un brillant officier, neveu de sa seconde femme ; le roi ferma les yeux sur sa conduite. Alors Pausanias se promit de tirer vengeance, non seulement de celui qui l'avait outragé, mais encore du roi qui lui avait refusé justice. Au moment où Philippe allait entrer au théâtre, Pausanias lui plongea un poignard dans les côtes et l'étendit roide mort (1).

Alexandre et sa mère furent soupçonnés d'avoir armé la main du meurtrier.

Dégénérescence

Philippe II avait eu pour enfants : Alexandre le Grand, Cléopâtre, Thessalonique, Kynna et Arrhidée.

« Arrhidée, frère d'Alexandre le Grand, était faible d'intelligence, et en outre sujet aux mêmes accès de colère folle que son frère ; Cléopâtre était une intrigante ambitieuse ; Thessalonique, ambitieuse comme sa sœur, eut de Cassandre deux fils, Antipater et Alexandre. Antipater tua sa mère et voulut aussi tuer son frère » (2).

Les hérédo-alcooliques sont souvent faibles d'esprit. Arrhidée était presque idiot, mais on pense que son intelligence avait pu être atteinte par le poison que lui avait fait prendre la mère d'Alexandre. Plus tard, lorsque Arrhidée se fût marié, Olympias le fit assassiner, lui et sa femme.

---

(1) Diodore, XVI, 94.
(2) Jacoby.

Philippe ayant eu un enfant d'une autre femme, Olympias le fit tuer et osa consacrer à Delphes le poignard du meurtre. Elle prit sa rivale avec l'enfant et « les fit cuire dans un vase d'airain ».

Vous le voyez, Alexandre le Grand était ce qu'en style officiel on appelle « d'une bonne famille ».

« Il n'est pas croyable, dit Quinte-Curce, combien ce prince était porté à la *superstition.* » S'il devint *ivrogne* et *assassin*, il avait de qui tenir, il ressemblait à sa mère.

Alexandre le Grand (356-323 avant notre ère)

Alexandre, qui n'aima jamais Philippe, se fit passer pour le fils de Bacchus-Sabas ou bien de Jupiter-Ammon, divinités dont les attributions présentaient quelque analogie. Sa beauté, que les courtisans ont sans doute exagérée, était celle d'un barbare du nord ; il avait les cheveux blonds, la peau blanche, les yeux humides et brillants. Sa tête, légèrement inclinée de côté, indiquait une *asymétrie* des muscles du cou, stigmate fréquent chez les hérédo-alcooliques. Le clignotement de ses yeux était aussi un tic nerveux.

« Plein d'élan, mais BUVEUR, colère, il fut capable de grands crimes et de grands repentirs » (1).

Meurtres

Certains historiens semblent avoir deux morales, l'une pour le vulgaire, l'autre pour les rois et les glorieux conquérants. « Celui qui donne la mort à une seule personne est flétri comme un criminel. Mais massacrez des milliers d'hommes, inondez la terre de sang, infectez les fleuves de cadavres, on vous donne une place dans l'Olympe » (2).

Alexandre, tout jeune encor, fit assassiner Attale. Après le siège de Thèbes, il fit massacrer pendant tout le jour ; plus de six mille Thébains périrent, après quoi il fit raser la ville. Avant de partir pour l'Asie, l'aimable jeune homme fit tuer tous les parents de Cléopâtre, sa belle-mère, mais il épargna toujours les prêtres.

Dans tous les pays qu'il ravagea, on le vit « sacrifiant aux dieux, consultant les oracles, pratiquant les cérémonies de tous les cultes » (3). Il adore indifféremment l'Hercule tyrien, le dieu des Juifs, le bœuf Apis, tout ce qu'on voudra.

(1) Michelet.
(2) Lactance.
(3) Duruy, III.

Courageux, d'ailleurs, il a, dans la mêlée, comme les bêtes fauves, l'ivresse du sang.

Chez lui, l'orgueil s'ajoute à la cruauté : vainqueur de Bétis, qui lui avait longtemps résisté, Alexandre lui fit passer une courroie dans les talons et le traîna sept fois autour de la ville pour *imiter Achille*, dont il prétendait être le descendant (1).

Il fait tuer Philotas, assassiner le vieux Parménion, son serviteur dévoué. « Le massacre des Branchides fut un acte abominable » (2).

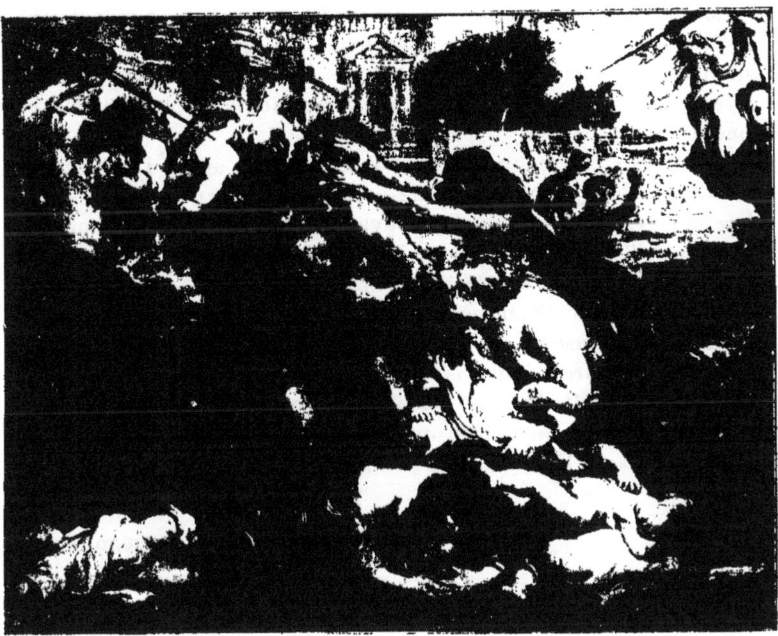

Massacre des Innocents, fragment d'un tableau de RUBENS
(Pinacothèque de Munich)

La conquête

Alexandre, fils de Dieu, vit la superstitieuse Asie, énervée par les vices, s'agenouiller en tremblant devant la vaillante armée des Grecs et des Macédoniens. Alors commence à se dérouler cette épopée fantastique et pourtant réelle, que Michelet a si bien nommée *l'orgie militaire* : pillages, viols, massacres, débauches crapuleuses, dans lesquels

(1) La manie de l'imitation est un caractère de la dégénérescence.
(2) Duruy, III.

allait s'éteindre le pur génie de la Grèce, comme aujourd'hui s'amoindrit en Chine le génie de la France.

Le jour baisse, les nobles sentiments de douceur, de bonté, d'humanité, font place au militarisme, c'est-à-dire à la fureur stupide, à l'égoïsme et à la haine.

Je ne rappelle ici que quelques épisodes pris au hasard dans cette criminelle épopée.

Siège de Tyr

La ville de Tyr, assiégée par Alexandre, lui opposa, pendant sept mois, une résistance opiniâtre. Cet héroïsme méritait le respect du vainqueur. Mais le roi sans pitié donna l'ordre d'égorger *tous* les citoyens, à la réserve de ceux qui se réfugieraient dans les temples, et de mettre le feu partout.

Les filles et les enfants se pressaient en foule au pied des autels, mais aucun des Tyriens en état de porter les armes ne voulut se prévaloir du privilège des asiles. Ces braves sémites préféraient la mort à la servitude; ils restèrent debout à l'entrée de leurs maisons, simples et stoïques, résignés à périr. Déjà six mille d'entre eux avaient été tués sur les remparts; ce n'était pas assez pour la brute royale : on tua dans les rues, on tua jusqu'à ce que les soldats fussent las de carnage. La cruauté d'Alexandre n'était pas encore assouvie. Par son ordre et sous ses yeux, deux mille hommes échappés au massacre furent crucifiés le long du rivage de la mer. Nos antisémites n'eussent pas inventé plus agréable spectacle. Et le fils de la bacchante en fut réjoui.

Pillage de Persépolis

Alexandre livra Persépolis au pillage des soldats, à l'exception du palais des rois. Persépolis était alors la ville la plus riche qu'il y eût sous le soleil. Les maisons renfermaient toute sorte de richesses. Les Macédoniens y pénétrèrent, massacrant tous les habitants sur leur passage. Une masse d'argent et d'or, une immense quantité de riches vêtements, les uns teints en pourpre, les autres tissus d'or, devinrent la proie des soldats. La cupidité des Macédoniens était telle, qu'ils se battaient entre eux. Beaucoup furent tués. Quelques-uns se servaient de leurs épées pour couper des morceaux d'étoffes précieuses et emportaient leur part; d'autres, transportés par la rage, coupaient les mains qui tenaient les objets disputés. Les femmes étaient violemment enlevées avec tous leurs ornements et vendues comme esclaves (1).

(1) Diodore.

Incendie du palais des rois

Comme toujours, la religion eut sa part de la fête.

« Alexandre offrit aux dieux de pompeux sacrifices, et prépara de splendides festins. Des courtisanes prirent part à ces banquets, les libations se prolongèrent et la fureur de l'ivresse s'empara de l'esprit des convives. Une des courtisanes, Thaïs d'Athènes, dit alors qu'un des plus beaux exploits dont Alexandre pourrait s'illustrer serait d'incendier avec elle le palais des rois. Ces paroles s'adressant à des hommes jeunes auxquels le vin avait déjà ôté l'usage de la raison, ne pouvaient manquer leur effet. Le roi se laissa entraîner et tous les convives promirent à Bacchus d'exécuter une danse triomphale en son honneur. Le roi s'avança à la tête de cette troupe de bacchantes conduites par Thaïs, au son des chants et des flûtes de ces femmes soûles. Le roi et après lui Thaïs jetèrent les premières torches sur le palais : bientôt tout l'édifice ne fut plus qu'une immense flamme» (1).

Quels sauvages et quelles ignobles brutes!

Meurtre de Clitus

Le jour d'une fête de Bacchus, Alexandre invite Clitus à un festin, bien qu'un rêve terrible l'eût rempli d'inquiétude : il avait vu Clitus vêtu de noir, assis entre les deux fils de Parménion couverts de sang (2). « Lorsque LE VIN eut excité la gaieté des convives, on loua les hauts faits d'Alexandre. Hercule lui-même ne pouvait lui être comparé. Les flatteries effrontées des sophistes et des rhéteurs agaçaient depuis longtemps Clitus ». Il fait observer qu'une bonne part de la gloire du roi revenait à ses soldats. On parle aussi du roi Philippe, on dit que toute sa gloire consistait à passer pour le père d'Alexandre. Clitus défend son vieux roi, rappelle Parménion massacré avec ses fils, et se tournant vers Alexandre finit par s'écrier : « Cette main t'a sauvé du Granique; dis ce que tu voudras, mais invite dorénavant à ta table, non plus des hommes libres, mais des barbares et des esclaves qui baisent le bord de ton vêtement et adorent ta ceinture à la mode perse ! » Alexandre ne retint plus sa colère; il se leva pour saisir ses armes, — on les avait enlevées. Il cria à ses gardes de venger leur roi ; aucun ne vint; il ordonna au trompette de sonner l'alarme et, comme il n'obéissait pas, il lui donna un coup de poing sur le visage. Clitus, qu'on avait fait sortir,

(1) Diodore.

(2) Les visions et la croyance aux rêves prophétiques sont des signes de la dégénérescence bachique et mystique.

rentra à l'autre bout de la salle, au moment où son nom était prononcé. «Clitus! le voilà, Alexandre!» Et il se mit à réciter les vers où Euripide parle de l'injuste coutume qu'on a, «tandis que l'armée remporte la victoire au prix de son sang, de n'attribuer le succès qu'au seul général, qui se pavane du haut de son grade et méprise le peuple». Alexandre arrache alors une pique des mains d'un garde et la lance contre Clitus qui tombe mort à ses pieds» (1).

Le croiriez-vous, Droysen a la hardiesse de laisser entendre que le jeune roi s'est montré un peu «nerveux» ce jour-là, mais il eut de si violents remords!

Chemin faisant, Alexandre épouse Roxane, Statira, Parysatis, toutes les jolies princesses qu'il rencontre. Profonde politique!

Mort d'Éphestion

Le fils de la bacchante se livre publiquement aux plus honteuses débauches. Éphestion, son favori, meurt d'un EXCÈS DE VIN; il le pleure avec une sorte de furie; il tient le corps embrassé toute la journée et toute la nuit; il rase sa chevelure, fait couper les crins aux chevaux et mulets, fait enlever les créneaux aux murailles, afin que les villes eussent l'air de porter le deuil. Puis, voulant se distraire, il part pour une chasse à l'homme, extermine le peuple des Cosséens, jusqu'aux femmes et aux enfants et appelle cette boucherie un sacrifice funèbre en l'honneur d'Éphestion (2).

Perversion

Alexandre tue les médecins, brûle le temple d'Esculape, affiche publiquement les vices les plus honteux, aux applaudissements d'une armée corrompue (3).

« Exemple fatal dans un Alexandre le Grand, qui, du poids de sa gloire et d'une autorité immense, allait peser sur l'avenir, qui fit les Césars mêmes, fit les mœurs militaires des armées, la morale des soldats et des rois » (4).

« Ce qui manque à presque tous les dégénérés, c'est le sens de la moralité et du droit : pour eux n'existe aucune loi, aucune convenance, aucune pudeur » (5).

---

(1) Droysen. *Histoire de l'Hellénisme.*

(2) Plutarque.

(3) Plutarque ose raconter des faits d'un incroyable cynisme.

(4) Michelet. — La vie de certains rois de France, de Henri III par exemple, présente des cas pathologiques analogues à celui d'Alexandre.

(5) Max Nordau. *Dégénérescence.*

Alexandre a tué le sentiment de l'honneur et de la dignité humaine, il a tué aussi la raison.

En présence des événements prodigieux de la campagne d'Asie, rien ne parut plus désormais impossible. La foule accepta tous les miracles, elle tomba « à la foi idiote des fables monstrueuses » (1).

Luxe oriental

Alexandre imita la magnificence des monarques asiatiques. Il ceignit sa tête du diadème persique et se revêtit de la longue tunique blanche, de la ceinture et de tout le costume des Perses, il donna à ses favoris des vêtements de pourpre, il s'entoura de courtisanes remarquablement belles, en même nombre que les jours de l'année.

« Chaque soir elles se rassemblaient autour du lit du roi, afin qu'il désignât lui-même celle qui devait passer la nuit avec lui » (2).

Le dieu Alexandre

Alexandre voulut être adoré à l'orientale. C'était l'abdication du bon sens. « Quand, dans la colère et l'ivresse, il eut assassiné Clitus, le sophiste Anaxarque qui le voyait pleurer, lui dit qu'en lui rien n'était crime, puisqu'il était la loi. » Le philosophe Callisthène, ayant refusé d'adorer Alexandre, fut par son ordre *mis en croix* (3).

« Le nouveau Bacchus pousse aux Indes,..... éphémère empire..... L'armée plus sage que son chef, s'arrête enfin, et le voilà forcé, lui le dieu tout puissant, d'obéir et de retourner. Ce retour est extraordinaire de folie : il bâtit une ville à la gloire de son chien, une au tombeau de son cheval. Il joue Bacchus, prend le thyrse, enguirlande de lierre toute l'armée, fait des bacchantes de tous ces vieux soldats bronzés, tannés » (4).

Funérailles d'Éphestion

Avant de quitter Babylone, Alexandre voulut honorer la mémoire de son favori, Éphestion. Une partie des murailles de la ville fut abattue ; sur cinq terrasses en retrait, on éleva un bûcher de deux cents pieds de haut, édifice somptueux tout resplendissant d'or, de peintures et de

(1) Michelet.
(2) Diodore.
(3) Plutarque. — Droysen plaide les circonstances atténuantes.
(4) Michelet. — Ces faits sont racontés par le sage Plutarque, par Quinte-Curce et par d'autres auteurs grecs et romains. Droysen les révoque en doute parce que un historien officiel a omis d'en parler.

sculptures ; des chœurs funèbres retentissaient au sommet du monument derrière des figures de Sirènes, animal amphibie qui symbolise pour les mystiques les deux existences, avant et après la mort. Le feu fut mis au bûcher et tous ces chefs-d'œuvre de l'art s'abîmèrent dans les flammes. Dix mille taureaux furent sacrifiés à la mémoire d'Éphestion et distribués à l'armée, que le roi avait conviée à un grand banquet.

Mort d'Alexandre

Pendant plusieurs jours Alexandre s'ENIVRA pour se consoler.

Les *Éphémérides royales*, journal officiel dans lequel étaient consignés les moindres événements de la vie d'Alexandre, nous apprennent qu'il arriva plus d'une fois au roi de Macédoine de dormir deux jours et deux nuits de suite.

Un soir, il venait de donner un repas d'adieu à Néarque, son amiral ; les invités se retiraient, lorsqu'un de ses favoris, Médios, invita le roi à un petit souper dans sa demeure ; la gaieté de ses intimes finit par gagner Alexandre ; « il porta leur santé à la ronde ; on se sépara en se promettant de se retrouver la nuit suivante. Le roi dormit jusqu'à une heure avancée du jour ; dans la soirée, il retourna se mettre à table chez Médios et *l'on but de nouveau* joyeusement jusque fort avant dans la nuit » (1).

Alexandre demanda une grande coupe, dite la coupe d'Hercule, et la vida d'un trait. « Protéas, le Macédonien, donna de grandes louanges au roi, et à son tour but la coupe de manière à s'attirer les applaudissements de tous les convives. Peu après, Protéas, ayant demandé la même coupe, la vida de nouveau. Alexandre lui fit raison avec courage ; mais il ne put supporter cet excès de boisson ; il se laissa tomber sur son oreiller, et la coupe lui échappa des mains » (2).

« Il poussa un grand soupir et fut emporté sur les bras de ses amis » (3).

Sous cette latitude, l'intempérance est mortelle.

Littré démontre qu'Alexandre est mort d'une fièvre dite « pseudo-continue », très mal soignée par des bains et des pratiques de dévotion.

Arrien et Plutarque donnent le détail des sacrifices qu'Alexandre fit régulièrement chaque jour et des cérémonies superstitieuses qui lui furent prescrites pour détourner la colère des dieux. « Alexandre ne se livra pas impunément à ces dérangements et à ces efforts quotidiens ; le

(1) Droysen.
(2) Ephippus, cité par Littré.
(3) Diodore, XVII.

danger qu'il courait fut encore accru par les pratiques qui lui étaient imposées » (1).

La fièvre le mina pendant dix jours, le onzième il expira.

« Quelques semaines auparavant, des députés grecs étaient venus l'appeler dieu et l'adorer » (2).

Il serait difficile de trouver plus éclatant exemple de mysticisme et d'alcoolisme étroitement unis.

« La sotte *imitation* est la loi de ce monde. Osiris est copié par Sésostris en ses conquêtes, celui-ci par Sémiramis : et Bacchus, en sa guerre des Indes, copie ces vieilleries d'Orient; ainsi que Bacchus. Alexandre sera à son tour imité par les Césars, les Charlemagne. Louis XIV. etc. » (3).

Voici le jugement porté par Napoléon Ier sur le héros macédonien : « Alexandre se montre tout à la fois grand guerrier, grand politique, grand législateur. Malheureusement, quand il atteint le zénith de la gloire et du succès, *la tête lui tourne* ou le cœur se gâte : il avait débuté avec l'âme de Trajan, il finit avec le cœur de Néron et les mœurs d'Héliogabale. »

Droysen, esprit paradoxal et faux, prête à Alexandre des vues profondes, de vastes plans, des conceptions absolument modernes, auxquels ce jeune étourneau, débauché et sanguinaire, n'a jamais songé. Les savants allemands ont beaucoup d'imagination. Ils construisent, sur le papier, de superbes monuments qu'ils savent parer magnifiquement de tous les ornements de leur riche érudition, mais ces édifices de rêve restent trop souvent sans base.

Il est vrai, cependant, qu'un peu de bien peut sortir, parfois, des plus grands maux. Les conquêtes d'Alexandre ont préparé les voies à l'empire romain, qui, lui-même, a rendu possible la vaste diffusion des idées chrétiennes, première ébauche de la fraternité des peuples.

Les croisades, les guerres infâmes de Napoléon ont aussi contribué à cette fusion des races et des civilisations que nous rêvons plus complète.

Sans le savoir, les conquérants, comme les chrétiens, ont été les précurseurs de l'Internationale Mais ces résultats heureux ont été payés trop cher. Une exposition universelle atteint pacifiquement un résultat bien supérieur. Il est possible d'établir des relations entre les peuples sans inonder la terre de sang.

C'est un beau et consolant spectacle, après les guerres les plus

(1) Littré.
(2) Duruy.
(3) Michelet.

barbares, de voir comme les hommes oublient vite. Le sentiment naturel et profond de la fraternité humaine a été et sera plus fort que les rancunes et que les haines. Déjà, chez nous, y a-t-il un Français intelligent qui n'admire pas, qui n'aime pas la science allemande, la musique allemande, la poésie allemande, et même la nation allemande? Schiller et Mozart sont-ils responsables des criminelles folies de Bismarck? Nous ne haïssons que l'injustice et l'erreur, c'est-à-dire les gouvernements despotiques.

A côté de défauts graves et de vices honteux, Alexandre montra, il est vrai, des qualités de premier ordre. Il fut ce que les médecins appellent un « dégénéré supérieur ». Il a semblé personnifier, un moment, la force d'expansion du génie grec. Mais quelques historiens, aveuglés par leurs préjugés, nous présentent de ce jeune prince une image si impudemment flattée, qu'il n'était pas inutile de montrer aussi le revers de la médaille et l'envers du héros glorieux.

Le savant Droysen, plus servile encore que savant, a exposé, dans son *Histoire de l'Hellénisme,* des théories politiques que l'on peut qualifier d'immorales. Il s'imagine que les devoirs de l'historien permettent de jeter un voile sur les turpitudes d'Alexandre et il va jusqu'à l'excuser de s'être fait adorer comme un dieu.

Pour les médecins, ce jeune conquérant, fils d'une bacchante, est, évidemment, atteint de la dégénérescence bachique. L'ivresse est, pour lui, un besoin irrésistible, c'est un impulsif, un déséquilibré. La colère le conduit au meurtre, la débauche l'entraine à la polygamie, aux perversions sexuelles, à la folie religieuse, enfin, et à la mort. Il est complet et typique.

Décadence

La guerre est l'école du vice.

Pendant la campagne d'Asie, les soldats grecs avaient pris des habitudes de violence, de cruauté, de pillage et d'ignoble débauche. A leur retour, ces glorieux conquérants rapportaient d'immenses richesses, mais ils avaient perdu un bien plus précieux, le sens moral.

« Avec l'indépendance des cités, tomba ce mouvement intellectuel que la liberté avait produit » (1). La Grèce marcha dès lors à grands pas vers une décadence prématurée dont l'ivrognerie, le mysticisme et le militarisme furent les causes directes. Les fils de ces hommes pervertis par la guerre furent les dégénérés, qui acceptèrent avec résignation la dure domination romaine. La mémoire d'Alexandre doit être flétrie : il a fait reculer de plusieurs siècles la civilisation du monde entier.

(1) Duruy.

Les successeurs d'Alexandre

Quelques mots encore sur les successeurs d'Alexandre, tous grands buveurs de vin.

« L'histoire des Séleucides, dynastie royale de Syrie, n'est qu'une longue suite d'*excès* en tous genres, de débauches, de cruautés, de crimes et de folie. Voici Antiochus IV, dont on changea le surnom d'Épiphane, l'illustre, en Épimane, l'insensé. »

Les Lagides égyptiens vont encore plus loin dans la folie et le crime. Ptolémée II reçut par dérision le surnom de Philadelphe, ayant fait tuer ses frères; Ptolémée IV, Philopator, tua son père; Ptolémée IX tua sa mère; Ptolémée VII se rendit odieux par ses crimes, ses débauches et ses cruautés, au point de recevoir le surnom de Kakergète (malfaisant). Cléopâtre, fille de Ptolémée VI Philométor, poignarda elle-même son fils; une autre Cléopâtre tua sa sœur, — enfin tous les vices et tous les crimes, inceste, parricide, fratricide, débauches, lâcheté, etc., semblent s'être donné rendez-vous dans cette malheureuse famille. Jusqu'au petit royaume de Pergame qui se donna le luxe de rois débauchés, cruels et fous » (1).

La guerre

Dans les temps modernes, le rôle de Napoléon Ier ressemble singulièrement à celui du conquérant macédonien. Si, de nos jours, la France amoindrie souffre encore de langueur, c'est aux guerres de l'Empire qu'il faut attribuer son anémie cérébrale et son hystérie mystique. Elle a perdu, avec le plus pur de son sang, l'énergie et la raison.

L'invasion allemande n'a fait qu'aggraver le mal.

Dans les expéditions coloniales, comme dans la guerre de Chine, la France continue l'apprentissage de tous les vices, fermant les yeux pour ne pas voir les plaies qui la rongent, et rétrogradant volontairement vers la primitive barbarie.

« Le jeune soldat » de Lamennais

Et pourtant, il y a longtemps déjà que Lamennais, dans une page restée célèbre, nous a tracé avec éloquence les vrais devoirs du soldat de l'avenir :

« — Jeune soldat, s'écriait-il, où vas-tu? — Je vais combattre pour la justice, pour la sainte cause des peuples, pour les droits sacrés du genre humain.

« — Que tes armes soient bénies, jeune soldat!

(1) Jacoby.

« — Jeune soldat, où vas-tu? — Je vais combattre contre les hommes iniques, pour ceux qu'ils renversent et foulent aux pieds, contre les maîtres pour les esclaves, contre les tyrans pour la liberté.

« — Que tes armes soient bénies, jeune soldat!

« — Jeune soldat, où vas-tu? — Je vais combattre pour que chacun mange en paix le fruit de son travail : pour sécher les larmes des petits enfants qui demandent du pain, et on leur répond : Il n'y a plus de pain, on nous a pris ce qui en restait.

« — Que tes armes soient bénies, jeune soldat!

« — Jeune soldat, où vas-tu? — Je vais combattre pour renverser les barrières qui séparent les peuples, et les empêchent de s'embrasser comme les fils d'un même père, destinés à vivre unis dans un même amour.

« — Que tes armes soient bénies, jeune soldat! »... etc.

Hélas, la voix du sage philosophe est restée sans écho. La triste réalité ne ressemble guère à son beau rêve, et la rougeur nous monte au front, quand nous lisons les récits faits par nos soldats eux-mêmes, avec une inconscience inouïe, des horreurs sans nom qu'ils n'ont pas cessé de commettre. La dévotion se trouve aujourd'hui encore mêlée de la façon la plus sacrilège et la plus répugnante, à l'ivrognerie, au vol et à la cruauté; « ces poussées de brutalité sont le désolant et humiliant héritage de nos ancêtres de l'âge de la pierre. Créons une opinion publique résolument décidée à repousser les aveugles conseils de la haine, les suggestions de la violence, les sophismes des partisans de la force inique » (1).

(1) Jules Payot.

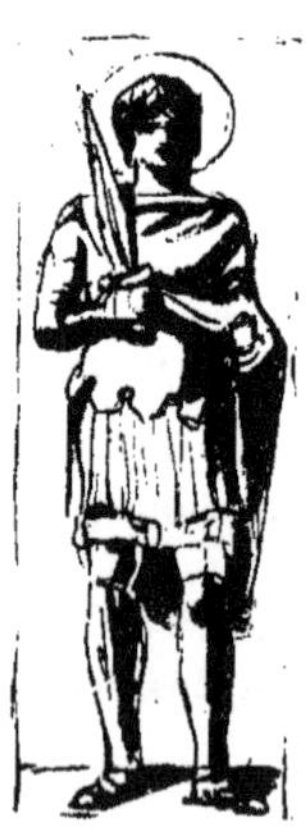

Le Jeune Soldat, par J.-Paul Milliet

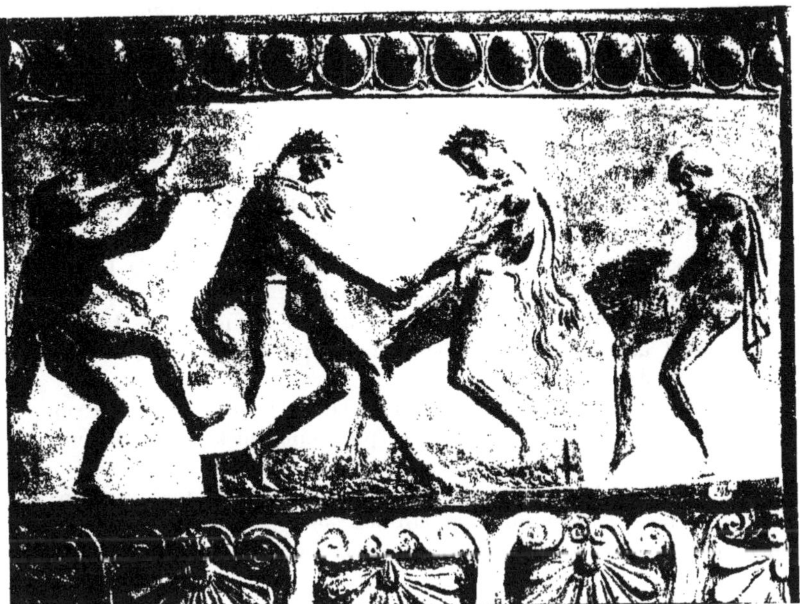

Terre cuite antique
(Musée du Louvre)

XI. — SICILE, ÉTRURIE, ROME

Dégénérescence bachique en Sicile : les deux Denys, tyrans de Syracuse. — Ivrognerie et mysticisme en Étrurie. — Dégénérescence bachique à Rome.

« La plupart des nations sont ivres ou hallucinées; alcool, opium, haschisch, etc., tiennent une partie du genre humain en délire. Une histoire de l'ivresse serait une histoire universelle. » Michelet trace ainsi, en quelques mots, un vaste programme, bien digne de tenter un historien. Mais ce sont de gros volumes qu'il faudrait consacrer à ce travail instructif.

Dégénérescence

Les exemples donnés ici, bien qu'en petit nombre, suffiront à faire connaître les principaux effets de la dégénérescence alcoolique.

On en vient à se demander si certains criminels et certains dévots ne devraient pas être considérés comme des malades, comme des impulsifs, dont la responsabilité serait limitée. Les aliénés sont déjà traités comme des êtres entièrement irresponsables de leurs actions.

Tuer quelqu'un pour lui voler quelques francs, — cela s'est vu fréquemment, — n'est-ce pas une véritable folie? L'intempérance des ancêtres ne serait-elle pas en partie la cause de ces impulsions criminelles? Peut-être même faut-il aller plus loin. Ce ne sont pas seulement les vices, tels que la cruauté, l'ambition, l'avarice, l'envie, la luxure, le mensonge, mais aussi les simples défauts, comme la paresse, la gourmandise, l'orgueil, ou même l'impatience, la mauvaise humeur chronique, la médisance, la distraction... qui indiquent déjà un état morbide du cerveau.

L'homme à l'état de santé parfaite, serait heureux et bon, il supporterait bravement, avec sérénité, les pires infortunes. Son intelligence possède une merveilleuse souplesse, qui lui permet de s'adapter sans peine au milieu dans lequel il est appelé à vivre. C'est au contraire l'impuissance d'adaptation qui fait les gens malheureux, envieux, haineux, qui fait les réfractaires et aussi les criminels. L'origine de ces états pathologiques du cerveau doit être cherchée tantôt dans les écarts de régime, tantôt dans les « folies de jeunesse », tantôt dans l'intempérance des ancêtres, dont les effets, accumulés pendant de longs siècles, ont fini par créer une *prédisposition* à la dégénérescence.

Le docteur Jacoby a démontré par de nombreux exemples, que l'habitude du commandement développe dans les races souveraines, avec l'orgueil et l'ambition, beaucoup d'autres vices, parmi lesquels il faut signaler la folie érotique.

Qu'on ne s'y trompe pas, dans certains cas, la dégénérescence pourra sembler à peine visible chez un individu exceptionnel et privilégié, bien qu'appartenant à une race malade; mais examinons ses descendants : « Si nous voyons un de ses fils être brutal, emporté, d'un esprit lourd et borné, un autre brillant, rempli de toute sorte de talents, mais nerveux et débauché, une fille hystérique ; si nous constatons dans la génération suivante des cas de folie, d'épilepsie, de suicide, de mort prématurée, de scrofules, de phtisie, de difformité, de surdi-mutité, de stérilité, si nous voyons la race s'abâtardir et s'éteindre, croira-t-on encore que le chef de la race avait été épargné par le vice phrénopathique, heureusement resté chez lui à l'état latent? Les affections nerveuses sont comme la colère de Jéhovah; elles frappent cruellement les enfants et les descendants jusqu'à la quatrième et la septième génération » (1).

(1) Jacoby.

Denys le Tyran (405-368 av. J.-C.)

Bien que les historiens ne nous aient laissé aucun renseignement précis sur les ancêtres de Denys l'Ancien, tyran de Syracuse, quelques stigmates permettent de supposer que l'intempérance était dans sa famille un vice héréditaire. Doué d'une intelligence remarquable, mais d'une *ambition* sans bornes, ce jeune débauché montra une rare habileté à flatter le peuple et à se débarrasser de ses rivaux. Denys avait vingt-cinq ans, lorsque, à force de ruses et de calomnies, il parvint à usurper le pouvoir suprême, qui acheva de détruire en lui le sens moral. Ses proscriptions et ses injustices suscitèrent des conspirations et des émeutes. Il les étouffa dans le sang. Tyran *déséquilibré* et pervers, il passa sa vie en luttes continuelles contre son peuple et en guerres de conquête contre l'étranger.

« Denys l'Ancien était le type de l'*astuce*, de l'énergie et de la persévérance ; c'était un homme sans scrupules, guidé dans toutes ses actions exclusivement par l'intérêt. Il est tantôt cruel jusqu'à la *férocité*, tantôt généreux selon les besoins de sa politique, mais toujours *défiant*, au point de faire fouiller soigneusement ses propres enfants, avant de les laisser approcher de lui » (1).

Peur de la mort

Il avait conscience de la haine qu'il inspirait et qu'il méritait ; aussi la *peur de la mort* prit-elle bientôt chez lui un caractère pathologique, et il ne quitta plus la cuirasse qu'il portait sous sa tunique.

Un jour, son frère faisant la description d'une forteresse, prit la lance d'un garde pour en tracer le plan. Denys, épouvanté, le réprimanda avec violence, et *tua* le soldat qui avait prêté son arme.

Un officier eut le malheur de songer qu'il lui coupait la tête et l'imprudence de le dire : *Denys le fit mourir*, prétendant qu'il n'y aurait pas rêvé la nuit, s'il n'y avait pas pensé le jour. Il traita avec la même rigueur un barbier qui s'était vanté, en riant, de porter toutes les semaines le rasoir à sa gorge ; et pour ne plus confier sa tête à un étranger, il apprit à ses filles à lui brûler la barbe avec des coques de noix.

Il sacrifiait à ses soupçons jusqu'à ses amitiés les plus tendres. Le plus jeune de ses favoris, Léon, était le seul auquel il remettait son épée, quand il jouait au jeu de paume. Un courtisan, mal inspiré, lui dit un jour : « Voilà donc quelqu'un à qui votre vie est confiée ». Léon ayant souri, Denys résolut de le faire mourir. Trois fois il en donna

(1) Jacoby.

l'ordre, trois fois il le révoqua ; la crainte finit par l'emporter : « O Léon ! s'écria-t-il en pleurant, il n'est pas permis que tu vives » (1).

Denys s'était marié une première fois, mais, dans une émeute, sa femme subit de tels outrages qu'elle se donna la mort. Plus tard, ayant affermi sa domination, le tyran épousa deux femmes le même jour, et jamais, dit Plutarque, on ne sut à laquelle des deux il avait eu affaire avant l'autre. Quoi qu'il en soit, elles prenaient leurs repas en commun et elles passaient la nuit avec lui chacune à son tour. L'une, Doris, était du pays des Locriens, elle donna la première un fils à son mari ; l'autre, Aristomaque, fut longtemps stérile : « cependant Denys désirait si fort d'avoir des enfants d'elle, qu'*il fit mourir* la mère de Doris, comme empêchant, par des maléfices, Aristomaque de concevoir » (2).

Élien et Plutarque accusent Denys de la *mort de sa mère*.

« Ceux de ses amis qui échappaient au dernier supplice étaient jetés dans les Carrières ou *Latomies :* c'étaient des prisons, dont on lui attribue l'invention. La plus célèbre portait le nom de l'*Oreille de Denys :* telle en était en effet la secrète disposition que tous les sons se dirigeaient vers une ouverture qui aboutissait dans la chambre du tyran, et il y passait des jours entiers à écouter les plaintes de ses victimes. Les ouvriers qui avaient construit cette prison furent mis à mort » (3).

Dans un festin, *Damoclès*, l'un de ses courtisans, le félicitant sur son bonheur, Denys le fit asseoir à sa place, revêtu d'habits somptueux, et lui fit offrir les mets les plus recherchés, mais une épée était suspendue au-dessus de sa tête par un crin de cheval. Damoclès put comprendre quelles terreurs gâtent tous les plaisirs des tyrans.

Lorsque Denys se maria, il célébra ses noces par des fêtes publiques et de véritables *orgies*. Il permit au peuple le *pillage* de quelques riches propriétés, ce qui mit le comble à l'enthousiasme.

Dans sa jeunesse, Denys n'était pas encore dévot, la dégénérescence prit d'abord chez lui la forme de tendance au *vol*. Il fit alliance avec les Gaulois, rêvant de grandes conquêtes ; cependant ses projets n'aboutirent qu'au *pillage* du temple de Jupiter, à Dodone, et de celui de Cérès, en Étrurie. Il s'empara aussi du trésor de Proserpine, à Locres : « Voyez, disait-il à ses courtisans, en revenant avec un vent favorable, voyez comme les dieux protègent les impies ! »

La statue de Jupiter Olympien, à Syracuse, était revêtue d'un manteau d'or massif. « Il le remplaça par un manteau de laine, l'autre était, disait-il, trop froid en hiver et trop lourd en été. »

---

(1) Gréard.
(2) Plutarque, *Vie de Dion*.
(3) Gréard.

Ce fut par curiosité et par orgueil que Denys, à l'instigation de Dion, attira Platon à sa cour.

Le disciple de Socrate parla éloquemment de la vertu et du courage ; il démontra que l'homme juste peut seul espérer le vrai bonheur. Le tyran souffrait impatiemment cet entretien ; il voyait avec peine que tous les assistants étaient sous le charme et remplis d'admiration pour ces hautes doctrines. Enfin, ne pouvant plus maîtriser sa colère, il demanda à Platon ce qu'il était venu faire en Sicile.

« Y chercher un homme de cœur, répondit Platon. — Comment? répliqua Denys, à t'entendre, on dirait que tu ne l'as pas encore trouvé. » Dion, pour sauver le philosophe, le fit embarquer sur une trirème, mais Denys avait ordonné de le vendre aux Éginètes, alors en guerre avec Athènes, en disant qu'un homme juste serait auss' heureux esclave que libre.

Comme beaucoup d'esprits déséquilibrés, Denys avait des prétentions à la gloire littéraire. Ses vers furent d'abord sifflés ; mais rien n'éclaire les juges sur les mérites d'un auteur comme sa richesse et sa puissance. Les Athéniens, séduits et désireux de se faire bien voir du tyran, finirent par couronner l'une de ses œuvres. Voici comment Diodore raconte cet événement :

« Denys, ayant fait représenter aux fêtes de Bacchus, à Athènes, une tragédie, remporta le prix. Un des chanteurs du chœur, dans l'espoir de recevoir une brillante récompense, s'embarqua pour Syracuse et s'empressa d'annoncer au tyran sa victoire. Denys accabla ce messager de présents, se livra à une joie immodérée, *sacrifia aux dieux* pour cette bonne nouvelle et donna des banquets et de grands festins. Traitant ainsi splendidement ses amis et *s'enivrant*, il tomba dans une grave maladie, causée par la grande quantité des liquides qu'il avait pris. Un *oracle* lui avait prédit qu'il mourrait lorsqu'il aurait vaincu des ennemis supérieurs à lui... Mauvais poète, et jugé comme tel à Athènes, il venait de vaincre des poètes supérieurs à lui. L'oracle reçut ainsi son accomplissement » (1).

L'ivrognerie est ici encore intimement mêlée à la superstition.

On prétendit que Denys était mort de joie, c'était plus poétique. Timée prétend que les médecins lui auraient donné un soporifique à trop forte dose et qu'il serait ainsi passé du sommeil à la mort.

Quoi qu'il en soit, cet homme intempérant, inquiet, énergique mais agité, eut pour fils un paresseux, mou, faible, encore plus ivrogne et plus déséquilibré que son père.

(1) Diodore, XV, 74.

Denys le Jeune

Le nouveau tyran avait été fort mal élevé. Son père craignant que, si son esprit venait à se développer, il ne conspirât contre lui, pour s'emparer du pouvoir, l'avait tenu enfermé dans son palais, où il s'amusait à fabriquer des petits chariots et des tables de bois. Denys le Jeune n'aimait que l'oisiveté, et son apparente douceur était, au fond, de la mollesse. Il fut bien vite entouré de flatteurs qui l'enivraient de plaisirs et il se livra tout entier à la dissolution la plus honteuse. Son palais, dit Plutarque, était rempli d'*ivrognes* et ne retentissait que du bruit des danses, ou de toutes sortes de chansons et de bouffonneries obscènes.

Son oncle Dion, bien qu'élevé dans le palais d'un tyran, avait gardé quelques nobles aspirations vers la science et la vertu. Les entretiens de Platon l'avaient enthousiasmé. Espérant que les mêmes discours pourraient inspirer à son neveu la passion du bien, il le pressa si vivement et avec de telles instances, qu'il finit par lui persuader de faire revenir Platon à Syracuse. De leur côté quelques sages pythagoriciens avaient écrit au grand philosophe, pour le presser de venir s'emparer de l'âme d'un jeune homme aveuglé par la puissance, et qui se laissait aller sans frein à une vie licencieuse.

Platon céda à leurs démarches; il espérait, par la guérison d'un tyran, faire régner la justice et la paix sur la Sicile tout entière. On fit au philosophe l'accueil le plus flatteur. Un char magnifique l'attendait sur le rivage et Denys lui-même voulut tenir les rênes.

L'éloquence de Platon produisit un effet merveilleux. La douceur de Denys, la frugalité de ses repas, la modestie qui régna à la cour, firent concevoir aux Syracusains les plus belles espérances. Les courtisans ne parlaient plus que de philosophie. Le palais était semé d'un sable sur lequel les géomètres avaient coutume de tracer leurs figures, et tous s'appliquaient avec une ardeur incroyable à l'étude de la géométrie.

Cependant les ennemis de Dion, craignant de voir Denys abdiquer volontairement l'empire, parvinrent par leurs calomnies à jeter dans l'âme du tyran de violents soupçons; des soupçons, Denys passa à la colère, et finit par exiler son oncle.

Platon fut logé dans la citadelle, sous prétexte de lui faire honneur, mais en réalité pour s'assurer de lui. L'affection de Denys devint une passion jalouse, une véritable manie. Il voulait l'avoir constamment près de lui; c'étaient tous les jours des scènes de violents reproches, d'humbles repentirs et de réconciliations bientôt troublées.

Platon finit par s'éloigner, comblé de présents et Denys ne tarda pas à retomber dans les désordres les plus scandaleux.

Il restait souvent IVRE PENDANT DES MOIS ENTIERS. Un de ces accès dura quatre-vingts jours (1).

Las enfin de ses violences, les Syracusains se révoltèrent et chassèrent le tyran.

Après un long exil, il s'empara de nouveau du pouvoir, puis le perdit une seconde fois. « Son caractère s'était aigri dans cette vie de perpétuelles débauches. » Il se réfugia à Corinthe. Là, « cherchant sa sûreté dans la bassesse, il descend au genre de vie le plus abject ; il parcourt les rues dans l'ivresse, se montre dans les tavernes, fréquente les mauvais lieux, où il passe des jours entiers, se querelle à tout propos avec les derniers des hommes ; couvert de sales haillons, cherchant à provoquer le rire, il séjourne dans le marché, dévorant des yeux ce qu'il ne peut acheter. Enfin, devenu maître d'école, il donne des leçons aux enfants dans les rues... Malgré ses déguisements il fut accusé d'aspirer à la tyrannie et ne dut son salut qu'au dédain qu'il avait inspiré » (2).

Puis, lorsque la dégénérescence bachique eut accompli son œuvre, Denys tomba dans la dévotion et le mysticisme. Pendant les dernières années de sa vie, il se fit *prêtre de Cybèle*, et parcourut la Grèce en demandant l'aumône au nom de la déesse, à la façon de nos moines mendiants.

Denys le Jeune avait épousé une de ses sœurs d'un autre lit. « Ses deux frères n'avaient que ses défauts, sans aucune de ses qualités ; tous deux ayant joui pendant peu de temps de la tyrannie à Syracuse, ne se signalèrent que par leur ivrognerie, leurs fautes et leur incapacité ; ils périrent misérablement » (3). Telle avait été la première génération de la descendance d'un ivrogne ; voyons maintenant la suivante.

« Denys le Jeune eut de sa sœur, Apollocratès, *cruel* et *débauché*, assassiné à cause de ses vices à Locres. L'autre sœur épousa Dion et eut de lui un fils, débauché et IVROGNE, qui *se tua* dans un accès de fièvre chaude, en se jetant du haut du toit du palais. Ainsi finit la dynastie de Denys l'Ancien » (4).

Des faits analogues se produisent tous les jours dans des familles obscures, mais l'histoire ne prend pas le soin de les signaler.

---

(1) Aristote.
(2) Justin, livre XXI.
(3) Jacoby.
(4) Jacoby.

Ivrognerie, cruauté et mysticisme des Étrusques

Ce ne sont plus des individus isolés, c'est un peuple tout entier qui va nous montrer les manifestations diverses de la névrose bachique et son union avec les superstitions religieuses.

Les Étrusques furent en effet tout à la fois buveurs, voluptueux, cruels et superstitieux. Les peintures qui ornaient leurs tombeaux nous donnent d'intéressantes indications sur les mœurs de ce peuple. Le sujet traité par les artistes avec une prédilection exclusive, c'est le *banquet*.

Les convives, à demi-couchés, ont chacun une petite table devant eux. Dans une seule peinture les femmes sont assises au pied des lits, « partout ailleurs les deux sexes sont confondus dans une familiarité qu'autorise la liberté du festin. Un convive tend une coupe à sa voisine et l'engage à la vider. Une femme présente à son voisin un fruit, un œuf, une couronne. Une autre fait de vaines coquetteries à un jeune homme qui ne l'écoute pas, et de guerre lasse lui jette le bras autour du cou. Un jeune homme enlace amoureusement sa compagne de lit, qui se défend faiblement et lui tend une guirlande. Un vieux galantin caresse une jeune femme qui, tout en souriant de ses grâces surannées, semble ne pas devoir se montrer trop cruelle. Nous n'en finirions pas si nous voulions passer en revue tous les détails plus ou moins piquants imaginés par les peintres pour traduire, dans la mesure de leur réalisme naïf, l'ivresse, l'abandon, le désordre d'un brillant festin, d'un de ces festins qui tenaient tant de place dans la vie étrusque, où le luxe et la licence allaient si loin, où les femmes « très belles à voir » se montraient « si INTRÉPIDES BUVEUSES » (1).

La superstition est la compagne ordinaire de l'intempérance.

Un fatalisme abrutissant, un mysticisme sombre et sauvage, la croyance à la vertu magique des nombres, à la divination et aux présages, tels sont les caractères de la religion des Étrusques.

La science des aruspices se perdit « dans les subtilités capricieuses d'une intelligence affolée ». Les éclairs avaient une grande importance dans la science augurale.

Dans l'enfer des Étrusques « les âmes sont poussées au supplice *du maillet et des serpents* par le conducteur des morts, vieillard à demi-bestial, revêtu d'ailes et armé d'un énorme marteau » (2).

Les dieux malfaisants occupent le premier rang dans cette religion

(1) J. Martha, *L'Art étrusque*, p. 384.
(2) Mommsen.

dont les rites sont empreints d'une cruauté sanguinaire. « Les captifs étaient immolés sur les autels » (1).

Partout et toujours la férocité mystique accompagne l'ivrognerie et la luxure.

Les Latins

Alors que les Grecs, grâce à leurs philosophes, étaient depuis longtemps devenus incrédules, les Latins restaient encore attachés aux antiques superstitions. Ce fut, par exemple, un sujet d'étonnement pour les Étoliens de voir qu'un général romain, — le Trochu de ce temps-là, — pendant une bataille, n'avait fait que prier et offrir le sacrifice. Et Polybe ajoute gravement : « Les cérémonies du culte sont d'un bon effet pour la foule. »

Le culte oriental de la Mère des dieux amena en Italie l'usage des quêtes de maison en maison, usage que les moines ont religieusement perpétué jusqu'à nos jours. « La Théologie, fille bâtarde de la Raison et de la Foi, est tout affairée déjà : déjà elle lance ses subtilités à perte de vue et ses billevesées solennelles. »

« Les superstitions nées dans le pays, et la fausse sagesse venue de l'étranger se coudoyaient et entremêlaient leurs produits mal assortis. Chez les Étrusques, l'examen des entrailles des victimes, la science des éclairs et de la foudre, chez les Sabelliens et les Marses, l'art de lire dans le vol des oiseaux et de conjurer les serpents, avaient atteint leur apogée » (2).

Les astrologues de Chaldée et les tireurs d'horoscopes parcouraient déjà l'Italie au VIe siècle avant notre ère. Mais l'introduction la plus importante est celle du culte de la « mère phrygienne des dieux ». Une ambassade solennelle, envoyée en Asie Mineure, en rapporta une borne grossière, « *véritable image* » de Cybèle. « En mémoire de cet événement, on vit se fonder parmi les citoyens des hautes classes des associations dont les membres se donnaient tour à tour de splendides *festins*, agréable mélange de mysticisme et d'ivrognerie. Le Sénat eut beau résister, interdire aux citoyens romains d'entrer dans le collège des *pieux eunuques*, les solennités, les magnificences et les orgies, ces prêtres vêtus à l'orientale, mendiant dans les rues de porte en porte, avec leur chef, eunuque comme eux, à leur tête, au bruit des fifres, des cymbales et d'une musique asiatique; tout cet appareil enfin d'un culte à la fois sensuel et monacal exercèrent une action profonde sur les

(1) Mommsen.
(2) Mommsen, IV, 163.

sentiments et les idées populaires. A très peu d'années de là, fut révélée aux magistrats l'existence d'une vaste association de dévots, les plus infâmes qui se puissent imaginer. Ils fêtaient dans la nuit les rites du dieu Bacchus, apportés naguère en Étrurie par un prêtre grec. Le dangereux ulcère avait rapidement envahi et Rome et le reste de l'Italie, semant partout dans les familles la ruine et les plus odieux forfaits; se signalant par des attentats inouïs contre les mœurs, par les faux testaments et l'assassinat à l'aide du poison. »

« Plus de sept mille personnes mises en accusation capitale, et la plupart punies de mort, ne suffirent pas à anéantir le mal. Les associations continuèrent; et six ans plus tard, le préteur se plaignait qu'après trois mille condamnations nouvelles, il ne voyait pas encore la fin du monstrueux procès. »

Les gens de bien avaient horreur de cette dévotion insensée, qu'ils poursuivaient « de leurs sarcasmes et de leurs colères ».

Et la question bien connue : « Comment un augure en peut-il rencontrer un autre sans se tenir les côtes de rire? » Caton aussi l'avait faite à propos des Étrusques lisant dans les entrailles des victimes. Ennius à son tour, en vrai fils d'Euripide, gourmande les prophètes mendiants et toute leur bande :

« Loin de moi ces devins superstitieux, ces aruspices impudents, que pousse la paresse, ou la démence, ou la faim! Ces gens qui ne savent pas leur chemin, et le veulent montrer aux autres; qui vous promettent des trésors, et mendient un petit sou ».

« En de tels temps (comme aujourd'hui) la raison a d'avance partie perdue contre la sottise » (1).

Dureté romaine

C'est encore, je crois, à l'usage du vin, qu'il faut attribuer en grande partie la dureté romaine, qui était terrible. L'austère Caton, lui-même, l'un des hommes les plus dignes de respect, se montra souvent d'une rigueur véritablement barbare. « Ce qui le prouve, c'est qu'un de ses esclaves, apprenant que le maître avait eu vent d'un marché fait sans son ordre, se pendit. Pour des fautes légères, le vieux consulaire, après le repas, administrait de sa main la correction au coupable, et faisait tomber sur son dos le nombre voulu de coups d'étrivières » (2).

(1) Mommsen, IV, p. 168.
(2) Mommsen, IV.

Intempérance

Il est vrai que Caton comprenait bien l'importance de la sobriété. « Au camp, le vin est banni de sa table : il n'y boit plus que de l'eau, ou parfois de l'eau mêlée d'un peu de vinaigre. Qu'on ne s'y trompe pas, pourtant, il ne hait point le festin donné à ses hôtes; en ville avec les membres de son *club*, aux champs avec ses voisins de campagne, il s'attarde volontiers à table... il joue son coup de dés; *il lève plus d'une fois le coude*, et consigne dans son livre de recettes un remède sûr et facile pour le cas où un honnête homme s'est oublié à trop manger et trop boire » (1).

Décadence

A cette époque (2), les vieilles mœurs romaines vont être abandonnées peu à peu et l'ivrognerie prendra des proportions effrayantes.

« Les liens de la famille se relâchent. Les habitudes de débauche dans la compagnie des courtisanes et les jeunes garçons gagnaient partout comme une lèpre. Le nombre des célibataires allait en augmentant et le divorce devenait quotidien. D'épouvantables crimes se commettaient au sein des plus notables familles. »

Le luxe de la table devient insensé. Les vins grecs sont en grande faveur. « Certes, on buvait largement au bon vieux temps, mais on ne buvait qu'aux repas, et on ne se réunissait point exprès pour boire. Maintenant la débauche des cabarets est chose coutumière; le vin est versé à pleines coupes et sans mélange, ou peu s'en faut » (3).

« Dans les festins, quand les convives s'étaient bien gorgés de mets nombreux et variés, il fallait, pour éviter l'indigestion, avaler quelque vomitif, ce qui ne choquait personne. César dînant chez Cicéron, boit et mange bien, puis prend de l'émétique » (4).

« Ils vomissent pour manger, dit Sénèque, ils mangent pour vomir; et les mets qu'ils font chercher dans tout l'univers, ils ne se donnent pas même la peine de les digérer. »

« Au mois d'avril, le beau monde accourait à Baia et à Pouzolles, la saison des bains s'ouvrait. Là, les femmes régnaient sans conteste avec les élégants ambigus. A voir se produire sur la scène politique ces *femmes d'État*, à voir ces jeunes beaux au menton rasé, à la voix flûtée,

(1) Mommsen.
(2) Fin du second siècle avant notre ère.
(3) Mommsen.
(4) Cicéron, *Lettre à Atticus*, 13.

à l'allure sautillante, la gaze sur la tête et sur la poitrine, portant manchettes au poignet et sandales de femmes aux pieds, copiant enfin la fille de joie, on se prenait à gémir sur ce monde renversé, où les deux sexes semblaient vouloir changer de rôle » (1).

Sénèque appelle Baia le rendez-vous des vices. « Quelle nécessité d'y aller voir des gens IVRES, flânant sur le rivage. Les festins sur l'eau... et tant d'autres excès qu'une luxure sans frein ni loi se permet, que dis-je, qu'elle affiche ! »

« L'un des hommes les meilleurs et les plus honnêtes du temps, Marcus Caton, n'hésite point, sur la demande de son ami Hortensius qui a envie de sa femme, à divorcer d'avec elle ; puis cet ami étant venu à mourir, il la reprend et l'épouse une seconde fois (avec une fortune accrue par ce second mariage).

« Un pareil état social avait eu pour conséquence l'effrayante DIMINUTION DE LA RACE latine.

« Quel triste tableau que celui de la péninsule sous le gouvernement de l'aristocratie ! Entre le monde des mendiants et celui des riches, l'antagonisme est resté menaçant ; il ne s'est produit ni conciliation, ni apaisement. Le fossé est béant entre les deux sociétés, elles rivalisent dans un égal anéantissement des mœurs de la famille, germe et noyau de toute nationalité, dans une égale dépravation et une égale licence.

« Le capital régnant en maître, a détruit les classes moyennes » (2).

Le terrain était tout préparé pour la venue d'un dictateur.

L'état social de l'Italie à cette époque offre de nombreuses analogies avec le nôtre. Puisse l'histoire de la décadence romaine nous servir de leçon et ses hontes nous être épargnées.

---

(1) Mommsen, t. VIII, liv. V, ch. XI.
(2) Mommsen.

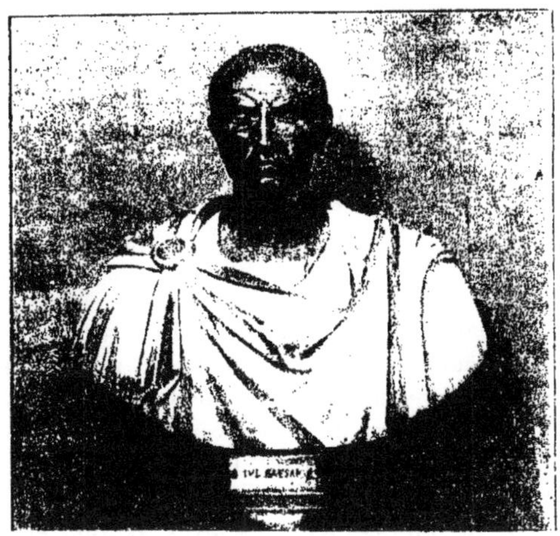

Jules César
(Florence, Musée des Offices)

XII. — PAGES D'HISTOIRE ROMAINE

Dégénérescence aristocratique. — *Jules César.* — Jeunesse débauchée, épilepsie, orgueil, ambition, superstition, désordres érotiques, folie royale.

Dégénérescence aristocratique

Depuis que les phénomènes de la dégénérescence nous sont mieux connus, ce sont les lois mêmes de l'hérédité qui viennent combattre le système politique du pouvoir héréditaire, en fournissant aux principes républicains une base scientifique nouvelle et inébranlable.

C'est presque une tare, d'appartenir à une famille de vieille noblesse ; ce mot signifie en effet race usée, race de gens qui, s'ils ne sont pas complètement dégénérés, sont au moins déséquilibrés par l'usage héréditaire des privilèges, par une existence de luxe raffiné, dépourvue du frein modérateur de l'égalité, privée de l'action tonique et salutaire qu'exercent sur l'intelligence, l'obligation du travail et le besoin de gagner sa vie.

Stérilité

Toutes les aristocraties sont constamment en voie de dégénérescence, et ce qui le prouve c'est qu'elles sont frappées de stérilité. Ce fait avait été remarqué dès les temps antiques.

Les Spartiates, qui formaient la noblesse militaire en Laconie, étaient au nombre de neuf mille au temps de Lycurgue; de huit mille en 480; de six mille en 420; et, en 230, il n'en restait plus que sept cents (1).

Les hilotes

Le vin fut la cause initiale de cette dégénérescence. Lycurgue et les plus sages législateurs spartiates s'étaient déjà rendu compte des dangers de l'ivresse. Ils en avaient été tellement frappés, qu'ils instituèrent pour leurs enfants une leçon de choses véritablement abominable. Sur ce point, comme sur quelques autres, ils firent preuve d'une complète inconscience morale.

Ils forçaient les *hilotes*, leurs esclaves, les anciens et légitimes possesseurs du pays, à boire avec excès, dans les salles des repas communs. Là, ces malheureux étaient contraints de chanter des chansons ignobles, de se livrer à des danses obscènes et ridicules, jusqu'à ce qu'ils finissent par tomber pêle-mêle en vomissant. On montrait alors aux enfants des maîtres ce répugnant spectacle, pour leur inspirer le dégoût de l'intempérance.

On conçoit la haine profonde des hilotes pour cette lâche aristocratie, qui abusait à ce point de sa puissance et de ses armes.

Aujourd'hui encore, l'un des principaux obstacles qui s'opposent aux réformes sociales, c'est l'absurde prétention de certains riches qui, fiers de leurs beaux habits et de leurs bonnes manières, s'imaginent appartenir à une race supérieure. Il sera difficile, mais nécessaire de leur apprendre ce que c'est que l'égalité.

A Rome, on fut forcé à plusieurs reprises de recourir à des anoblissements en masse, pour conserver l'ordre patricien, dont les familles s'éteignaient avec une grande rapidité (2).

Idiotie morale

Les médecins ont observé que la dégénérescence, avant de se manifester par des tares physiques graves, ou par des troubles profonds du système nerveux, s'attaque d'abord aux facultés les plus hautes du cerveau.

C'est le *sens moral* qui est atteint le premier. L'hypertrophie du moi, ou égoïsme, détruit tout sentiment désintéressé, tout dévouement, toute honnêteté même. L'ambition se développe avec excès, tandis que

(1) Jacoby.
(2) Jacoby.

les sentiments affectifs s'affaiblissent ou subissent des déviations morbides.

Certaines qualités de l'intelligence peuvent conserver leur force, mais elles manquent de contrepoids. Des hommes d'un incontestable génie, de grands capitaines comme César ou Napoléon, de grands administrateurs comme Auguste, peuvent être dépourvus de la plus vulgaire honnêteté ; ils sont atteints de cette maladie qu'on a si bien nommée l'*idiotie morale*.

Ne faut-il pas avoir perdu toute notion du juste et de l'injuste, pour ne pas comprendre que le vol en grand, qu'on appelle conquête, est toujours un vol, et que le meurtre sur un champ de bataille est toujours un meurtre. Le militarisme mène infailliblement à cette démence, à cette conception délirante de nos droits, à cet oubli de nos devoirs envers l'humanité. A moins cependant qu'il n'y ait deux morales, comme il y a deux justices, une pour les honnêtes gens et l'autre pour les organisateurs de grandes tueries.

Jules César (100-44 avant notre ère)

Pendant le dernier siècle avant notre ère, la puissance militaire de Rome continua de grandir, et la corruption fit aussi de rapides progrès (1). L'intempérance était le vice à la mode chez les jeunes patriciens ; Jules César ne fut pas le dernier à être atteint par cette contagion.

Il appartenait à l'une de ces vieilles familles nobles que leur situation privilégiée prédispose à la DÉGÉNÉRESCENCE ARISTOCRATIQUE. Un orgueil immodéré, une ambition sans limites, l'absence complète de scrupules, les désordres érotiques sont les prodromes de cette maladie.

Jeunesse débauchée

Jules César fut, sans conteste, un homme du plus grand génie. Son courage, ses qualités éminentes de général, d'administrateur, d'homme d'État, d'orateur et d'écrivain prouvent une intelligence de premier ordre. Sans retracer ici la vie si connue de cet homme célèbre, je rechercherai seulement dans sa biographie quelques faits qui peuvent être considérés comme des traces de dégénérescence, comme les stigmates de cette intempérance qui prend une gravité exceptionnelle,

(1) Pour ces pages d'histoire romaine les renseignements sont puisés principalement dans les œuvres de Suétone, de Tacite, de Plutarque, de Dion Cassius, de Velleius Paterculus et de Nicolas de Damas ; les interprétations et commentaires dans celles de Mommsen, de Duruy, de Michelet, de Beulé, et de Jacoby.

lorsqu'elle se rencontre chez un homme doué d'une haute intelligence, unie à une puissance sans limites.

L'enfance de César nous est mal connue, mais nous savons que sa jeunesse fut très déréglée. « Le chant, LE VIN, l'amour, avaient eu leurs jours de grande influence sur ses facultés » (1). Que ces vices aient été héréditaires, c'est ce que semblent indiquer les attaques d'ÉPILEPSIE qu'ont notées les historiens, et ce fait constitue d'ailleurs une sorte d'atténuation à la responsabilité de César.

Il poussait jusqu'au ridicule le soin de sa personne, au point de se faire non seulement tondre et raser la barbe avec soin, mais même épiler (2).

« Le futur maître du monde ne fut d'abord que le roi de la mode : les plus élégants désespéraient de porter comme lui leur toge, et les femmes ne savaient pas lui résister » (3).

« Il fut expert aux affaires d'amour, dans tous les genres, habile par dessus tout dans l'art d'emprunter tous les jours et de ne payer jamais (4). A une certaine époque de sa vie, ses dettes s'élevèrent à environ la valeur de six millions et demi. « Magnifiquement prodigue, il jetait l'or au peuple, qu'il conviait à des fêtes splendides», et à des festins qui se terminaient souvent en crapuleuses orgies.

Cicéron avait peine à croire au danger dont ce débauché menaçait la République. « J'aperçois, disait-il, dans tous ses projets et dans toutes ses actions des vues tyranniques, mais quand je regarde ses cheveux si artistement arrangés, quand je le vois se gratter la tête du bout du doigt, je ne puis croire qu'un tel homme puisse concevoir le dessein si noir de renverser la République. »

Sylla l'avait mieux deviné : « Redoutez, disait-il aux nobles, redoutez ce jeune élégant, à la tunique débraillée. » L'élégant débauché cachait en effet une grande ambition. Longtemps après, il pleurait devant la statue d'Alexandre, en disant : A mon âge, il avait conquis le monde, et je n'ai encore rien fait.

Envoyé tout jeune en Bithynie, il devint le favori du roi Nicomède. A son retour, un bouffon osa, dans une assemblée, saluer Pompée du titre de roi, et César de celui de reine.

Dès l'âge de seize ans, cet enfant dépravé se fit nommer prêtre de Jupiter; plus tard, il fut membre du collège des pontifes, et enfin grand-prêtre, *Pontifex maximus*. Singulier clergé que celui de Rome!

---

(1) Mommsen.
(2) Suétone.
(3) Duruy.
(4) Mommsen. — En français cela s'appelle voler.

Mysticisme et dévergondage

La religion a souvent servi de manteau à la débauche. « Un jeune patricien, P. Clodius, riche et distingué par son éloquence, mais entreprenant, aimait Pompéia, femme de César : Pompéia, de son côté, ne le voyait pas de mauvais œil, mais son appartement était gardé avec le plus grand soin. Les rendez-vous des deux amants étaient difficiles et dangereux.

« Les Romains ont une divinité qu'ils nomment la Bonne-Déesse, nymphe dryade, qui eut commerce avec le dieu Faune ; les Grecs prétendent que c'est celle *des mères de Bacchus* qu'il n'est pas permis de nommer (1). Aucun homme ne doit pénétrer dans la maison où l'on célèbre ces mystères nocturnes, qui ressemblent aux mystères orphiques » — qui ressemblent aux mystères catholiques. — « Cette année-là, Pompéia célébrait la fête. Clodius, qui n'avait pas encore de barbe, se présenta déguisé en joueuse de lyre ; introduit dans la maison, il fut découvert par une suivante d'Aurélia, mère de César. Celle-ci, indignée, voila aussitôt les *choses sacrées*, et Clodius, reconnu, fut chassé ignominieusement » (2).

« Les dévotes crièrent au scandale et les pontifes firent recommencer les mystères souillés. Les matrones mettaient toute la ville en émoi ; on attendait la conduite de César. Il trompa tout le monde » (3). Il répudia sa femme, mais, appelé en témoignage contre Clodius, il déclara qu'il n'avait pas connaissance des faits imputés à l'accusé. « — Pourquoi donc as-tu répudié ta femme ? — Parce qu'il ne faut pas même, répondit-il, que la femme de César soit soupçonnée. »

La jeunesse de Clodius, sa beauté, ses vices même, l'avaient rendu populaire. Les sénateurs, craignant une émeute sanglante, n'osèrent pas le condamner. César le sauva en lui faisant prêter, par Crassus, l'argent nécessaire pour *acheter ses juges*. — L'honnête homme !

« De tous les actes du consulat de César, dit Plutarque, le plus honteux, ce fut de nommer tribun du peuple ce même Clodius qui avait déshonoré sa femme. »

Orgueil nobiliaire

Qu'un fils soit fier des hauts faits et des vertus de son père ou de ses ancêtres, c'est là un sentiment très légitime et l'émulation qu'il pro-

(1) Vous ignoriez sans doute que Bacchus avait eu plusieurs mères. C'est un divin mystère !

(2) Plutarque.

(3) Duruy.

duit peut être salutaire; le proverbe dit : noblesse oblige. Mais qu'un héritier dégénéré considère la gloire de ses ancêtres comme un mérite qui lui serait personnel, c'est là ce que nous ne pouvons plus admettre. Il est douteux que les descendants atrophiés des illustres malfaiteurs qui ont autrefois régné sur la France, manifestent jamais l'ombre d'un reflet des talents militaires de Napoléon Ier ou de Henri IV. Ce qu'il y a de plus certain dans leur héritage, ce sont les vices. Ceux-ci se transmettent plus aisément que les qualités supérieures.

Chez César, du moins, l'orgueil nobiliaire pouvait trouver une excuse dans le charme de sa personne, la distinction de ses manières, la séduction de son éloquence, dans son courage, enfin, et dans son génie. C'est seulement l'exagération excessive de ce sentiment légitime qui le rendit dangereux et ridicule.

Écoutez César prononçant l'oraison funèbre de sa tante et se vantant avec emphase des origines illustres, — plus ou moins fabuleuses, — de sa famille :

« Par sa mère, dit-il, ma tante Julie est issue des rois; par son père, elle remonte aux dieux immortels : car d'Ancus Martius descendaient les rois Martius, dont le nom fut celui de ma mère ; de Vénus descendaient les Jules, dont la race est la nôtre. On voit donc réunies dans notre famille et la majesté des rois, si puissants parmi les hommes, et la sainteté des dieux, qui sont les maîtres des rois. »

On aurait pu lui demander si les dieux payaient leurs dettes.

Ambition

Grisé par ce fol orgueil, César ne mit plus de bornes à son ambition. Ce fut une sorte de folie des grandeurs. N'osant pas encore se proclamer dieu, comme firent ses successeurs, il voulut du moins s'emparer du pouvoir suprême; et, pour atteindre ce but, tous les moyens lui semblèrent bons.

César achetait sans marchander des partisans et des suffrages. Le peuple était enthousiasmé de ses prodigalités inouïes. Dans des jeux publics, il fit paraître trois cent vingt couples de gladiateurs, couverts d'armures dorées ; « jamais le cirque n'avait vu un tel carnage ; jamais le peuple n'avait si bien rassasié ses joies féroces » (1). Il eut, pourtant, quelques heureuses idées : reprenant un projet de Rullus, César proposa au Sénat d'acheter des terres pour y établir des colonies, et de partager les domaines publics entre tous les citoyens pauvres.

« Sa libéralité, dit Suétone, s'étendait jusqu'aux affranchis et aux

(1) Duruy.

esclaves, selon le crédit qu'ils pouvaient avoir sur l'esprit de leur maître ou de leur patron. Les citoyens perdus de dettes, les jeunes dissipateurs, trouvaient en lui un refuge assuré ; à moins que les accusations ne fussent trop graves, ou les désordres trop grands ; à ceux-là il disait ouvertement qu'il leur fallait la guerre civile. »

On peut excuser l'ambition d'un homme supérieur, bien résolu à se dévouer aux intérêts de sa patrie ; mais, pour arriver au pouvoir, les honnêtes gens n'emploient pas les moyens honteux devant lesquels César n'a jamais reculé. Si la névrose héréditaire n'avait pas atteint déjà profondément sa conscience, cet homme de génie eût peut-être été le bienfaiteur de son pays. Mais il était entouré de gens aussi peu estimables que lui-même. Les peuples ont le gouvernement qu'ils méritent.

Désordres érotiques

Marié successivement à quatre femmes, César ne se contenta pas de prendre de nombreuses maîtresses, dont les noms nous ont été conservés, mais ses liaisons avec des femmes mariées étaient proverbiales.

Amant de Servilie, mère de Brutus, il lui fit adjuger à vil prix de vastes domaines qu'on vendait à l'encan. « Ce n'est vraiment pas cher », s'écria-t-on. — « D'autant moins cher, ajouta Cicéron, que Tertia a été adjugée par dessus le marché. » On soupçonnait, en effet, Servilie d'avoir fait de sa fille Tertia la maîtresse de César (1).

Il pratiqua toutes les sortes de débauches, même les plus dépravées. Ce sont là mœurs de grand seigneur et aussi de dégénéré. Bien qu'il eût conservé quelque chose de l'antique vigueur et de l'énergie de la race romaine, sa santé ne pouvait résister à tant de vices.

Portrait de César

Il était beau de visage et de haute taille ; son corps bien proportionné resta frêle, malgré les exercices auxquels il se livrait pour l'endurcir. Ses yeux noirs avaient le regard perçant des oiseaux de proie ; l'anémie aristocratique se manifestait par la blancheur et la délicatesse de sa peau, et le vice névropathique par des maux de tête. Son sommeil était agité de cauchemars effrayants ; il était sujet à de fréquentes et subites syncopes, et même à des attaques d'épilepsie. Ce sont là les symptômes bien connus de la dégénérescence héréditaire et les suites naturelles de ses excès.

(1) Suétone.

Jeune encore, pour cacher sa précoce calvitie, il ramenait sur son front les rares cheveux qui lui restaient, et fut très sensible à l'honneur que lui décerna le peuple de porter toujours une couronne de laurier. — Lorsque César eut compris que sa santé exigeait une vie plus sobre, il ne se grisa plus. Caton disait : « César seul a marché sans être ivre au renversement de la République ».

Ce mot en dit long sur les mœurs romaines.

Mais s'il parvint à réfréner son goût pour le vin, César resta toujours impuissant à lutter contre ses passions amoureuses, surexcitées ou perverties par la dégénérescence aristocratique.

« Les aventures et les succès galants poursuivirent César jusque dans l'âge mûr : il en garda dans sa démarche une certaine fatuité, ou mieux la conscience satisfaite des avantages extérieurs de sa beauté virile » (1).

Les statues et les bustes du dictateur, exécutés avec le réalisme cher aux artistes de l'époque romaine, ne justifient guère cette réputation de beauté. Ce vieux bellâtre, tout ridé, avec son crâne nu comme un genou, sa couronne de laurier et sa démarche avantageuse, nous semble aujourd'hui passablement ridicule.

Cruauté

Les influences héréditaires sont complexes et parfois contradictoires, aussi le caractère de César, comme celui de la plupart des hommes, est-il loin d'être simple.

Suétone vante sa bonté : « Il était naturellement très doux, même dans ses vengeances ; sa modération et sa clémence furent admirables. » Voici quelques exemples de cette merveilleuse douceur :

Des pirates ayant fait César prisonnier, lui demandèrent vingt talents pour sa rançon. « Je vous en donnerai cinquante, répondit-il, en plaisantant, mais je vous ferai tous pendre. » Il tint sa promesse, et, comme il avait juré de les mettre en croix, il les fit étrangler avant de les crucifier.

Dans la guerre des Gaules, les Cadurques (2) ayant fait une héroïque résistance, César, pour donner un terrible exemple, fit trancher les mains à tous ceux qu'il trouva dans Uxellodunum.

Dans un de ses triomphes, il eut la barbarie de traîner ignominieusement enchaînée, la reine Arsinoé, sœur de Cléopâtre, comme s'il eût été bien glorieux pour lui d'avoir vaincu une femme. Ce spectacle

(1) Mommsen.
(2) Habitants de la région de Cahors.

excita la compassion universelle, Arsinoé apparut aux Romains comme l'image de la patrie, pleurant sa liberté perdue.

Les autres captifs, et parmi eux notre brave Vercingétorix, furent impitoyablement égorgés.

Dans tous les temps et dans tous les pays, quoi qu'en pense l'empereur d'Allemagne, massacrer des prisonniers sans défense, cela s'appelle une lâcheté. « Pour arriver au pouvoir, César n'avait pas reculé devant la guerre civile, il avait armé les barbares contre sa patrie, extorqué des sommes considérables, et fait périr un grand nombre de ses meilleurs amis. Il s'était plié à toutes les bassesses » (1). Mais lorsqu'il fut dictateur, son arrogance ne connut plus de bornes.

Militarisme

Les soldats de la dixième légion s'étant révoltés, César les convoque au Champ de Mars. « Je vous licencie, leur dit-il, avec mépris, allez ! citoyens *(quirites)* ». César a trouvé pour eux la plus vive offense, il les appelle citoyens, eux des soldats ! Ils aiment mieux qu'il les châtie, qu'il les décime ; et ils le pressent de retirer cette flétrissante parole. « On a trouvé ce mot éloquent, il nous semble jeter un triste jour sur cette époque. L'homme civil n'est plus rien, l'homme de guerre tout ; le règne des armées approche » (2). Ce règne abominable, vous allez le voir ; vous allez assister au triomphe des prétoriens, c'est-à-dire à l'abaissement du niveau moral, à la ruine de Rome et du monde entier.

La gloire de César

« En moins de dix ans que dura la guerre des Gaules, César prit d'assaut huit cents villes, soumit trois cents nations, combattit, en plusieurs batailles rangées, contre trois millions d'ennemis, en tua un million et fit autant de prisonniers.

« Dans la Celtique, il tua un si grand nombre d'ennemis que les Romains passaient des étangs et de profondes rivières sur les corps morts dont ils étaient remplis. Cependant César ne put venir à bout de faire tourner le dos aux Nerviens (3), il fallut les hacher en pièces, sur la place qu'ils occupaient. De soixante mille qu'ils étaient, il ne s'en sauva que cinq cents » (4).

(1) Dion, 50, 37.
(2) Duruy.
(3) Habitants d'une région dont fait aujourd'hui partie le département du Nord.
(4) Plutarque.

Malgré la faveur dont jouit encore chez nous le militarisme, l'esprit public semble avoir fait quelques progrès depuis l'époque romaine. Pline considère César comme le premier des mortels, et savez-vous la raison qu'il en donne? « Il a livré, dit-il, cinquante batailles rangées, Marcellus n'en a livré que trente-neuf. Sans parler des victoires remportées dans les guerres civiles, un million neuf cent quatre-vingt-douze mille hommes ont péri dans les combats livrés par lui » (1).

N'admirez-vous pas cette façon de mesurer la gloire d'un général, selon le cube de cadavres? Aussi il faut voir comme les historiens s'entendent pour traiter de peccadilles les crimes de César; le vol d'une province s'appelle glorieuse conquête.

Jacoby lui-même se laisse éblouir et se montre d'une indulgence imprévue : « Jamais, dit-il, les débauches de César n'avaient le caractère sale, dégoûtant, crapuleux, qui est le propre de la débauche pathologique. » Que lui faut-il donc?

Triomphes

César célébra de nombreux triomphes, avec un éclat et une pompe qui surpassèrent tout ce qu'on avait vu avant lui.

C'est dans un musée d'Angleterre qu'on peut encore aujourd'hui assister à ce défilé magnifique. Mantegna l'a fait revivre dans d'admirables peintures, qui sont comme « une apparition du monde romain ».

« César, chauve et ridé, couronné par la Victoire, trône sur son char. Des soldats portent sur des brancards des trophées d'armes, des vases, des candélabres, les aigles du vainqueur mêlées aux drapeaux conquis; on y voit les rois et les reines qu'on amène prisonniers, des taureaux ornés pour le sacrifice, précédés par les joueurs de flûte et les trompettes et suivis des sacrificateurs et des prêtres. Puis viennent les licteurs portant les faisceaux couronnés » (2).

Les vieux soldats avaient conservé leur franc-parler et ne se gênaient pas pour lancer de grossières plaisanteries : « Fais bien, criaient-ils, tu seras battu; fais mal, tu seras roi. » Ou bien encore : « Gens de la ville, gardez bien vos femmes, nous ramenons le galant chauve. »

César écoutait, souriant avec dédain. Mais il ne rit plus lorsque résonna à son oreille le célèbre couplet : « César a soumis les Gaules, mais Nicomède a soumis César... » La populace gouailleuse le saluait

(1) Sous Napoléon Ier, en dix ans, un million sept cent mille *Français* sont morts sur les champs de bataille. Si l'on ajoute à ce nombre celui des ennemis tués, on verra que la *gloire* de Napoléon l'emporte sur celle de César. C'est cela qui rend fier d'être Français ! Cela donne envie de recommencer !

(2) Ch. Blanc.

du titre de « reine de Bithynie », l'appelait « égout de Nicomède ». C'était le châtiment. Au moment où le crime triomphant exultait d'orgueil, cette boue éclaboussait la pourpre impériale, et sa chair grésillait sous la marque infamante de ce fer rouge, le mépris public.

Corruption

Mais qu'importait à cette populace avilie son antique liberté, quand le maître lui prodiguait les fêtes. « Après le triomphe, le peuple romain se coucha autour de vingt-deux mille tables à trois lits. Cette immense orgie inaugurait l'empire » (1).

« Quand la multitude se fut rassasiée de vin et de viande, on la soûla de spectacles et de combats. Cette fête de la guerre fut sanglante comme la guerre. Une joie frénétique saisit le peuple. Le soir, César traversa Rome entre quarante éléphants qui portaient des lustres étincelants de cristal de roche. »

« Venez donc de bonne grâce chanter, déclamer, combattre, mourir dans cette bacchanale du genre humain qui tourbillonne autour de la tête fardée du fondateur de l'empire. Ne voyez-vous pas près de César la gracieuse vipère du Nil (2), traînant dédaigneusement après elle son époux de dix ans, qu'elle doit aussi faire périr. De l'autre côté du dictateur, apercevez-vous la figure hâve de Cassius, le crâne étroit de Brutus, tous deux pâles, dans leur robe blanche bordée d'un rouge de sang ? » (3)

« Le lendemain vinrent les distributions : à chaque citoyen cent deniers, dix boisseaux de blé, dix livres d'huile, à tous les pauvres, remise d'une année de loyer ; aux légionnaires cinq mille deniers par tête, aux centurions le double, aux tribuns, le quadruple. Les vétérans reçurent des terres » (4). Cela coûtait si peu à César.

Trois cent vingt mille citoyens vivaient à Rome aux dépens de l'État (5). César eut soin de supprimer toutes les associations formées depuis la guerre civile. Les mécontents auraient pu s'unir avec les défenseurs de la République.

Après la guerre d'Espagne, nouveau triomphe. Les fêtes, les jeux, les orgies recommencèrent. La corruption grandit. Désormais le pouvoir appartiendra, non au plus honnête, mais au plus prodigue des deniers publics.

(1) Duruy.
(2) Cléopâtre.
(3) Michelet.
(4) Duruy.
(5) César ramena cependant à 150,000 le nombre des citoyens secourus par l'assistance publique.

Superstition

Comme beaucoup de gens, César était à la fois athée et superstitieux. Il écrivit un grand ouvrage sur les auspices et les augures (1).

Après ses plus grands triomphes, pour détourner par un acte d'humilité la colère de Némésis, la déesse ennemie des fortunes trop grandes, César monta à genoux les marches du Capitole (2).

Quand il partait en voyage, il ne manquait jamais de répéter trois fois certaine formule qui devait le garantir d'accident (3).

On raconte qu'il fut très effrayé d'un rêve où il avait cru violer sa mère. Mais les devins le rassurèrent, en expliquant que la Terre est notre mère commune, et que les destins lui en promettaient l'empire.

Les prêtres ont toujours flagorné les soldats victorieux.

Lorsqu'enfin, dans les circonstances les plus graves, comme au passage du Rubicon, il témoigna de sa foi aveugle dans le hasard, préférant aux sages combinaisons de la raison la chance d'un coup de dés, cette téméraire et peu consciencieuse façon d'agir « confinait à un certain mysticisme » (4).

Le pouvoir suprême

Désormais, tous les pouvoirs sont concentrés dans les mains du dictateur et les vulgaires scrupules de l'honnêteté ne l'embarrassent guère. Un jour qu'il se disposait à prendre de l'argent dans le trésor public, le tribun Métellus essaya timidement de le rappeler au respect de la loi. « Le temps des armes, répondit César, n'est pas celui des lois. » Et il fit crocheter les portes du trésor (5).

En qualité d'*imperator*, César commandait à toutes les armées ; comme tribun, il avait le veto sur le pouvoir législatif ; prince du Sénat, il dirigeait les débats de cette assemblée ; préfet des mœurs, il la composait à son gré ; grand pontife, il faisait parler la religion selon ses intérêts » (6).

Mais son ambition n'était pas assouvie ; il voulait plus encore : l'hérédité dans le pouvoir et le titre de ROI.

L'ambitieux Marc-Antoine s'était fait le servile flatteur de César,

(1) *Libri Auspiciorum* ou *Auguralia*. Macrobe en cite le seizième livre.

(2) Dion.

(3) Pline.

(4) Mommsen. — Aussi superstitieux, Napoléon se fiait à son étoile.

(5) L'histoire est un enseignement. Napoléon III sut profiter de la leçon.

(6) Duruy. — « Ce réformateur des mœurs logeait dans sa maison, près de sa femme légitime Calpurnia, la jeune Cléopâtre et son époux le petit roi d'Egypte, avec Césarion, l'enfant que César avait eu d'elle. » *Michelet.*

avec le secret espoir de se faire adopter par lui et de lui succéder au pouvoir suprême. D'accord avec le dictateur et désirant sonder l'opinion publique, il organisa une sorte d'épreuve qui n'obtint pas le succès désiré.

C'était en hiver, au moment des Lupercales, vieille fête religieuse, à laquelle prenaient part les jeunes gens des premières familles et les magistrats eux-mêmes. Ces dévots couraient comme des fous, tout nus, le corps frotté d'huile, poursuivant de leurs plaisanteries les passants et les frappant avec des lanières de cuir. Les femmes surmontaient leur frayeur et tendaient les mains aux coups, s'imaginant que cette flagellation les rendrait fécondes.

Du haut de la tribune aux harangues, César, assis sur un trône d'or et revêtu de la pourpre triomphale, présidait majestueusement à ces cérémonies religieuses, dignes des sauvages.

Vigoureux comme un jeune Hercule, Antoine était un des coureurs : il prit un diadème d'or, entrelacé de laurier et, se faisant hisser sur les épaules de ses camarades, nus comme lui, sauta lestement sur la haute tribune. Il plaça alors la couronne sur la tête de César. Quelques murmures s'élevèrent. César fit semblant de refuser et le peuple battit des mains. Antoine insiste. César repousse encore la couronne et, la jetant au milieu de la foule, ordonne de la déposer dans le temple de Jupiter. Antoine la fit placer sur la statue de César, mais les tribuns du peuple osèrent l'en arracher et la multitude applaudit. Cette comédie avait été une maladresse. Les Romains avaient peine à surmonter leur répugnance invétérée pour la monarchie, et les intentions despotiques de César ne pouvaient plus être mises en doute.

Mort de César

Une conjuration se forma. Cassius en était le chef. Il entraîna Brutus, neveu de Caton, et probablement fils naturel de César, qui l'aimait beaucoup et lui avait confié le gouvernement de la Gaule cisalpine. On disait : « Cassius ne hait que le tyran. Brutus l'aime, mais il déteste la tyrannie. » Le sénat et le peuple n'avaient plus d'espoir qu'en Brutus. Sur le tribunal où il siégeait, il trouvait écrit : « Tu dors, Brutus; non tu n'es plus Brutus ! » Brutus céda, il se crut l'instrument d'une vengeance légitime. Son nom en gagna d'autres (1).

Cependant les avis ne manquèrent pas au dictateur. Il s'impatientait de ces continuelles menaces et refusait d'y croire.

Le jour des Ides de mars, les médecins de César, inquiets des ver-

(1) Duruy.

tiges dont il était quelquefois tourmenté et qui venaient de le saisir de nouveau, voulaient l'empêcher de descendre au Sénat. Sa femme Calpurnie, épouvantée d'une vision qu'elle avait eue la nuit, s'attacha à son époux et s'écria qu'elle ne le laisserait pas sortir de la journée. Mais Brutus se trouvait présent : « Eh quoi, César, dit-il, un homme tel que toi se laisse arrêter par les songes d'une femme ! » Entraîné par ces paroles, César sortit de chez lui.

Pendant ce temps, dans la salle du Sénat, ou *curie*, les meurtriers se groupaient, les uns auprès du siège de César, les autres en face, et le reste par derrière.

Avant que le dictateur fît son entrée, les prêtres offrirent un sacrifice, mais ils se virent forcés d'avouer que, dans les entrailles des victimes, on lisait un malheur caché. César attristé s'étant tourné alors du côté du soleil couchant, ce fut aux yeux des devins un présage encore plus funeste (1).

Alors Brutus saisit la main du dictateur et l'entraîna vers la curie.

César suivait en silence.

A peine les sénateurs le virent-ils entrer, qu'ils se levèrent tous pour lui faire honneur. Déjà ceux qui allaient le frapper se pressaient autour de lui. Avant tous, Tullius Cimber, dont César avait exilé le frère, s'avança vers lui. Arrivé près de César qui tenait ses mains sous sa toge, il le saisit par ses vêtements, l'empêchant de se servir de ses bras et d'être maître de ses mouvements. César s'irritant de plus en plus, les conjurés tirent leurs poignards et se précipitent tous sur lui (2).

Casca le premier, dit Plutarque, le frappa de son épée près du cou, mais la blessure n'était pas mortelle. César saisit l'épée et en suspend les coups. Ils s'écrièrent tous deux en même temps, César en latin : « Scélérat, que fais-tu ? » et Casca en grec, s'adressant à son frère : « Frère au secours ! »

Au premier moment, tous ceux qui n'étaient pas dans le secret du complot furent saisis d'horreur ; et, frissonnant de tout leur corps, ils n'osèrent ni prendre la fuite, ni défendre César, ni même proférer une parole. Cependant les conjurés, tirant chacun leur épée, environnent César de tous côtés. De quelque part qu'il se tourne, il ne trouve que des épées, qui le frappent aux yeux et au visage : tel qu'une bête féroce assaillie par les chasseurs, il se débattait entre toutes ces mains armées contre lui ; car chacun voulait avoir sa part au meurtre, et goûter à ce

(1) Nicolas de Damas.

(2) Le récit de Nicolas de Damas confirme et complète celui de Plutarque, célèbre chef-d'œuvre de vivante et forte simplicité.

sang, comme aux libations d'un sacrifice. Brutus lui-même lui porta un coup dans l'aine. César qui se défendait contre les autres, et qui traînait son corps çà et là en poussant de grands cris, n'eut pas plutôt vu Brutus l'épée nue à la main : « Et toi aussi, mon fils ! » s'écria-t-il (1). Puis il se couvrit la tête de sa toge et s'abandonna au fer des conjurés.

« César fut repoussé jusqu'au piédestal de la statue de Pompée, qui fut couverte de son sang. Il semblait que Pompée présidât à la vengeance qu'on tirait de son ennemi étendu à ses pieds, et expirant sous ses nombreuses blessures. César fut percé, dit-on, de vingt-trois coups, et plusieurs des conjurés se blessèrent les uns les autres, en frappant tous à la fois sur un seul homme.

« Brutus s'avança alors au milieu du Sénat, pour rendre raison de ce qui venait de s'accomplir; mais les sénateurs n'eurent pas la force de l'entendre : ils s'enfuirent précipitamment par les portes, et jetèrent parmi le peuple le trouble et l'effroi... Brutus et ses complices, encore tout fumants du meurtre, l'épée nue à la main, sortent tous ensemble du Sénat, non point avec l'air de gens qui fuient, mais avec un visage serein, et pleins d'une entière confiance. Ils appelaient le peuple à la liberté » (2).

« Cependant, à l'endroit où il était tombé, gisait encore, tout souillé de sang, le corps de cet homme qui avait porté dans tout l'univers ses armes victorieuses. Il restait là, étendu, sans que personne osât approcher de son cadavre.

« Ses amis s'étaient enfuis et restaient cachés au fond de leurs demeures. Aucun d'eux n'accourut auprès de lui, ni alors qu'on l'assassinait, ni après le meurtre. Ils ne songeaient qu'à leur propre sûreté.

« Enfin trois esclaves de César placèrent sur une litière le corps de leur maître, et le portèrent chez lui en le faisant traverser le Forum. Les rideaux de la litière étant levés, les bras de César pendaient hors de la portière, et l'on pouvait voir son visage couvert de blessures.

« Personne ne put alors retenir ses larmes, à la vue de cet homme qui naguère était honoré à l'égal d'un dieu.

« Lorsqu'enfin on approcha de la maison de César, la désolation devint encore plus forte ; car sa femme s'était élancée hors de chez elle, suivie de la foule de ses femmes et de ses esclaves, appelant son mari par son nom, et déplorant l'inutilité des efforts qu'elle avait faits pour l'empêcher de sortir ce jour-là » (3).

---

(1) Suétone.
(2) Plutarque.
(3) Nicolas de Damas.

« César mourut âgé de cinquante-six ans. Ce pouvoir souverain qu'il n'avait cessé de poursuivre, durant toute sa vie, à travers tant de dangers, ne lui procura d'autre fruit qu'un vain titre, qui l'exposa à la haine de ses concitoyens » (1).

Gui Patin, célèbre médecin du XVIIe siècle, disait que s'il eût été dans le Sénat lorsqu'on tua César, il lui aurait donné le vingt-quatrième coup de poignard.

Il y a certaines ambitions qui sont des crimes : celles qui s'appuient sur la corruption.

Et qu'on ne croie pas excuser Alexandre ou César, en disant qu'ils ont eu les mœurs de leur temps. Rien ne les empêchait d'être honnêtes, comme beaucoup de leurs contemporains. Lorsque la lèpre ou la peste sévissent sur une contrée, ces fléaux, pour être épidémiques, ne cessent pas d'être des maladies répugnantes et funestes. L'ivrognerie, la luxure, l'ambition, la férocité, la superstition, le vol, sont aussi des maladies très répandues, elles n'en restent pas moins des vices honteux.

L'histoire ne pardonne pas à César d'avoir renversé la République. La décadence de Rome avait déjà commencé, il est vrai, mais elle fut hâtée par la domination avilissante d'une série d'empereurs dégénérés.

Si Montesquieu avait pu connaître les travaux récents de nos savants médecins sur les effets du vin, nul doute qu'il eût compté l'ivrognerie au nombre des causes principales de la décadence romaine.

En Grèce comme à Rome, en France comme en Allemagne, partout et toujours, c'est l'intempérance qui a abaissé les caractères, qui a fait les hommes violents et rapaces, égoïstes et ambitieux, superstitieux et immoraux, lâches et féroces.

(1) Plutarque.

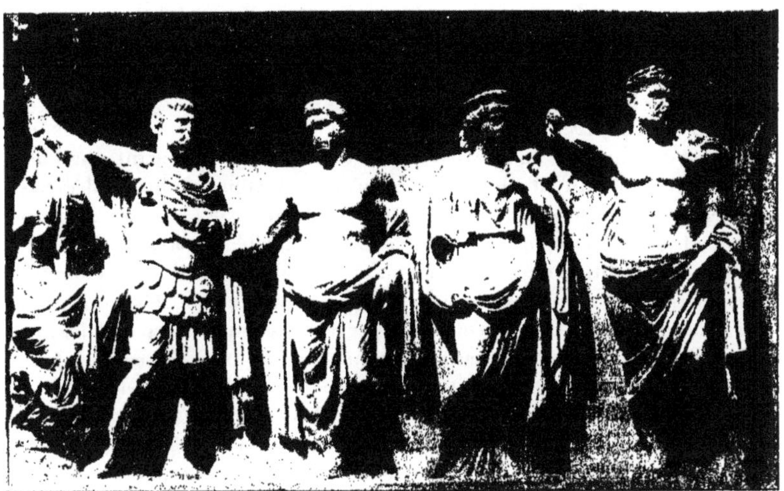

Julie Tibère Drusus Livie Auguste
(Bas-relief de Ravenne)

XIII. — PAGES D'HISTOIRE ROMAINE

Auguste. — Julie. — Drusus. — Tibère.

L'hérédité du pouvoir

Dans les temps primitifs, les hommes nus et pauvrement armés se sentaient bien faibles en face des dangers de toute sorte qui les menaçaient. Ils s'associèrent en tribus et se mirent sous la protection d'un chef, choisi parmi les plus vigoureux et les plus braves. Les enfants de ce chef étaient comme lui courageux et forts, ils héritèrent de son autorité.

Telle fut l'origine des premières dynasties.

Aujourd'hui, après de longs siècles d'expériences, nous savons quelles restrictions doivent être apportées à la théorie de l'hérédité, lorsqu'il s'agit des vertus et des talents. L'exercice du pouvoir absolu amenant assez rapidement une dégénérescence de la race, il est aussi dangereux qu'injuste d'accorder d'avance et pour toujours aux descendants abâtardis d'un souverain les privilèges que son courage ou son habileté avaient pu lui mériter, et de priver ainsi nos arrière-neveux de leur liberté.

Malheureusement, une longue habitude a façonné les peuples comme les bêtes de somme à la servitude.

Dans un livre, dont l'apparition fit grand bruit il y a vingt ans, et qui est devenu rare en librairie, le docteur Jacoby, reprenant une idée de Beulé, a étudié, d'une manière spéciale et approfondie, la dégénérescence produite dans les familles souveraines par l'exercice du pouvoir absolu. Il a apporté à ces études son autorité de savant médecin, jointe à l'érudition d'un archéologue et d'un historien. Il nous a montré les détenteurs d'une autorité despotique promptement déséquilibrés; leurs proches et leurs descendants, pervertis comme eux par l'absence de frein moral, s'abandonnant aux impulsions les plus basses, puis leur race finissant prématurément dans la débauche et la démence.

L'ouvrage de Jacoby nous apporte des arguments d'une grande force contre le principe même de la monarchie. Les observations médico-psychologiques du savant historien ne portent pas seulement sur la famille d'Auguste, mais aussi sur les dynasties d'Italie, d'Espagne, de France, d'Angleterre; sur la maison d'Anjou, sur les Valois, les Bourbons, les Tudors, les Stuarts, etc., etc.

De cette longue et consciencieuse enquête, une conclusion ressort, irréfutable, c'est que partout et toujours l'ivresse de la toute-puissance a contribué, pour une forte part, à la dégénérescence, puis à l'extinction des familles souveraines.

Il faut reconnaître cependant que cette même maladie a frappé aussi de nombreuses familles qui n'ont pas régné, et si le pouvoir suprême favorise son développement, — ce qui est indéniable, — d'autres causes peuvent aussi lui être assignées. Les racines du mal sont multiples, et l'intempérance ne doit pas être négligée dans les observations des historiens.

La dégénérescence s'est produite lentement. De nombreuses générations de buveurs ont pu se succéder, sans que leur vice laissât d'autres traces qu'une prédisposition à l'ivrognerie, puis peu à peu le mal s'est aggravé, et leurs descendants ont fini par présenter un cerveau anormal.

Des tares héréditaires se sont manifestées : tendances à la colère, à la luxure, au vol, à la cruauté, au meurtre; caractères lâches, faux, superstitieux ou dépravés; enfin, imbécillité et folie.

Les effets pathologiques de l'ivresse et leurs conséquences héréditaires se présentent en effet sous des formes variées.

L'imagination est souvent atteinte la première, et le pressentiment de l'extinction prochaine de sa race donne au malade l'impression d'une mort anticipée. De là des tristesses noires, des remords excessifs, des angoisses douloureuses et des terreurs sans raison.

Nous avons vu chez Denys l'Ancien la *crainte maladive de la mort* se transformer en *fureur meurtrière :* nous trouverons aussi dans la vie d'Auguste un exemple d'actes impulsifs du même genre.

Chez d'autres, le remords produira la névrose religieuse, la crainte des châtiments de l'enfer, le fanatisme intolérant et cruel, la folie mystique.

Mais dans la plupart des cas, la névrose bachique prend un caractère érotique. Alors se manifestent toutes les déviations morbides du plus puissant et du plus irrésistible de nos instincts : onanisme, hystérie, polygamie, nymphomanie, priapisme, etc.

Rien de plus triste et de plus émouvant que de suivre le savant docteur Jacoby disséquant, pour ainsi dire, les âmes perverses d'Auguste, de Tibère, de Caligula, de Claude, de Néron, de leurs femmes et de leurs enfants, de Livie, des deux Julie, d'Agrippine, de Messaline et des autres impériales canailles, dont la vie infâme soulève le dégoût.

L'un après l'autre, les quarante et un descendants de cette famille intelligente et belle, si richement douée par la nature des plus éminentes qualités, défilent devant nous. Nous voyons naître chez eux, avec l'intempérance, les premiers germes de la dégénérescence, qui bientôt s'aggrave sous l'influence du pouvoir absolu, et transforme leur race en « un ramassis d'ivrognes, de débauchés, de prostituées, de criminels, de suicidés, d'assassins, d'incestueux, d'épileptiques et d'aliénés » (1).

N'oublions pas cependant que la dégénérescence ne suit pas une marche absolument régulière. Quelques membres des familles atteintes du vice névropathique échappent en partie à son action. L'intelligence et la volonté, lorsqu'elles ont conscience du danger, peuvent lutter contre lui avec succès. Quelques personnages illustres nous donnent cet exemple consolant :

Drusus l'Ancien et son fils Germanicus ont conservé les qualités de leurs ancêtres, ils sont morts avant que les germes morbides se soient développés en eux. Drusus, fils adultérin d'Auguste, eut un esprit brillant, aimable et bon. Germanicus, s'il faut en croire Tacite, fut un héros sans reproche. Octavie, sœur d'Auguste, semble avoir été un modèle de sagesse et d'honneur : son fils Marcellus donnait les plus belles espérances. Cela prouve que l'hérédité des qualités et des vertus peut combattre parfois avec succès celle des vices.

Mais voyons maintenant le revers de la médaille. Dans la famille d'Auguste trois vices nous apparaissent comme les facteurs principaux de la dégénérescence :

L'intempérance qui se manifeste sous la forme de l'ivrognerie et de

(1) Jacoby.

la gloutonnerie. L'ambition démesurée qui s'attaque au sens moral, détruit tout scrupule, lorsqu'il s'agit de la conquête du pouvoir souverain, et ne recule pas même devant l'assassinat. Enfin, et surtout les excès amoureux, qui marquent soit une surexcitation, soit une déviation morbide des instincts naturels. Suivant les tempéraments individuels, ce sera l'un ou l'autre de ces vices qui prédominera, et les symptômes du mal seront très variés.

Chez Auguste, comme chez César, l'intelligence conserve sa vigueur et sa lucidité; c'est le sens moral qui est atteint. L'orgueil et l'ambition vont jusqu'à la férocité, les impulsions érotiques semblent irrésistibles, mais c'est surtout le *mensonge* qui sera la note caractéristique du caractère d'Auguste.

Chez ses descendants, la dégénérescence va se manifester sous les formes les plus odieuses. Nous allons voir :

Chez Julie, la luxure éhontée.

Chez Caligula, l'épilepsie et la folie furieuse.

Chez Claude, l'ivrognerie et l'imbécillité. Enfin Agrippine et Néron résumeront en eux tous les vices, dont leurs ancêtres avaient seulement montré les germes.

En général, dans ces différents cas pathologiques, l'ivrognerie peut être considérée, soit comme la cause première de la dégénérescence héréditaire, soit comme un agent énergique d'aggravation.

Après la troisième génération, cette race, qui avait été si belle et si forte, s'éteint complètement.

L'EMPEREUR AUGUSTE

né en 63 av. J.-C., mort en 14 de notre ère

Auguste fut connu d'abord sous son nom de famille, Octave ; après avoir été adopté par son grand oncle, il passa dans la famille des Césars. La dégénérescence aristocratique lui avait légué une santé peu solide, et il resta toute sa vie maladif. Son tempérament délicat le retint longtemps sous la tutelle de sa mère.

Un buste du Vatican nous montre la grâce de son visage d'adolescent, mais le regard dur et les lèvres minces dénotent déjà une cruauté impitoyable.

Lâcheté

Adopté par le dictateur, Octave se lança dans la politique dès l'âge de dix-neuf ans ; il fut nommé propréteur et mis à la tête d'une armée.

Au premier combat, ce faible enfant prit la fuite, et ne reparut que deux jours après, sans manteau ni cheval (1). Les historiens officiels diront qu'il eut « un courage militaire médiocre ».

Sa première jeunesse, dit Suétone, fut flétrie par divers opprobres. « Il était généralement méprisé à cause de sa lâcheté et de son passé infâme... Vil, efféminé, décrié à cause de ses mœurs, Octave fut forcé de recourir à la cruauté pour inspirer la crainte à défaut du respect. Il y prit goût et fut atrocement cruel, comme le sont les lâches »(2).

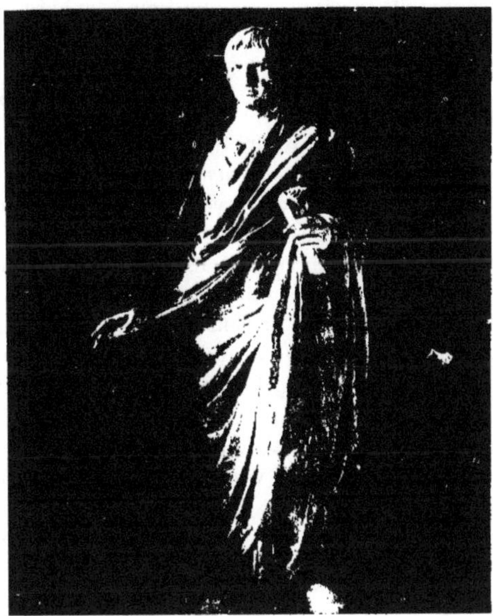

Auguste vêtu de la toge
(Musée du Louvre)

Cruauté

Il essaya de se débarrasser d'Antoine par l'assassinat, et plusieurs meurtres lui sont attribués avec vraisemblance, ceux d'Hirtius et de Pansa, par exemple. Il envoya à Rome la tête de Brutus, pour qu'on la déposât aux pieds de la statue de César.

« Après la défaite de Marc Antoine, il fit mettre à mort, avec un nombre immense d'autres personnages éminents, Curion, fils de ce

(1) Suétone.
(2) Jacoby.

Curion qui avait rendu de si grands services à son père adoptif; Anthyllus, le fiancé de sa fille, qu'il égorgea aux pieds de la statue de César, auprès de laquelle le malheureux jeune homme cherchait un asile; Césarion, fils naturel de son bienfaiteur; Toranius, son tuteur, etc. » (1).

La férocité des triumvirs dépassa en cynisme celle des brigands les plus vils. C'était entre eux un odieux trafic; ils échangeaient les sentences de mort; donnant, donnant. Chacun d'eux, pour obtenir la tête d'un ennemi personnel, sacrifiait sans hésiter à la haine de ses collègues ses amis les plus dévoués (2).

Intempérance

Notons que l'édit de proscription fut dicté à Marc-Antoine par le jeune Octave dans une *débauche nocturne.*

L'usage était à Rome, dans les circonstances graves, de préparer un banquet solennel. Là, sur des lits couverts d'étoffes précieuses, les prêtres apportaient en grande pompe les statues des douze dieux. Octave s'amusa à parodier dans une orgie cette fête religieuse. Ses jeunes compagnons de débauche prirent les costumes et les attributs des dieux et des déesses; lui-même ayant choisi le rôle d'Apollon, était couché entre Latone et Diane. Abominable sacrilège aux yeux des Romains!

En ce temps-là, on manquait de blé dans la ville, et quelqu'un écrivit sur les murs : « Citoyens, si vous crevez de faim, rien d'étonnant à cela. Les dieux ont tout avalé, et le plus goinfre d'entre eux, c'est Apollon-Bourreau. » Les futurs sujets d'Octave le connaissaient bien.

Ambition

Dès sa vingtième année, il s'empara du consulat, en faisant marcher ses légions sur Rome.

Quand Octave eut gagné les soldats par des largesses et le peuple par des distributions de blé, nul ne lui résista. Il reçut tous les pouvoirs, mais il fut assez habile pour se contenter de posséder réellement une autorité sans limites, et affecta de repousser les titres pompeux. S'il refusa d'être nommé roi, c'est qu'il se souvenait de César, assassiné pour avoir tendu la main vers la couronne. Cependant il accepta le surnom d'AUGUSTE.

---

(1) Jacoby.

(2) « Des triumvirs, dit Michelet, le plus insolent fut sans doute Antoine, mais le plus cruel, Octave. »

Le dieu Auguste

Les Romains étaient trop superstitieux pour qu'un ambitieux jugeât inutile de faire servir la religion à l'accomplissement de ses desseins. Esprit véritablement supérieur, mais gonflé d'orgueil, Octave s'inspira des traditions du despotisme oriental, pour amener les libres citoyens à des sentiments d'obéissance servile. Les dieux n'ayant jamais été que des hommes, démesurément grandis par l'imagination de leurs adorateurs, il pensa qu'un grand homme comme lui pouvait être mis au rang des dieux. Entouré de flatteurs, il finit par croire qu'il était réellement d'une espèce supérieure à celle des simples mortels. Sa folie fut plutôt d'orgueil que de mysticisme. En se faisant décerner le titre d'Auguste, il attachait à sa personne un caractère sacré et divin. Ce surnom avait en effet une valeur religieuse : « C'est avec Jupiter, dit Ovide, que César partage son nom ; nos pères disaient augustes les choses saintes ; augustes sont les temples religieusement consacrés par la main des prêtres. » « Le prince fut dès lors considéré comme sacro-saint et comme ayant droit aux adorations » (1). Un culte fut rendu à l'empereur pendant sa vie, on lui décerna l'apothéose après sa mort.

Quand l'orgueil arrive à ce point, il n'est pas loin de l'aliénation mentale.

Duruy, qui a écrit sa belle *Histoire des Romains* avant que Jacoby eût publié ses observations médicales, semble les avoir pressenties et, pour ainsi dire, confirmées d'avance, en nous montrant les dangers que la puissance suprême fait courir à l'intelligence de celui-là même qui en est investi... « A cette hauteur, d'où il voit le monde à ses pieds, où il se sent si près des dieux, le vertige pourra le prendre, la tête lui tourner. C'est ainsi que s'explique la *folie* de tant d'empereurs. »

« Auguste augmenta le nombre des prêtres, rehaussa leur dignité et leur accorda de plus grands avantages » (2). Férocité et dévotion vont bien ensemble. Il rétablit quelques anciennes cérémonies tombées en désuétude, et les processions dans les carrefours. Il inspecta les grandes usines et interdit les associations d'esclaves. Il accumula les obstacles à l'affranchissement, et rendit presque impossible l'accession à l'entière liberté et au titre de citoyen.

« Octave s'appliqua à faire, de pièces et de morceaux, une constitution, qui, pendant trois siècles, reposa sur un *mensonge*. Tout le

(1) G. Humbert.
(2) Suétone.

monde voulait garder la décevante illusion, la chère et glorieuse image de l'indépendance. Il ne prit donc ni la royauté ni la dictature, qui rappelait de sanglants souvenirs » ; il trouva « de quoi déguiser la monarchie sous des oripeaux républicains ».

Auguste, empereur

« Le vieux titre d'*imperator* devint une fonction nouvelle et lui conféra le pouvoir suprême. Puis *il fit semblant* d'abdiquer. On se récrie, il hésite, on le presse, et il finit par accepter le titre d'*imperator*, qu'on lui offre à vie ; il ne le veut que pour dix ans. Il est prince du Sénat, tribun au Forum, proconsul dans les provinces, maître absolu. Tout s'est fait légalement, sans usurpation ; Rome n'en est pas moins en pleine monarchie.

« L'histoire, trop souvent, se contente de saluer le succès ou de pleurer sur des ruines, sans rechercher si l'un était légitime et les autres inévitables. Si la révolution accomplie par Auguste avait pour conséquence obligatoire la concentration de l'autorité, elle n'en demandait ni la possession viagère et absolue, ni l'hérédité qui lui fait courir le risque d'avoir des chefs mineurs par l'âge ou par la raison » (1).

L'empereur remplit son palais de soldats ; les prétoriens devinrent tout-puissants ; désormais, la force brutale et stupide disposera seule du pouvoir suprême. Auguste n'avait pas su deviner que la création de cette garde serait l'une des causes les plus actives de la décadence romaine.

Les Lettres et les Arts

Auguste protecteur des lettres et des arts fait, il est vrai, grande figure. Ce sont les poètes, les littérateurs et les artistes qui ont créé pour la postérité ce personnage fantastique de l'autorité absolue divinisée, devant lequel dix-huit siècles se sont agenouillés.

Bien qu'il dédaignât l'orthographe, Auguste aimait sérieusement les lettres ; il a fait des vers ; il en a fait de fort licencieux. C'est Martial qui nous les a transmis, et personne n'oserait les traduire (2).

On connaît les flatteries de Virgile, et celles, plus basses, d'Horace avouant sa lâcheté pour plaire à un lâche.

---

(1) Duruy.
(2) Beulé.

L'architecture va devenir magnifique : Auguste se vantait d'avoir reçu une Rome de briques et de l'avoir laissée de marbre.

Mais sous ce règne, les monuments comme la poésie ne furent que des imitations des modèles grecs. « La liberté fait créer, le despotisme fait imiter » (1).

Auguste mystique

Nous avons vu la jeunesse d'Auguste débauchée et cruelle, nous aurions pu annoncer d'avance qu'il serait atteint de la névrose mystique.

Voici quelques symptômes de cette faiblesse mentale que nous appelons des superstitions, et que Suétone nomme, beaucoup mieux, *« des religions » :*

Le tonnerre et les éclairs lui causaient une frayeur extrême. Pour s'en préserver, il portait toujours une peau de veau marin, et, sitôt que ses nerfs l'avertissaient de l'approche de l'orage, il se sauvait dans une cave voûtée.

L'hérédité affligera Caligula de la même faiblesse.

Auguste attachait une grande importance à ses songes et à ceux d'autrui. C'est à la suite d'un rêve, qu'il avait fait le vœu de se placer, un jour chaque année, devant sa porte pour demander l'aumône aux passants, en tendant le creux de sa main.

A chaque printemps, il avait des *hallucinations*, croyant voir des milliers de fantômes effrayants et de vaines chimères.

Certains présages lui paraissaient infaillibles :

Si, le matin, il mettait au pied droit la chaussure du pied gauche, c'était un mauvais signe ; etc.

Il avait aussi des scrupules attachés à certains jours, et ne se mettait jamais en route le lendemain des jours de marché. Quant aux rites étrangers, il avait le plus grand respect pour ceux qui étaient anciens et adoptés par les Romains. Il s'était fait initier aux Mystères d'Éleusis.

Les légendes qu'on racontait sur sa naissance ne sont que des imitations des fables inventées pour Alexandre le Grand. On disait que sa mère Atia étant enceinte et s'étant rendue, une nuit, dans le temple d'Apollon, un serpent se glissa près d'elle dans sa litière. A son réveil, elle se purifia comme si elle sortait des bras de son mari, et, depuis lors, son corps ayant gardé l'empreinte ineffaçable d'un serpent, elle ne se montra plus dans les bains publics. Auguste naquit le dixième mois et passa pour le fils d'Apollon.

---

(1) Beulé.

Atia, avant d'accoucher, avait rêvé que ses entrailles s'élevaient vers les astres et couvraient toute l'étendue du ciel et de la terre.

Octavius, père d'Auguste, rêva aussi que le soleil sortait du sein de de sa femme.

Sur le point de livrer la bataille d'Actium, Auguste avait rencontré un ânier et son âne. L'un deux s'appelait *L'Heureux* et l'autre *Victor*. Après la victoire, Auguste leur fit ériger à tous deux une statue de bronze.

Suétone consacre de longues pages au récit détaillé des miracles, des présages, des apparitions, qui avaient frappé l'imagination des Romains dévots, et auxquels Auguste avait fini par croire lui-même.

Lubricité

Auguste étant atteint de la névrose mystique ne pouvait guère échapper aux désordres érotiques. De cette maladie, il ne guérit jamais, et c'est à elle, principalement, qu'il faut attribuer la honteuse dégénérescence de ses descendants.

Auguste força Tiberius-Claudius Nero, déjà père de celui qui fut l'empereur Tibère, à lui céder sa femme Livie, alors enceinte ; Tiberius dut l'adopter comme sa fille et la doter, puis la donner à Auguste et assister aux noces. Trois mois après ce nouveau mariage, Livie eut un second fils, Drusus. Quel était le père de cet enfant? Pour sauver les apparences, Auguste n'osa pas encore le reconnaître officiellement, mais Drusus était bien son fils.

Auguste désirait-il une femme, fût-ce l'épouse du personnage le plus illustre et le plus respecté de Rome, il lui envoyait simplement sa litière, et le malheureux mari était obligé de faire porter sa femme au Palatin.

L'amour fut, chez Auguste, une passion brutale, une impulsion maladive et irrésistible.

« Ses amis lui amenaient des femmes mariées et des filles nubiles : ils les désabillaient et les examinaient ensemble, comme des esclaves à vendre. Il ne respecta pas même la femme de Mécène, son ami le plus cher. »

« Les plaisirs des sens exercèrent sur lui un puissant empire. Il aimait principalement les vierges, et Livie sa femme se chargeait elle-même de lui en procurer » (1).

(1) Suétone.

Transformation

Comment le féroce Triumvir, avide et débauché, devint-il le clément, le vertueux, l'affable, le modeste empereur Auguste ?

« Lui, l'amateur de vierges, l'adultère par calcul, le mignon de son grand oncle et d'Aulus Hirtius, se prend dans la vieillesse d'un bel amour pour la morale et la pureté des mœurs. Il ne porte que des habits dont la laine est filée par sa femme et sa fille, qui sont censées être de vraies matrones des anciens temps » (1).

Quant à sa cruauté, Sénèque fait observer qu'il commença par mettre à mort tous ses ennemis, après quoi il pardonna aux vaincus. « Sur qui aurait-il régné, s'il ne leur eût pas pardonné ? »

Il fit assurément des efforts pour réprimer son naturel féroce ; mais il n'y parvint pas toujours :

Voyant un jour le préteur Q. Gallius s'approcher avec de grandes tablettes cachées sous sa toge, il soupçonna que c'était un glaive, et sa frayeur fut telle qu'il ordonna de saisir le malheureux et de lui appliquer la question ; puis il le fit égorger, après lui avoir, de ses propres mains, *arraché les yeux* (2).

Est-ce là le fait d'un homme bien sain d'esprit ?

« Il avait pris pour emblème un sphinx, et certes jamais emblème ne fut mieux choisi. Il était réellement un monstre, hypocrite et cruel, moitié femme, moitié bête féroce » (3).

Toute sa vie, il porta un masque, il joua un rôle. La *peur* seule lui tenait lieu de conscience. Sénèque dit : « Je n'appelle pas clémence vraie une cruauté fatiguée ».

Sa jeunesse avait été bassement débauchée. Plus tard il eut la sagesse de devenir sobre ; la tempérance était pour lui une question de vie ou de mort, tant sa santé était délabrée. D'ailleurs sa sobriété était bien relative. « Il vomissait quand il prenait plus de six sextans de vin » (4). Environ trois litres.

Portraits d'Auguste

Auguste était de petite taille, mais bien proportionné. Il avait les cheveux blond foncé ou châtain clair, légèrement bouclés, les yeux d'un bleu grisâtre, les sourcils se rejoignant. Il était beau en somme, si nous en jugeons par ses statues. Beulé fait observer que :

(1) Jacoby.
(2) Suétone.
(3) Jacoby.
(4) Suétone.

« L'art grec, en représentant les souverains, les rapproche d'un type idéal, héroïque ou divin. L'art romain les veut ressemblants, précis, expressifs comme la nature. De là une conciliation assez étrange, qui seule peut expliquer la plupart des statues d'empereurs. Leur corps est conventionnel, leurs traits sont individuels. Auguste était petit, d'une santé délicate, un peu contrefait : ses statues le représentent grand, avec un geste héroïque, mais la tête a un tel caractère de personnalité, qu'on ne peut douter que les artistes n'aient traduit fidèlement les beautés et les défauts de l'original. Ce qui frappe d'abord, c'est la saillie des os maxillaires. La mâchoire peint la contraction et la ténacité. Les yeux sont mornes, la bouche est ferme, serrée, inflexible. Que de secrets elle a dû garder ! L'ensemble du visage exprime bien la cruauté et l'hypocrisie, c'est le maître du monde qui s'étudie à être le maître de lui-même et qui n'y réussit pas toujours. La férocité native a laissé son empreinte. »

Voilà bien l'Auguste qui, un jour, en pleine paix, siégeant au tribunal, s'oubliait ou plutôt se retrouvait, accumulait les arrêts de mort et s'échauffait comme le tigre quand il a flairé le sang. C'est alors que Mécène ne put retenir son indignation et lui jeta ses tablettes, sur lesquelles il venait d'écrire ces mots : « Lève-toi enfin, bourreau ! » Quelle révélation ! Quel trait de lumière, que ne pourront jamais faire disparaître ni la poésie, ni les flatteurs ! « Lève-toi enfin bourreau ! car nous te connaissons, nous ne sommes dupes ni de ta facile clémence envers Cinna, ni des vers magnifiques de Corneille. Mécène, le confident de toute ta vie, t'a trahi par ces quatre mots » (1).

Les Romains ont toujours incliné vers le réalisme. Le portrait d'Auguste, tracé par Suétone, n'est pas idéalisé ; il est peu poétique :

« Auguste avait les yeux clairs et brillants. Il voulait même qu'on leur crût une sorte de force divine. Devenu vieux, il vit moins bien de l'œil gauche. Ses dents étaient clairsemées, petites et cariées. Il les perdit étant encore jeune, ce qui explique en partie la faiblesse de son estomac (2). Il avait le corps tout couvert de taches, des signes semés sur la poitrine et sur le ventre, comme les sept étoiles de la Grande Ourse. Des dartres vives lui causaient une démangeaison continuelle. Il avait la hanche, la cuisse et la jambe gauches moins fortes, ce qui le faisait boiter de ce côté. — Un catarrhe au foie le fit désespérer de sa vie. — En hiver il portait, sous sa grosse toge, quatre tuniques, et sous la dernière, un gilet de laine : il s'enveloppait de bandelettes les cuisses et les jambes. Il ne pouvait pas supporter le soleil, même en

(1) Beulé.
(2) Jacoby.

hiver, et ne se promenait jamais sans avoir la tête couverte d'un chapeau à larges bords. — Il ne soutenait sa santé fragile qu'à force de soins et surtout en se baignant rarement. Il aimait mieux se faire frotter d'huile et suer auprès du feu. — Toutes les fois qu'il avait besoin pour *ses nerfs* de l'eau de mer, il se contentait de s'asseoir dans une cuve de bois. »

« Pour se distraire, il jouait aux petits cailloux et aux noix avec des petits enfants, agréables par leur figure et leur babil, qu'il faisait chercher de tous côtés, surtout des Maures et des Syriens » (1).

Auguste aimait *le jeu* avec passion. Dans une de ses lettres à Tibère, il écrivait : « Nous avons bien passé les fêtes de Minerve, car nous avons joué tous les jours, et nous avons bien chauffé la table de jeu. Ton frère (Drusus) jetait les hauts cris ; mais au bout du compte, il n'a pas perdu beaucoup. J'en suis, moi, pour vingt mille sesterces ».

Auguste, atteint de la crampe des écrivains, était forcé de faire usage d'un anneau de corne. « Cette maladie a son siège dans le cerveau, c'est une affection des centres nerveux » (2).

Il serait injuste de le méconnaître, Auguste fut doué, comme administrateur, des qualités les plus éminentes : réformes politiques et religieuses, constructions monumentales, immenses travaux d'utilité publique, routes, ports, développement du commerce et de la civilisation, protection des lettres, des sciences et des arts, rien n'échappa à son autorité. Pendant quarante-quatre ans, il donna la paix au monde et c'est là, assurément, son plus beau titre de gloire.

L'ordre règne

« Il mit la justice dans l'administration, l'ordre dans les finances, la paix dans les provinces et tout le pouvoir dans ses mains, mais il le cacha de manière à ne paraître que le premier citoyen de la République » (3).

« Auguste, rusé tyran, conduisit les Romains à la servitude... Les choses qui le déshonorèrent le plus furent celles qui le servirent le mieux. Il établit l'ordre, c'est-à-dire une servitude durable, car dans un État libre, où l'on veut usurper la souveraineté, on appelle *règle* tout ce qui peut fonder l'autorité sans borne, et l'on nomme trouble, dissension, mauvais gouvernement, tout ce qui peut maintenir l'honnête liberté des sujets » (4).

(1) Suétone, 71 et 79.
(2) Jacoby.
(3) Duruy.
(4) Montesquieu.

« Cependant on ne peut croire que le grand *trompeur* se soit pris lui-même au *mensonge* de sa vie. Il savait bien qu'il était le maître, et maître absolu; mais il voulait égarer le jugement de la postérité, et, par un juste retour, cette postérité lui reproche l'*hypocrisie* d'une politique sans grandeur.

« Une révolution est légitime lorsque ce qu'elle établit vaut mieux que ce qu'elle remplace... Auguste a-t-il eu les vues larges et profondes de l'homme supérieur?... Il pouvait tout; qu'a-t-il fait de ce pouvoir? Occupé du soin unique de sauver sa fortune en la cachant, il vécut au jour le jour, pour lui seul, sans souci du lendemain, replâtrant le vieil édifice, au lieu de l'asseoir sur des fondements nouveaux » (1).

Triste fin

« Comme Louis XIV, Auguste finit son règne dans le deuil et l'isolement. Il avait vu mourir l'un après l'autre tous ceux qui lui étaient chers : sa sœur Octavie, son neveu Marcellus, Virgile, Agrippa, Drusus, Mécène, Horace ».

« Auguste fut contraint par les désordres honteux de Julie de l'exiler ». Ses deux petits-fils, Lucius et Caïus, moururent jeunes. Le troisième, Agrippa Posthumus, se rendit odieux par ses débauches.

« La seconde Julie, accusée des mêmes crimes que sa mère, fut aussi exilée, et le vieil empereur, juge impitoyable de tous les siens, se trouva seul dans sa maison désolée » (2).

Auguste mourut à l'âge de soixante-seize ans. Atteint de diarrhée, pendant les fortes chaleurs du mois d'août, il ne voulut pas interrompre son voyage à Naples et à l'île de Caprée : il passa son temps dans les banquets et les fêtes. Il se plaisait à regarder des adolescents et, dans un repas qu'il fit servir à ses jeunes convives, il exigea qu'ils se livrassent à la gaieté, en s'arrachant des fruits qu'on leur jetait.

Le flux de ventre ayant empiré, Auguste sentit sa fin prochaine. Alors, après s'être fait coiffer avec soin, pour dissimuler la maigreur de son visage, il fit appeler ses amis : Trouvez-vous, leur dit-il, que j'aie bien joué mon rôle dans cette farce qu'on appelle la vie? Eh bien, applaudissez! — Il mourut en comédien.

Jusqu'à ses derniers moments, il avait conservé toute sa raison. Cependant il eut un accès de délire et, pris d'une terreur subite, il se plaignit d'être emporté par quarante jeunes gens.

(1) Duruy, IV, 230.
(2) Duruy.

Le siècle d'Auguste

« Personne aujourd'hui ne s'abuse sur le sens de ces mots : le siècle de Périclès, de Léon X ou d'Auguste. Ces protecteurs des lettres et des arts leur doivent plus qu'ils ne leur ont donné, et ils ne sont pour rien dans le grand travail qui s'est accompli autour d'eux... Les hommes supérieurs, c'est la nature et non pas le prince qui les forme » (1).

Le combat moral

La sévérité de Beulé et de Jacoby envers Auguste semblera peut-être excessive. Une remarque doit être faite en sa faveur, c'est que son âge mûr fut moins cruel que sa jeunesse. Tout en reconnaissant une grande part d'hypocrisie dans l'étalage de ses vertus, il serait injuste de lui refuser toute sincérité dans l'effort de la conscience et de la volonté contre les instincts héréditaires.

Il a voulu paraître grand devant la postérité, et ce désir était encore un reste d'honneur. Dans ce but très noble, il a lutté, il a triomphé parfois de ses fureurs impulsives: il a choisi Agrippa comme héritier à l'empire, sachant que cet honnête homme était partisan du gouvernement populaire ; il a fait des efforts méritoires pour résister à l'action dissolvante de la toute-puissance.

Les descendants d'Auguste furent-ils aussi énergiques que lui dans le combat moral? Ils ne le tentèrent même pas. Ils ne rendirent même pas à la vertu l'hommage de leur hypocrisie. La dégénérescence les avait domptés.

JULIE

fille d'Auguste

Auguste affectait la simplicité des vieilles mœurs. Il fit donner à sa fille une éducation sérieuse et sévère. Elle filait sagement la laine dans le palais de son père, mais les bons exemples de sa tante Octavie furent impuissants à la maintenir dans le devoir.

Fille de Scribonia, qui avait été répudiée pour adultère, Julie se moquait de l'hypocrite modestie de l'empereur. Elle était très fière de son rang, et se plut bientôt à étaler un luxe insensé. Son orgueil fut effréné, comme son intempérance et ses débauches.

(1) Duruy, IV, 166.

Auguste n'ayant pas d'héritier légitime, donna sa fille en mariage à son neveu Marcellus, fils d'Octavie ; puis, Marcellus mort (1), ce fut le sage Agrippa qu'il choisit comme successeur à l'empire. Aussitôt l'ambitieuse Julie voulut Agrippa pour époux. C'était un homme âgé, dont la femme était enceinte, qu'importe ! Agrippa fut forcé de répudier sa femme, sans attendre même qu'elle fût accouchée, et d'épouser Julie sur le champ.

Lasse bien vite de son époux, Julie ne prit pas même le soin de cacher ses vices ; elle aimait à braver l'opinion, elle se mit à courir les rues, comme le fera plus tard Messaline.

Une nuit, entourée de son cortège de jeunes débauchés, elle monta dans la tribune aux harangues, « dans ces *rostres* qui avaient été pendant cinq siècles le sanctuaire de la liberté ». L'empereur venait d'être nommé *Maître des mœurs* : il avait senti que ce titre imposait des devoirs, non pas à lui, car il ne modifia en rien sa manière de vivre, mais aux autres, et il avait promulgué des lois sur l'adultère. Julie trouva piquant de narguer les lois de son père, de souiller les souvenirs les plus vénérables de la république et de se livrer à ses amants dans la tribune aux harangues.

« Cette tribune profanée, c'est celle qu'Auguste a rendue muette. Par une expiation terrible, c'est là, dans cette tribune où furent clouées la langue et la main de Cicéron, comme pour dire au peuple romain : « Le patriotisme est mort avec l'éloquence », c'est là que la fille de l'empereur vient se prostituer, et déshonorer son père à la face de la république » (2).

Ici je m'arrête : « Ce qu'a dit une personne de la famille impériale, pourquoi, demande Beulé, n'oserais-je pas le répéter ? » Et il rappelle une phrase cyniquement ignoble de Julie.

Boileau a répondu d'avance :

> Le latin dans les mots brave l'honnêteté,
> Mais le lecteur français veut être respecté.

Sans la moindre pruderie, il est permis de ne pas rivaliser de grossièreté avec les canailles impériales. Ici, d'ailleurs, ce ne sont plus les mots, c'est l'idée même qui a quelque chose de répugnant.

Agrippa savait tout. Il frémissait en secret ; mais, dénoncer Julie, c'eût été amener une répudiation et perdre l'empire. Il ne pouvait succéder au pouvoir que par Julie, à titre de gendre d'Auguste. Il mourut avant d'avoir atteint le but de son ambition.

---

(1) On soupçonna Livie de l'avoir empoisonné.
(2) Beulé.

Quand le jeune Tibère, le futur empereur, revint à Rome couvert de gloire, Julie s'éprit aussitôt de lui. « Mais Tibère est marié, il aime sa femme, et sa femme est enceinte. Eh bien, il répudiera sa femme, comme l'avait déjà fait Agrippa. La fille de l'empereur est pressée » (1).

La lune de miel dura peu. Les amants revinrent, et Tibère se sépara de cette créature qui tomba dans la prostitution la plus abjecte.

Parmi ses nombreux amants, Julie avait choisi un conspirateur, et elle s'apprêtait, dit-on, au parricide. Ovide, amant de la seconde Julie, fut exilé, peut-être pour avoir eu connaissance du complot et ne l'avoir pas dénoncé. Le projet criminel de Julie expliquerait l'implacable sévérité de son père (2).

Il semble étonnant que, pendant vingt ans, l'empereur n'ait presque rien su de la vie dissolue que menait Julie, mais personne n'osait la lui révéler. Cependant, de son côté, Livie, patiente et obstinée, n'oubliait pas son but : faire arriver à l'empire son fils Tibère. Le moment favorable lui sembla venu.

Elle va trouver Auguste, et là, sans pitié, lui révèle toute la conduite de Julie. « Cet homme modéré conçut une colère effroyable, que rien ne put contenir. Un terrible drame domestique éclata sur le Palatin. Des esclaves furent mis à la torture ; des lettres furent trouvées, des cassettes fouillées. » Auguste voulait mettre à mort la coupable. Il l'appelait « son vomissement et son chancre ».

Il rédigea lui-même un mémoire détaillé où il exposait toutes les infamies commises par sa fille. Ce mémoire fait, il le fit porter au Sénat et lire publiquement, ne craignant pas, dans l'aveuglement de sa colère, de détruire le prestige de sa famille et son honneur de souverain » (3).

Les Romains, excellents psychologues, avaient un mot bien juste et bien expressif pour désigner les impulsions criminelles, les passions irrésistibles. Cette déviation morbide de nos plus puissants instincts, ils l'appelaient impuissance, *impotentia*.

Auguste ne pardonna jamais à sa fille ; il l'exila dans l'île de Pandataria et, devinant la cause première de tant de crimes, il lui interdit l'USAGE DU VIN.

Mais il était trop tard pour arrêter les tristes effets de la dégénérescence chez ses descendants.

Julie avait eu d'Agrippa cinq enfants : Caïus et Lucius César, qui tous deux *moururent jeunes*, la seconde Julie, célèbre aussi par ses

---

(1) Jacoby.

(2) Jacoby. — On a donné à l'exil d'Ovide une autre explication plus odieuse encore.

(3) Beulé.

débauches, Agrippine qui fut mariée à Germanicus, honnête mais ambitieuse et violente, Agrippa Posthumus, faible d'intelligence, féroce, orgueilleux, sujet à des accès de fureur. Enfin, Julie eut de Tibère un fils qui mourut au berceau.

« Ainsi, des six enfants de Julie, l'un meurt en bas âge, un autre meurt jeune et sans alliance, le troisième meurt jeune, probablement d'une affection nerveuse et ne laisse pas d'enfants ; le quatrième est un imbécile, sujet à des accès de fureur ; l'une de ses filles est célèbre par ses débauches, l'autre est violente au point de ne se posséder plus dans ses accès de colère » (1).

Julie, exilée, fut soumise à de durs traitements, mais un châtiment plus terrible l'attendait : la mort de ses fils. Puis ce fut l'avènement de Tibère. Celui-ci, à peine maître du pouvoir, donna carrière à son ressentiment contre Julie et la fit enfermer dans une prison, où elle mourut de misère, d'abandon et de faim.

Sa fille Julie, qui avait marché sur ses traces, fut transportée loin de Rome, dans un endroit désert.

Auguste, lui aussi, a trouvé le châtiment de l'intempérance et des crimes de sa jeunesse. Il a donné l'exemple de l'immoralité, il est puni par son sang même qui le déshonore. Tous les membres de sa famille furent moissonnés par des morts prématurées. En cela Livie avait aidé le destin. Elle fut « une Égérie compliquée d'une Locuste » (2).

DRUSUS L'ANCIEN (Nero Claudius)

38-9 avant notre e

La dégénérescence ne suit pas une marche absolument régulière. Drusus semble avoir échappé à cette maladie. Frère cadet de Tibère, il naquit trois mois après le divorce de Livie. Auguste, dont il était le fils adultérin, voulut sauver la réputation de l'impératrice et le renvoya à son père supposé, Tibérius (Claudius Néron).

Drusus est né au moment où Auguste et Livie étaient tous deux dans toute la force de l'âge et éperdument épris l'un de l'autre. On a souvent remarqué combien l'amour réciproque est une condition favorable au perfectionnement de la race. Drusus, s'il faut en croire Velleius Paterculus, fut un modèle de toutes les vertus : mais il mourut

(1) Jacoby.
(2) Beulé.

à l'âge de trente ans. Il avait épousé la belle Antonia, la plus jeune fille du débauché Marc-Antoine et de la vertueuse Octavie, sœur d'Auguste. Il en eut deux fils : l'aîné, Germanicus, hérita des vertus de sa grand'mère ; l'autre, Claude, fut un dégénéré.

On ne trouve chez Drusus qu'une légère trace des troubles cérébraux produits par l'hérédité de la dégénérescence bachique : c'est une *hallucination*. Pendant l'une de ses campagnes, comme il s'apprêtait à traverser l'Elbe, une apparition l'arrêta. Il crut voir une femme d'une taille surhumaine qui s'écriait : « Insatiable Drusus, où tends-tu ? Il ne t'est point donné par le destin de voir toutes ces choses. Retire-toi ; déjà s'approche le terme de tes travaux et de ta vie » (1).

L'excessive licence dont jouissaient les membres de la famille impériale développa chez la plupart des descendants de Drusus, les germes de cette dégénérescence à laquelle lui-même il avait échappé. Sa fille Livilla fut débauchée et adultère. Son fils Claude fut un ivrogne et un idiot, et si son aîné, Germanicus, montra de brillantes qualités, ses petits-enfants, parmi lesquels il faut noter Caligula et Agrippine, mère de Néron, épouvantèrent le monde par leurs vices monstrueux.

TIBÈRE

successeur d'Auguste (14-37)

L'histoire de l'empire romain ne sera qu'une succession de chutes honteuses. « Que vaut ce beau principe d'hérédité quand l'élection se fait par les armées. Est-ce un mode de gouvernement durable que cette succession violente de tyrans ? L'hérédité, cette chimère d'Auguste, n'a pas même subsisté pour ses enfants et pour ses petits-enfants. Ils sont tous morts avant de lui succéder, et l'homme qui l'a remplacé est celui-là même dont il se défiait le plus, Tibère, qui ne lui était rien par le sang, qu'il détestait, et qui n'était que le fils du premier mari de Livie » (2).

Je ne m'arrêterai pas à la biographie de cet empereur, bien que, lui aussi, il fournisse la preuve de l'action dissolvante du pouvoir suprême. Ici, en effet, la thèse du docteur Jacoby se trouve pleinement confirmée.

Tacite résume ainsi la vie de Tibère : « Son caractère changea suivant les temps. Probe et irréprochable tant qu'il resta simple citoyen ou qu'il commanda sous Auguste ; replié et habile à simuler des vertus

(1) Dion Cassius.
(2) Beulé. — Auguste l'adopta à la condition qu'il adoptât lui-même Germanicus.

pendant la vie de Germanicus et de Drusus; partagé entre le mal et le bien aussi longtemps que vécut sa mère; atroce dans ses cruautés, mais mystérieux dans ses débauches selon qu'il aima ou craignit Séjan, il se jeta enfin dans tous les crimes et toutes les infamies, lorsque, affranchi de la honte et de la crainte, il ne suivit que son penchant » (1).

Devenu vieux, Tibère hésitait sur le choix d'un successeur. Son petit-fils n'était qu'un enfant, tandis que Caligula, fils de Germanicus, alors dans toute la vigueur de la jeunesse, avait su se concilier l'affection du peuple. C'était là, pour l'empereur, un motif de haine. Il eut des projets sur Claude, mais la faiblesse de son esprit le fit exclure.

Tibère avait deviné la férocité de Caïus Caligula. Un jour qu'il embrassait en pleurant le plus jeune de ses petits-fils, il surprit sur les traits de Caïus une expression féroce : « Tu tueras cet enfant, lui dit-il, mais un autre te tuera. »

Sa santé dépérissait, et cependant il ne s'arrêtait point dans ses *débauches*. La vie, les forces, tout abandonnait Tibère, excepté la dissimulation. Il affectait la gaieté pour cacher son épuisement. Un jour il perdit connaissance ; on le crut mort, et déjà Caligula était entouré d'une foule empressée à le féliciter, lorsque tout à coup on annonça que Tibère, revenu à la vie, demandait à manger pour se remettre de sa faiblesse. A cette nouvelle, la terreur fut grande ; tous se dispersèrent ; Caligula attendait, dans un morne silence, la mort au lieu de l'empire. Alors Macron fit jeter des couvertures sur le mourant, et l'étouffa (2).

(1) Tacite, *Annales*, VI, 51.
(2) *Ibid.*, VI, 50.

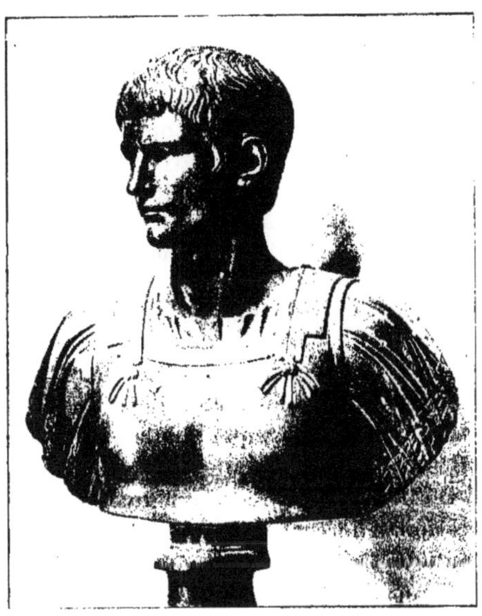

Caligula
(Rome, Musée du Capitole)

XIV. — TROIS EMPEREURS

Dégénérescence héréditaire. — Épilepsie, imbécillité, folie. — Caligula, Claude, Néron. — Démence des souverains : Domitien, Caracalla, Commode, Élagabal.

Alexandre le Grand, César, Auguste, étaient des hommes de génie. Ils nous ont montré les débuts de la dégénérescence, maladie que l'intempérance fit naître, et que l'exercice du pouvoir absolu développa chez eux d'une manière déjà terrible. Cependant, à côté de vices odieux, ils avaient conservé des qualités tellement brillantes qu'ils ont fait illusion à leurs contemporains. La servilité des historiens, complices des mensonges officiels, a célébré la gloire de ces puissants monarques, avec tant d'habileté que la postérité elle-même a fermé les yeux sur leurs faiblesses et sur leurs crimes.

Les enfants d'Alexandre et celui de César n'ont pas vécu, mais les descendants d'Auguste vont nous offrir le tableau le plus complet de la déchéance morale. La leçon qui se dégage de ces répugnantes peintures peut seule donner le courage de les tracer jusqu'au bout.

Ami lecteur, sens-tu battre dans ta poitrine le cœur d'un homme libre ? — Alors, crois-moi, épargne-toi la lecture pénible des pages qui suivent. Mais si par hasard, dans ton entourage, se rencontrait quelque valet, quelque être assez bas pour regretter l'empire, prends-le résolument par la peau du cou, et fourre-lui le nez dans la pourriture impériale, afin de l'en dégoûter à jamais. Respire un désinfectant et lis : Rassure-toi d'ailleurs, voici seulement quelques épisodes de la vie des empereurs romains. En mainte occasion, non sans regrets, au grand détriment de la force de l'argumentation, de la puissance des peintures et même de la vérité historique, mais par respect pour le lecteur, nous allons être obligés de substituer au texte brutal des auteurs anciens une version vague, adoucie et voilée.

La *Revue des Deux Mondes*, quand elle publia les belles études de Beulé sur les Césars, a pris des libertés que nous ne pouvons pas nous accorder. D'ailleurs, malgré tous les voiles et tous les coups de ciseaux, l'impression d'horreur subsiste ; l'odeur surtout, l'écœurante odeur de la servitude.

Nous connaissons déjà la marche habituelle de la dégénérescence ; l'ivrognerie a pour compagne la luxure ; puis ces deux vices qui se surexcitent réciproquement, amènent rapidement les troubles cérébraux les plus graves, la folie mystique et la férocité meurtrière. Caligula va nous offrir l'un des types les plus caractéristiques du dégénéré.

CALIGULA

de l'an 13 à 41

Caïus Cæsar Augustus Germanicus, surnommé Caligula, — *la petite botte*, — fils de Germanicus et de la première Agrippine, avait vingt-quatre ans lorsque, l'an 37 de notre ère, il arriva à Rome, avec le cadavre de Tibère étouffé par ses ordres.

Il fut accueilli par des transports de joie indicibles. Tous se précipitent au-devant de lui, l'appelant leur *astre*, leur *nourrisson*, leur *petit poulet* (1). Après un règne long et exécré, on respirait enfin. Tous prévenaient les désirs du maître, et lui de son côté, grisé par cette affection exubérante dont on l'entourait, se montrait affable et bon. On l'adorait. L'allégresse était sans bornes, ce n'était partout que festins et que fêtes. On peut dire que pendant huit mois le genre humain a été ivre.

(1) Suétone.

Mais Caligula qui, du vivant de Tibère, avait dû mener une vie réservée, se sentit assuré désormais de l'impunité. Il continua encore quelque temps à jouer en public le rôle de jeune homme vertueux, mais déjà il se livrait en secret à des orgies crapuleuses (1).

Il ne tarda pas à tomber dangereusement malade, et la douleur publique fut aussi excessive qu'avait été la joie. La foule anxieuse passait la nuit autour du palais ; plusieurs faisaient vœu de s'immoler pour le souverain, ou de combattre dans le cirque s'il était rétabli.

Cette maladie finit par guérir, mais la dégénérescence se manifesta de la façon la plus terrible.

Épilepsie

A mesure que Caligula se lance dans une débauche plus effrénée, les accès d'*épilepsie* deviennent plus fréquents et leur intensité redouble (2).

« Il lui prenait souvent des faiblesses subites et il perdait connaissance. Il n'était sain ni de corps ni d'esprit » (3).

Portrait de Caligula

Caligula était de haute taille ; il avait le visage très pâle, des yeux caves, à l'expression farouche, les tempes creuses, un front large et menaçant. Le sommet de sa tête était absolument chauve, le corps tout velu (4). Son visage était laid, il s'étudia à le rendre effrayant. Il regardait fixement, sans abaisser les paupières, « pour ressembler aux statues des dieux dont l'œil est une pierre transparente » (5).

Les statues de Caligula rappellent ces traits, mais en les adoucissant beaucoup. Elles indiquent des cheveux sur un crâne que l'on sait avoir été chauve.

Les médailles sont plus vraies : on y retrouve l'œil enfoncé et soupçonneux, la bouche serrée ; mais partout aussi, perce l'intelli-

---

(1) Suétone, Beulé, Jacoby.

(2) Esquirol a observé à Charenton 339 femmes épileptiques : la plupart sont maniaques ou monomaniaques avec penchant au suicide, d'autres sont idiotes, furieuses, ou en démence. Celles qui sont moins gravement atteintes ont des idées exaltées, du délire fugace, elles sont d'une très grande susceptibilité, irascibles, entêtées, difficiles à vivre, capricieuses, bizarres. Près des cinq sixièmes des épileptiques sont aliénés ; un sixième seulement conserve l'usage de la raison, mais quelle raison ! Et la plupart de ces malheureux expient ainsi l'intempérance de leurs parents. Monstrueuse injustice qui montre bien l'aveugle fatalité des lois naturelles.

(3) Suétone.

(4) *Id.*

(5) Beulé.

gence. Ce corps malsain renfermait un esprit très vif. L'imagination, emportée jusqu'au désordre, restait féconde, inépuisable. Ses réparties étaient cruelles souvent, mais heureuses.

Stigmates de dégénérescence

Comme son oncle Claude, Caligula *manquait de mémoire;* comme Auguste, son aïeul, il était sujet à de folles *terreurs*. Le tonnerre produisait sur ses nerfs une telle impression qu'il se cachait sous son lit. Ses nuits n'étaient qu'une longue *insomnie;* à peine pouvait-il dormir pendant trois heures, et son sommeil était hanté par des *hallucinations* effrayantes : tantôt c'était la Lune qui se glissait dans sa couche; tantôt la mer prenait une voix pour le menacer. Aussitôt, il s'élançait hors du lit et se promenait fiévreusement sous les longs portiques, attendant avec angoisse le lever du jour.

Caligula nous donne un nouvel exemple de cette maladie mentale qui consiste à prêter une vie personnelle à des objets matériels, puis à se trouver pris de folles terreurs à la vue de ces objets réels, transformés en divinités fantastiques par une imagination délirante. La croyance à des puissances surnaturelles, quel que soit le nom qu'on leur donne, dénote un état morbide du cerveau.

Le caractère de Caligula n'offre d'abord que des caprices bizarres. Il renonce, par exemple, à porter la toge, et, à la grande indignation des Romains, il revêt la longue robe asiatique, symbole de la servitude et de la lâcheté des Orientaux.

Ses tuniques de soie étaient richement brodées et constellées de pierres précieuses, il portait des bracelets, des parures de femme, des brodequins de théâtre couverts de perles: quelquefois, même, il s'habillait en femme, en robe transparente (1). Il aimait à jouer la tragédie et à danser sur la scène (2).

Ayant gracié le sénateur Pennus, qu'il avait condamné à mort, quand ce vieillard vint le remercier, il lui tendit son pied gauche à baiser (3). Nos papes ont conservé cet avilissant usage, « suivant une étiquette qui ne vient pas du Christ, assurément » (4).

Un jour, ayant vu de la boue dans les rues, Caligula se fit amener l'édile et ordonna aux soldats de le couvrir de cette boue; l'édile ainsi traité fut plus tard empereur, c'était Vespasien (5).

(1) Suétone.
(2) Dion Cassius.
(3) Sénèque.
(4) Clemenceau.
(5) Suétone.

Rappelons le fameux cheval *Incitatus,* auquel Caligula fit construire une écurie superbe et toute en marbre, avec une auge en ivoire. L'empereur l'invitait à sa table comme un grand personnage et lui faisait boire du vin dans une coupe d'or où il avait bu le premier. Incitatus avait ses esclaves, ses affranchis, un service de maison complet. Il mourut au moment où son maître s'apprêtait à le nommer consul.

Les extravagances de Caligula furent inouïes. Sa cruauté avait un caractère puéril et insultant ; il aimait à taquiner, à humilier, à outrager (1).

Il essaya de détruire les œuvres de Virgile et de Tite-Live.

« Se trouve-t-il à dîner entre deux consuls, il rit, et quand les consuls, charmés, lui demandent ce qui le fait rire : « Je songe, dit-il, que « d'un signe de tête, je puis vous faire égorger tous les deux. »

« Quand il baise le cou d'une femme, il ajoute avec grâce : « Dire « que, d'un mot, je puis faire tomber cette jolie tête » (2).

Caligula avait assisté impassible au meurtre de sa mère et de ses deux frères.

« J'ai parlé, jusqu'ici, d'un prince, dit Suétone, je vais parler, maintenant, d'un monstre. »

Le dieu Caligula

L'orgueil contribua à le rendre fou, comme beaucoup d'autres souverains d'ailleurs. Voyant l'univers entier prosterné à ses genoux, il se considéra comme un dieu. Beulé fait observer que les Anciens voyaient des dieux partout et divinisaient tous les héros. Alexandre le Grand avait déjà proclamé sa divinité. César et Auguste étaient des dieux, et dans les temps modernes des rois très chrétiens, s'imaginant être investis d'un *droit divin*, se sont laissé revêtir par leurs artistes et par leurs poètes des attributs de la divinité. Louis XIV, sous ce rapport, était presque aussi fou que Caligula.

L'empereur était donc parfaitement logique, lorsqu'il décréta qu'on lui bâtirait un temple. On lui en éleva cent. Il constitua pour son culte un collège de pontifes, et nomma membres de ce collège sa femme Césonia, son oncle Claude, et aussi son cheval Incitatus. Les victimes qu'on lui offrait en sacrifice variaient selon les jours de la semaine ; on immolait tour à tour des flamants aux ailes roses, des paons, des faisans, des oies noires d'Égypte (3).

Caligula daignait se montrer en public avec les attributs des

(1) Jacoby.
(2) Suétone.
(3) *Id.*

divinités. Il apparaissait en Apollon, en Mercure, en Mars, en Jupiter, ou bien en Diane et même en Vénus. — « En Vénus drapée sans doute. »

« Ce dogme une fois établi, tout le règne de Caligula s'explique (1) : Puisqu'il est dieu, il est au-dessus des lois humaines. Il aura ses amours comme Jupiter. C'est par condescendance qu'il contracte coup sur coup quatre mariages.

Folie érotique

Sa première femme venait de mourir lorsqu'il fut invité au repas de noces de C. Pison. Il emmena la mariée chez lui et l'épousa lui-même, faisant savoir le lendemain par un édit qu'il s'était marié à la façon de Romulus et d'Auguste. Du reste, il répudia cette femme quelques jours après. Il épouse Lolla, qu'il fait venir d'une province dont son mari est gouverneur, puis il la renvoie bientôt avec défense de se remarier jamais. « Césonia fut sa quatrième femme. Elle n'a ni jeunesse ni beauté, elle est déjà mère de trois filles, mais elle a des secrets rares pour la débauche. Caligula l'emmène à cheval parmi ses soldats ; il la montre nue à ses amis » (2).

Il ne recula pas devant l'inceste avec ses sœurs Agrippine, Drusilla et Livilla.

Quand Drusilla mourut, il l'éleva au rang des déesses et paya un sénateur pour déclarer sous serment qu'il l'avait vue monter au ciel. Ce deuil fut pour lui un nouveau prétexte à cruautés. Il punit également de mort ceux qui ne pleuraient pas la sœur du prince, et ceux qui la pleuraient, puisque c'était un outrage à la religion que de pleurer une déesse (3).

Cependant Agrippine et Julia Livilla déplurent à l'empereur ; il voulut s'en défaire. Après les avoir livrées à ses favoris, il se contenta de les exiler et de publier leurs lettres scandaleuses (4).

Le vin transforme les hommes en satyres et en tigres. On connaît les liens étroits qui unissent la luxure à la cruauté. Les monarques d'Assyrie et presque tous les adeptes des religions orientales nous en ont donné des exemples. « Certains sultans modernes ont allié la cruauté la plus effrénée à un état de débauche permanent. »

Beulé, lorsqu'il écrivait ces lignes, ne connaissait encore que les précurseurs de la Bête rouge.

(1) Beulé.
(2) Beulé et Jacoby, d'après Suétone.
(3) Jacoby.
(4) Beulé.

Férocité

A Rome, au milieu de la nuit, tous les sénateurs étaient convoqués comme pour une affaire urgente, ils accouraient en toute hâte et Caligula se mettait à danser devant eux.

Il faut dire que la lâcheté des grands méritait le mépris de leur maître, ils ne valaient pas mieux que lui.

Le ministre des cruautés de Caligula était un certain Protogène, qui portait sans cesse et partout avec lui deux registres, dont l'un était appelé le *Glaive* et l'autre le *Poignard*, où il inscrivait les noms des suspects (1). Ce Protogène entre un jour au Sénat; on s'empresse autour de lui, mais il attache sur Scribonius Proculus un regard perçant : « Toi aussi, dit-il, tu me salues, toi qui hais tant l'empereur ». A ces mots, les sénateurs entourent leur collègue et le mettent en pièces (2).

Caligula s'amusait à jeter du haut d'une terrasse de l'argent à la foule, puis, quand le tumulte et la presse devenaient très grands, il faisait lancer au milieu de la bagarre des morceaux de fer à pointes aiguës, de sorte que beaucoup de personnes étaient grièvement blessées et même tuées.

A l'inauguration d'un pont, il fit jeter à l'eau un grand nombre de spectateurs, et fit noyer à coup de rames ceux qui s'accrochaient aux navires.

Dans un sacrifice, il leva la massue et, au lieu de frapper la victime, assomma le sacrificateur (3).

Caligula décide que Tibérius Gémellus, petit-fils de Tibère, doit mourir. Le jeune homme est conduit dans une grande salle, entouré par les tribuns militaires, on lui signifie son arrêt. Le pauvre enfant, qui a dix-sept ans à peine, tend la gorge : non, il doit se tuer lui-même et on lui présente une épée. Sa main inexpérimentée s'essaye plusieurs fois avant d'atteindre le cœur.

Macron, préfet du prétoire, a assuré l'empire à Caligula; Ennia Nœvia, sa femme, s'est donnée à lui la première; il faut qu'ils se tuent. Silanus, beau-père de l'empereur, est un homme de bien; Caligula l'invite à se couper la gorge avec un rasoir. Enfin, les imprudents qui ont promis aux dieux de combattre dans l'amphithéâtre, s'il guérissait, sont requis d'exécuter leur vœu (4).

(1) Tous les dix jours l'empereur dressait une nouvelle liste des victimes; il appelait cela « apurer ses comptes ».

(2) Dion Cassius.

(3) Suétone.

(4) Beulé.

A chaque repas, matin et soir, Caligula faisait décapiter un prisonnier devant lui, cela le mettait en appétit.

Enfin, dans ses jours de colère, il souhaitait que le peuple romain n'eût qu'une seule tête, afin de la trancher d'un seul coup. Jacoby fait observer que la plupart des crimes commis par Caligula lui étaient tout à fait inutiles. Il tue pour le plaisir de faire le mal.

Prodigalité

Cependant le trésor amassé par l'avarice de Tibère n'était pas inépuisable. Caligula avait rapidement dépensé cinq cent quarante millions, somme qui représenterait plusieurs milliards de notre temps. Mais l'empereur n'est pas embarrassé pour si peu de chose.

« Jouait-il aux dés avec les courtisans, il se levait pendant qu'ils continuaient la partie, se mettait sur le seuil du palais, notait les passants les plus riches, les faisait tuer et rentrait en disant : « Pendant « que vous disputez quelques sesterces, je viens de gagner deux « millions ».

Il déclarait nuls tous les testaments sur lesquels il n'était point couché. Les vieillards recommençaient leur testament, lui faisant une part. Aussitôt il envoyait à ses bienfaiteurs des friandises empoisonnées (1), « on le savait et on les mangeait » (2).

Folie

Enfin il transforma son palais en maison de prostitution, construisit des cellules décorées de peintures obscènes, les remplit de femmes honnêtes qu'il faisait enlever, puis envoyait ses affranchis inviter les citoyens à des plaisirs qu'il fallait payer chèrement (3).

Caligula avait souvent à la bouche ce mot d'une tragédie : « Qu'ils me haïssent, pourvu qu'ils me craignent ».

Il faut renoncer à dresser la liste complète des crimes de ce fou furieux, j'en omets volontairement quelques-uns des plus épouvantables.

Mort de Caligula

C'était bien un véritable empereur, « un homme de haute fantaisie, avec une tournure d'esprit piquante et des allures d'humoriste ».

Cependant il commit une maladresse. Il se moqua de Chéréa et de

(1) Suétone.
(2) Beulé.
(3) *Id.*

Labiénus, deux tribuns militaires. « Déchirer les lois, insulter la morale, dépouiller les riches, mépriser les pauvres, bafouer le genre humain », bagatelles ! Mais lorsqu'on ne règne que par la force des cohortes prétoriennes, insulter les dépositaires de cette force, c'était courir à sa perte. « Ce jour-là, véritablement, Caligula était fou. Chéréa prouva à l'empereur, par trente blessures, d'abord qu'il n'était pas immortel, ensuite qu'il ne fallait pas plaisanter avec la garde prétorienne, et il l'envoya dans l'Olympe régler avec Jupiter la question de sa divinité» (1).

A cette époque, la lâcheté et la férocité étaient déjà universelles. Les conjurés s'acharnèrent sur le cadavre de Caligula qu'ils percèrent de coups ; quelques-uns allèrent même jusqu'à le mordre et à manger de sa chair (2).

Caligula fut tué à l'âge de vingt-neuf ans et avec lui périt sa fille Drusilla, à laquelle les conjurés brisèrent la tête contre un mur. Dès son plus jeune âge, Drusilla se jetait avec fureur sur les enfants qui jouaient avec elle, cherchant à leur crever les yeux. Cette précoce cruauté était bien un stigmate de la dégénérescence héréditaire. Rappelez-vous Auguste se laissant aller aux mêmes impulsions. Caligula souriait en disant : « Celle-là est bien ma fille ». Il n'eut pas d'autre enfant « ni de ses nombreuses épouses, ni de ses maîtresses plus nombreuses encore » (3).

Quand la dégénérescence est parvenue à ce degré, il est vraiment heureux que la race cesse de se perpétuer.

Les prétoriens

« Chéréa était républicain. Lui et ses amis pensaient qu'après un tel prince, l'expérience d'un gouvernement monarchique devait être jugée. Pendant trois jours on put se croire en République.

« Mais ce n'était pas le compte des soldats. LE MAL DE L'EMPIRE ROMAIN A ÉTÉ LA PRÉPOTENCE MILITAIRE » (4).

Les soldats germains, furieux d'avoir laissé tuer leur maître, cherchent partout les conspirateurs ; ils égorgent trois ou quatre sénateurs et apportent leurs têtes au théâtre, menaçant de tout massacrer. Ce fut une explosion de gémissements, de protestations d'innocence, de regrets et d'éloges à l'adresse de « cet excellent prince assassiné, le cher et divin Caligula, le sage qui avait dévoré les riches au profit des pauvres, satisfaisant aux lois de la démocratie impériale ».

(1) Beulé.
(2) Dion Cassius, 50, 59.
(3) Jacoby.
(4) Duruy.

Cependant les sénateurs, convoqués au Capitole, proposent les mesures les plus hardies. Ils déclarent l'empire aboli, condamnent à mort la veuve de Caligula, et donnent pompeusement aux cohortes urbaines le mot de liberté pour mot d'ordre (1).

On parla, mais on se garda bien d'agir.

Pour un peuple honnête et courageux « la liberté est plus qu'une récompense, c'est une justice. Mais ceux qui sont livrés au luxe, à la cupidité, à la mollesse, qui ont abdiqué leurs droits et remis le glaive dans la main d'un seul maître, ceux-là voudront trop tard rejeter une servitude qui n'est que l'expression de leur propre lâcheté ».

« Les Romains donnèrent au monde une leçon solennelle et terrible. Ils sont libres de fait, mais impuissants à jouir de leur liberté.

« Les prétoriens s'étaient répandus dans les rues et s'étaient mis à piller. César mort, ils étaient les héritiers de César, ils pillaient d'instinct. Dans un corridor obscur pendait une tapisserie, derrière laquelle on apercevait deux pieds. Ces pieds tremblaient, tandis qu'un grand corps invisible agitait les plis de la portière.

« Gratus, un soldat, aperçoit la cachette et croit avoir trouvé l'assassin de Caligula ; il tire et amène au jour un pauvre diable éperdu, pâle, décomposé par la terreur, qui se jette à ses genoux et lui demande d'épargner sa vie. Gratus reconnaît Claude, le remet sur ses jambes et le salue empereur. Claude, le jouet de la cour et la fable de la ville ! Gratus le montre à ses camarades qui l'emportent en riant, sur leurs épaules, au camp des prétoriens.

« Les passants, le voyant pâle d'effroi, croyaient qu'on le menait à la mort.

« Cet homme allait régner. Cet empereur d'occasion, fruit d'une heure de pillage, ramassé derrière une portière, emporté comme une dépouille dans le nid des vautours, fut proclamé maître de l'univers » (2).

Le lendemain, les cohortes urbaines iront se joindre aux prétoriens ; chevaliers et sénateurs qui avaient juré solennellement de défendre la République se jetteront aux pieds du prétendant, dont ils se moquaient la veille. Le peuple reconstruira bien vite « ce fétiche dynastique dont les nations en décadence et les soldats ont toujours besoin : Claude est un sot, — il n'en sera que plus bienveillant ; il est gourmand, — on fera bonne chère ; — il est ridicule, — on s'en amusera. La fable de Phèdre

(1) Duruy.

(2) Beulé. C'est pendant les dernières années de l'empire que Beulé prononçait ces courageuses paroles, dans son cours de la Bibliothèque nationale.

est renversée. Les grenouilles qui demandent un roi obtiennent un soliveau après l'hydre » (1).

Chéréa fut envoyé au supplice.

Je ne suivrai pas Beulé et Jacoby dans les études savantes où ils passent en revue tous les membres de la famille impériale ; cependant, pour avoir un tableau à peu près complet de la dégénérescence bachique, après la luxure éhontée et l'épilepsie furieuse, il nous reste à étudier l'imbécillité.

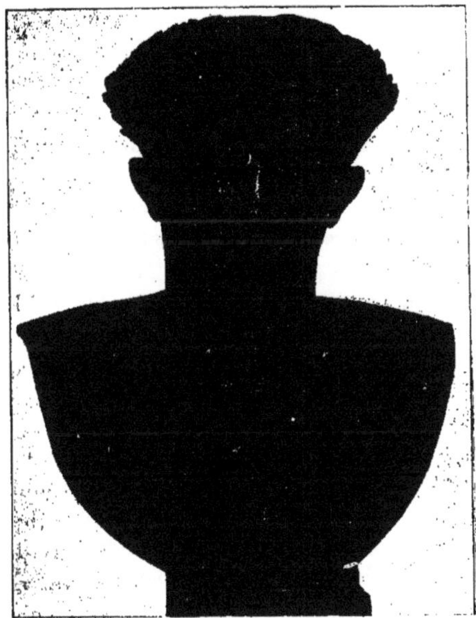

Claude, d'après la photographie de M. Giraudon (Musée du Louvre)

CLAUDE

né 10 ans avant notre ère, mort en 54

Lorsque naquit Drusus l'Ancien, on plaisanta beaucoup à Rome Auguste et Livie, « ces gens heureux qui avaient des enfants après trois mois de mariage ».

(1) Beulé.

L'étude des bustes et des statues confirme pleinement l'opinion de ceux qui considèrent Drusus comme fils d'Auguste.

Claude, fils de Drusus, ressemble beaucoup à son grand père, mais il en est la caricature. La dégénérescence héréditaire a pu épargner Drusus et l'un de ses fils, Germanicus, mais elle se transmet et se développe chez tous les autres membres de la famille impériale.

Drusus avait épousé la belle Antonia, fille d'un autre débauché, Marc-Antoine. Sa race subit les conséquences de cette double hérédité malsaine.

Marc-Antoine

Antoine avait été le compagnon de plaisirs de Jules César. Beau et brave, mais perdu de dettes, il se déshonora par son intempérance et sa vie licencieuse, dont la seconde Philippique de Cicéron nous révèle quelques détails scandaleux.

A cette époque, la plupart des rejetons des grandes familles romaines sont atteints de la dégénérescence aristocratique. Leur ambition et leur orgueil sont insensés ; ils se croient tout permis et perdent dans la débauche les antiques qualités de leur race. Antoine prétendait avoir Hercule pour ancêtre, il aimait à porter la massue et la peau de lion ; il se coiffait de façon à ressembler aux statues de ce héros, dont il croyait être le vivant portrait. Ces déguisements prétentieux et ce cabotinage se rencontrent fréquemment chez les dégénérés.

Fort comme un athlète, et vêtu de drap grossier, l'orgueilleux descendant d'Hercule affectait le ton rude et simple des soldats « s'asseyant avec eux, buvant dans la rue, raillant, raillé, toujours de bonne humeur. Antoine était insatiable d'argent et de plaisirs, avide et prodigue, volant pour donner, César ne pouvait se passer de lui » (1).

Pour ne pas être confondu avec les Romains vulgaires, souvent portés à l'avarice, les grands seigneurs affectaient de jeter l'argent sans compter. Antoine fit cadeau d'une ville à l'un de ses cuisiniers, à la suite d'un succulent festin.

Non content d'avoir eu quatre femmes et de nombreuses maîtresses, ce vieil amoureux incorrigible s'éprit passionnément de Cléopâtre et termina ses aventures romanesques par le suicide.

Antoine ne fut pas seul victime de ses vices ; son fils Jules Antoine, étant devenu l'un des amants de l'infâme Julie, Auguste le fit assassiner.

Ce sont aussi les désordres de ses deux grands pères que l'infortuné Claude paya de sa constitution débile et de son imbécillité.

(1) Michelet, *Histoire de la République romaine*.

Enfance de Claude

Son enfance fut très maladive et ses vices précoces n'étaient que les tristes symptômes de la dégénérescence héréditaire. Sa mère elle-même l'appelait « son avorton », et, voulant exprimer le comble de la sottise, disait : « Un tel est encore plus bête que mon fils Claude ».

Cette mère dénaturée abandonna son fils aux soins d'un palefrenier qui le corrigeait comme ses bêtes. Faible de corps et d'esprit, Claude passait pour incapable d'exercer une fonction publique. Cependant Auguste pensa qu'un pareil idiot était bon pour faire un augure.

Ivrognerie

Tibère, son oncle, le tint éloigné de la cour. Claude vécut à la campagne, dans sa villa, s'abandonnant à l'oisiveté, entouré de la plus vile canaille et « joignant à sa bêtise l'infamie de l'IVROGNERIE et du jeu » (1).

On lui conseilla de solliciter le consulat ; mais l'empereur lui répondit dédaigneusement : « Je t'envoie quarante écus d'or pour célébrer les Saturnales ».

De retour à Rome, sous le règne de Caligula, Claude devint le jouet et la risée de la cour, l'objet des plaisanteries les plus insultantes. Souvent même Caligula s'amusait à le souffleter (2).

Bien que sa santé se fut améliorée, Claude souffrait pourtant de douleurs d'estomac tellement violentes qu'il eut souvent envie de se donner la mort.

Jacoby remarque qu'Auguste et sa fille Julie étaient atteints de la même maladie.

Portrait de Claude

Son aspect était peu séduisant. Figurez-vous une petite tête sur un corps grand et fort ; le front et le menton fuyants, un gros cou enflé, un sourire figé sur les lèvres, et des tumeurs rouges aux angles des yeux. Sa prononciation embarrassée, le tiraillement convulsif du cou et le branlement perpétuel de la tête indiquaient clairement chez lui une anomalie nerveuse. Sa large bouche s'étirait convulsivement, ce qui rendait son rire niais et sa colère repoussante, d'autant plus qu'elle faisait couler de sa bouche une salive écumante et de son nez des muco-

(1) Suétone.
(2) Sénèque.

sités liquides, — symptômes bien connus de tous ceux qui ont visité des asiles d'aliénés. — Ses mains étaient agitées d'un tremblement continuel, le bras droit presque paralysé. La partie supérieure de son corps étant bien bâtie, les sculpteurs l'ont souvent représenté le torse nu ; mais il avait les jambes faibles et tremblantes, ce qui lui donnait une démarche chancelante et ridicule (1).

Claude nous montre les particularités les plus caractéristiques de la dégénérescence ; une gloutonnerie dégoûtante, une passion effrénée pour toutes sortes de spectacles, des accès de colère sans raison, la paresse, la lubricité. « Jamais il ne sortait d'un repas que gonflé de nourriture et de boisson ; il se couchait ensuite, s'endormait la bouche ouverte, et alors on lui enfonçait une plume dans la gorge pour le soulager en le faisant vomir » (2). Claude tombait dans un état de torpeur « comme un boa, ou comme les idiots, les déments et les paralytiques généraux » (3).

Désordres érotiques

« Il porta l'amour des femmes jusqu'à l'excès » (4). Sa passion était grossière, il ne la voilait même pas sous un semblant de sentiment. Son indifférence quant à la personnalité de la femme est « un des traits les plus pathognomiques de l'idiotie et de l'imbécillité congénitale » (5).

Outre sa femme légitime, il avait toujours auprès de lui quelques courtisanes.

Il n'était pas plus mesuré dans son *ivrognerie*, et il lui arrivait *souvent* d'être emporté du triclinium dans un état d'*ébriété complète* (6).

Fiancé à *Lepida*, puis à *Livia Medullina*, il répudia la première, encore vierge, quand ses parents furent disgraciés par Auguste ; et la seconde mourut le jour même fixé pour le mariage. Il épousa ensuite *Plautia Urgulanilla*, qu'il dut répudier à cause de ses impudicités ; puis *Ælia Petina*, qu'il répudia encore, pour des motifs assez légers, et enfin la célèbre *Messaline*, qui fut accusée de prostitution, de magie et d'inceste. Après la mort de Messaline, il se laissa séduire par sa nièce *Agrippine*, « qui profitait de la familiarité autorisée par les liens du sang, et usait de son droit aux baisers et aux caresses » (7).

---

(1) Jacoby rappelle qu'Auguste avait les jambes faibles et maladives ; Drusus mourut d'une fracture à la cuisse ; ses deux fils, Germanicus et Claude, ont les jambes faibles. Caligula et Néron présentent la même débilité des membres inférieurs.

(2) Suétone.

(3) Jacoby.

(4) Suétone.

(5) Jacoby.

(6) Dion Cassius.

(7) *Id.*

Grands travaux

Claude prit goût aux travaux publics. « Les princes les plus médiocres se croient grands quand ils inspectent de vastes chantiers où s'agite une légion de maçons, quand ils voient les pierres s'entasser jusqu'au ciel pour annoncer à la postérité leur nom, avec la ruine de leur peuple. Ces entreprises somptueuses sont des gouffres qui permettent les grands vols, les cachent, les justifient. Les trois entreprises principales du règne de Claude, le port d'Ostie, l'aqueduc de l'eau Claudienne, l'émissaire du lac Fucin, étaient inutiles et gigantesques ; elles ont dévoré des sommes immenses » (1).

Spectacles sanglants

Les Romains aimaient les spectacles, mais Claude étonnait ses contemporains eux-mêmes par sa passion pour ces divertissements (2), particularité que nous rencontrons presque toujours chez les imbéciles.

Trop faibles d'esprit pour occuper eux-mêmes leur intelligence, ils recherchent avidement les impressions visuelles, plus simples et plus conformes à leur misère intellectuelle (3). Dans les spectacles de gladiateurs, Claude faisait égorger tous ceux qui tombaient, même par hasard, surtout les rétiaires, dont il aimait à contempler le visage expirant.

« Même pendant les entr'actes, disait-il, que des hommes s'égorgent, cela fait toujours passer le temps » (4). Suétone attribue ces goûts de Claude à son naturel sanguinaire, mais en cela il se trompe. Claude aimait simplement les spectacles, quels qu'ils fussent, mais, insensible comme tous les idiots, il ne voyait dans les tortures, l'agonie et la mort, que des scènes amusantes et à effet (5). Au fond, il n'était pas positivement méchant ; il avait donné de nombreuses preuves de bonté et d'indulgence.

Manie des procès

Claude a servi de modèle au Dandin de Racine dans *les Plaideurs*. Il aimait à rendre la justice ; c'était encore pour lui une sorte de spectacle, où parfois il jouait assez bien son rôle. Ses discours n'étaient pas

(1) Beulé.
(2) Dion Cassius.
(3) Jacoby.
(4) Sénèque. *Lettre à Lucilius*, VII.
(5) Jacoby.

sans mérite, et, fier d'être bon à quelque chose, il en vint à accaparer tous les procès de la ville, ne laissant plus rien à faire aux autres juges. Il ne voulait même pas donner de vacances aux tribunaux et siégea jusqu'aux jours de fêtes de sa famille, et même pendant les noces de ses deux filles (1).

Il s'endormait souvent en rendant la justice.

On le trompait de la façon la plus impudente.

Un plaideur lui raconta qu'il avait cru le voir en rêve, assassiné ; puis, quand son adversaire se présenta, il feignit de reconnaître en lui l'assassin du songe. Claude fut tellement effrayé, qu'il fit traîner le malheureux au supplice, comme s'il eût été pris en flagrant délit (2).

Ce même moyen fut employé pour lui faire condamner à mort Silanus, haï de Messaline : Celle-ci était d'accord avec l'affranchi Narcisse. De grand matin, Narcisse s'élance dans la chambre de son maître, et lui raconte d'un air effrayé qu'il vient de rêver que Silanus attentait à ses jours ; Messaline, affectant la surprise, s'écrie que, depuis plusieurs nuits, elle faisait le même rêve. A ce moment, Silanus, mandé la veille par Messaline, au nom de l'empereur, entre dans le palais. Claude, persuadé qu'il vient dans l'intention de l'assassiner, le fait saisir aussitôt et mettre à mort (3).

Peur de la mort

Nous avons vu que la *peur de la mort* est un des symptômes de la dégénérescence héréditaire.

Toujours défiant, Claude croyait voir partout des assassins. Il se faisait servir à table par ses soldats, et ne visitait jamais un malade sans avoir fait préalablement fouiller la chambre, retourner matelas et couvertures.

Il faisait fouiller rigoureusement ceux qui venaient lui rendre visite. Le soupçon le plus léger suffisait pour le pousser à des mesures de rigueur (4).

Stupidité de Claude

Jusqu'à quel point ses contemporains méprisaient Claude et comptaient sur sa stupidité, on peut en juger par ce fait : Messaline s'était éprise pour C. Silius, jeune homme d'une grande beauté, d'une passion

(1) Sénèque.
(2) Suétone.
(3) Dion Cassius.
(4) Suétone.

si violente, qu'après l'avoir forcé à répudier sa femme, elle eut l'audace de l'épouser ouvertement et officiellement.

Ce fut la grandeur même du scandale qui la tenta. Pendant que Claude était en voyage, on célébra solennellement le mariage de la femme de l'empereur avec son amant (1). L'union, annoncée d'avance, fut consacrée par les aruspices et les cérémonies religieuses. Les prêtres n'ont jamais reculé devant aucune infamie, pourvu qu'on les paie.

Messaline, avec une rouerie incroyable, parvint à présenter les choses à l'empereur de telle façon qu'il signa le contrat de mariage.

« Il le signa réellement, en connaissance de cause, sachant bien que c'était le contrat de mariage de sa femme avec un autre ; on lui avait fait croire que cela était nécessaire » (2).

Un jour Messaline eut un caprice pour un pantomime. Celui-ci, sachant qu'il jouait gros jeu, se refusa énergiquement aux désirs de l'impératrice ; les promesses, les menaces, les verges, rien ne le décida à obéir. Alors Messaline s'en plaignit à Claude lui-même, et arrangea les choses de façon que l'empereur fit venir le pantomime et lui ordonna de se rendre aux désirs de Messaline, et de ne lui rien refuser, quoi qu'elle lui demandât (3).

Cette manière de se procurer des amants divertit tellement Messaline qu'elle y eut recours plus d'une fois, et fit ainsi de Claude son entremetteur.

Mort de Messaline

Cependant Narcisse, devenu l'ennemi de Messaline, choisit deux courtisanes qui servaient habituellement aux plaisirs de l'empereur, et, à force d'argent et de promesses, les décida à dénoncer à Claude les dangers que lui faisait courir le mariage de l'impératrice avec Silius. Narcisse vint lui-même et s'écria : « Sais-tu, César, que tu es répudié ? Silius a eu pour témoins le peuple, le Sénat et l'armée. Si tu tardes, Rome appartiendra à ce nouvel époux. » Claude fut rempli d'épouvante, il se sauva tout effaré au camp des prétoriens, demandant s'il était encore le maître de l'empire.

« Pendant ce temps, Messaline, plus débordée que jamais, représentait dans son palais le spectacle des vendanges. On foulait les raisins dans des pressoirs, le vin coulait dans des cuves ; tout autour sautaient

(1) Tacite.

(2) Suétone. — Messaline lui avait dit que c'était une feinte inventée pour détourner sur la tête d'un autre un danger dont il était menacé lui-même par certains présages.

(3) Dion Cassius.

des femmes vêtues de peaux, imitant le délire des bacchantes. Messaline, les cheveux épars, brandissait le thyrse; près d'elle Silius, couronné de lierre et chaussé du cothurne, secouait sa tête aux chants tumultueux d'un chœur lascif » (1).

Mais soudain la fête est troublée. Le bruit se répand que l'empereur sait tout et qu'il va se venger. Les compagnons d'orgie se dispersent, ils veulent fuir ; on les enchaîne.

Seule Messaline a l'audace d'aller au devant de Claude qui tantôt s'emporte contre le dérèglement de sa femme, tantôt s'attendrit au souvenir de leurs enfants en bas âge. Pour le faire sortir de cette perplexité, Narcisse, profitant de sa manie procédurière, lui présente un long mémoire sur les désordres de Messaline. C'était le coup de grâce pour la malheureuse. Claude se plongea dans la lecture et n'écouta plus l'accusée.

Cependant, un peu plus tard, ayant bien mangé et bu copieusement, Claude « dont le vin échauffait les sens, fit dire à la *pauvrette* (misera) de préparer sa défense, qu'il consentait à l'entendre ». A ces mots, Narcisse sort et donne au tribun l'ordre de tuer Messaline. L'empereur était encore à table lorsqu'on vint lui annoncer la mort de sa femme, sans lui donner aucun détail. Il ne s'en informa point, demanda à boire, et acheva son repas comme d'habitude. Les jours suivants il ne donna non plus aucun signe ni de joie ni de chagrin, pas même en voyant la douleur de ses enfants (2). Le Sénat ayant fait enlever de partout les images de Messaline, Claude finit par oublier complètement toute cette histoire ; cependant un jour, en se mettant a table, il se rappela qu'il avait eu une femme, et envoya demander pourquoi elle ne venait pas dîner (3).

Tout l'entourage de l'empereur se mit en campagne pour lui procurer une autre épouse. Claude fit venir trois de ses affranchis et les assembla en conseil privé. Ce fut une scène curieuse, que ce tournoi d'éloquence, entre des affranchis choisissant une épouse à leur souverain, et protégeant les femmes le plus haut placées de Rome.

Agrippine

Pallas, amant d'Agrippine, recommanda sa maîtresse, et son avis l'emporta.

Oubliant Britannicus son fils, Claude écouta Pallas qui lui persuada

(1) Tacite. *Annales*, XI, 31.
(2) Tacite.
(3) Suétone.

d'adopter le jeune Néron, fils d'Agrippine, et de le désigner comme son successeur. « Soumis à ses affranchis et à ses femmes, Claude joua, non pas le rôle d'empereur, mais celui de valet» (1).

Amnésie

Quand Messaline eut été assassinée, il ne pensa plus à elle, et ce manque de mémoire ne fut pas chez lui un fait exceptionnel. Après avoir signé l'arrêt de mort de trente-cinq sénateurs et de plus de trois cents chevaliers, le lendemain, il avait oublié la mort de ses victimes. Il lui arrivait d'inviter à dîner les gens qu'il avait fait exécuter la veille.

Inconscience

Sous l'influence de ses affranchis, il se mit à verser le sang avec une incroyable facilité. Au début de son règne, Messaline et Narcisse l'avaient épouvanté par le récit de leurs rêves et avaient obtenu la mort de Silanus ; depuis, chaque fois qu'il était effrayé, il donnait un ordre d'exécution. « Phénomène d'*automatisme cérébral* que l'on constate ordinairement dans l'épilepsie, l'idiotie, la démence et généralement dans tous les états d'affaiblissement intellectuel » (2).

Par malheur, Claude eut pour épouses Messaline et Agrippine, femmes d'une férocité vraiment monstrueuse. Elles l'avaient habitué à tel point aux exécutions, qu'il n'y attachait plus aucune importance; trop paresseux pour parler, il ne se donnait même pas la peine d'en donner l'ordre, il se bornait à faire de la main le geste de couper le cou (3).

Imbécillité

Chez Claude, le signe le plus caractéristique de la dégénérescence c'est l'acceptation immédiate, sans critique ni contrôle, des idées, des opinions, des conseils du premier venu. Cette impuissance morale est un phénomène bien connu des médecins aliénistes. « Le mot *idiot*, employé dans la conversation comme superlatif d'*imbécile*, a dans la science une signification très précise. L'indifférentisme moral, le penchant et la capacité pour les occupations sédentaires, un certain talent esthétique (élégance et même éloquence de la parole et du style écrit), les accès de colère avec l'écume à la bouche et mucosités coulant du

(1) Suétone.
(2) Jacoby.
(3) Sénèque.

nez, tout cela rapproche, en effet, Claude de l'état appelé *idiotie* en médecine. Cependant, il n'était pas atteint de l'idiotie pure et simple » (1).

Lueurs d'intelligence

Il eut quelques éclairs d'intelligence vraiment supérieure. On cite de lui des réparties et des décisions qui prouvent beaucoup de bon sens. Ce fut par ordre de Claude que l'on ferma quelques cabarets. Il commençait, trop tard, à comprendre les dangers de l'ivrognerie.

Tite-Live l'ayant engagé à écrire l'histoire, Claude, qui n'était indifférent ni aux éloges, ni à la gloire, raconta le règne d'Auguste en quarante et un livres. Il faut dire qu'il avait de nombreux secrétaires. Il rédigea aussi ou fit rédiger huit livres de *Mémoires sur sa vie*. Suétone dit qu'ils étaient dénués d'esprit, mais non d'élégance. « Rien ne s'explique mieux : le fond était de Claude, la forme de ses collaborateurs » (2).

Claude semble pourtant avoir parfois fait preuve de finesse et d'esprit. Ne fallait-il pas, par exemple, une véritable connaissance des hommes pour instituer « un genre de services imaginaires, appelé *surnumérariat*, qui conférait un titre sans fonctions, avec de beaux appointements » (3)? Cette façon de se créer des partisans a semblé un trait de génie; aussi Claude a-t-il trouvé de nombreux imitateurs parmi nos hommes d'État.

Superstition, intolérance

Trop peu intelligent pour s'occuper de métaphysique, ce pauvre esprit était incapable de mysticisme, mais la névrose religieuse apparaît néanmoins chez lui, sous la forme d'une crédulité inouïe et de nombreuses superstitions. Tous les imbéciles sont intolérants; Claude le prouva bien (4). Il persécuta les druides; « il s'efforça d'abolir leur culte et les punit de mort, eux et leurs adhérents » (5).

Dégénérescence

Rappelons brièvement d'après Jacoby, les symptômes habituels de la dégénérescence héréditaire, si souvent consécutive de l'ivrognerie :

« Vices de conformation, faiblesse des extrémités, tics musculaires,

---

(1) Jacoby.
(2) Beulé.
(3) Suétone.
(4) Il est regrettable que la proposition inverse ne soit pas exacte : tous les intolérants ne sont malheureusement pas des imbéciles.
(5) Duruy.

affections nerveuses, scrofules, puis, dans la sphère psychique, un esprit brillant, mais peu sérieux et stérile, ce qui n'empêche pas parfois le développement de capacités spéciales hors ligne; enfin toutes les formes de la décadence intellectuelle, la bêtise simple, l'imbécillité, l'idiotie, l'ivrognerie, la cruauté, le crime, l'indifférence affective ou idiotie morale, le suicide, la mort prématurée et la stérilité.

« Claude est le modèle achevé, le type de la décadence d'une famille naguère brillante et richement douée, mais frappée de l'hérédité morbide. Sujet précieux, il présente un assemblage rare des traits les plus caractéristiques de la décadence cérébrale, intellectuelle et morale.

« Les maladies longues et opiniâtres de son enfance et de sa jeunesse, un cou gros et gonflé, à sillons intermusculaires effacés, indiquent un état scrofuleux; la faiblesse générale du corps, et surtout celle des jambes, la mauvaise conformation de la tête, l'os frontal fuyant et aplati, l'absence de renflement des pariétaux et de l'occipital; l'étirement convulsif de la bouche, le tremblement continuel de la tête, les insomnies, les douleurs nerveuses de l'estomac, prouvent l'existence d'un trouble profond du système nerveux. La décadence physique de la race se manifeste chez lui de la façon la plus évidente par le phénomène si caractéristique de l'écume à la bouche et de l'écoulement des mucosités par le nez. Dans la sphère psychique, nous trouvons aussi chez lui tous les phénomènes de la dégénérescence : faiblesse d'intelligence, avec des éclairs d'un esprit au-dessus du vulgaire, qui font souvenir de son origine, des accès de colère sans motifs, vrais accès de manie; l'indifférentisme moral, l'absence complète de sentiments affectifs, l'impuissance à résister à toute suggestion, la passion pour les femmes, l'ivrognerie, la gourmandise, l'insensibilité. Le tableau de la dégénérescence est complet. Claude peut être considéré comme un sujet rare, comme un type pathologique » (1).

Agrippine

La mère de Néron était de la race d'Auguste, à la fois par son père Germanicus, fils de Drusus l'Ancien, et par sa mère, la première Agrippine, fille de Julie. Comme son fils, elle résume tous les vices de sa famille et son intelligence supérieure ne la rend que plus redoutable.

C'est de son premier mariage avec Domitius Ænobarbus, « homme de tout point abominable » que naquit Néron. L'ambitieuse Agrippine espérant régner sous le nom de son fils, chercha à lui assurer l'héritage

(1) Jacoby.

de Claude. L'empereur avait deux enfants, Octavie et Britannicus ; elle commença par marier la première avec Néron, espérant bien se débarrasser un jour du second.

Mort de Claude

« Cependant Britannicus grandissait. Un retour de tendresse dans le cœur du vieil empereur était à craindre. Quelques menaces lui étaient échappées dans l'*ivresse*. Agrippine résolut de mettre un terme à ses anxiétés » (1).

Claude fut empoisonné par un plat de champignons, mets dont il était très friand, et que le jeune Néron appelait en riant le mets des dieux. En effet, la servilité et le mysticisme étaient si bien passés dans les mœurs romaines que de cet imbécile on osa faire un dieu. Le ridicule était grand. Sénèque composa à cette occasion un curieux écrit satirique, intitulé *Apokolokyntose* ou la métamorphose en citrouille, seule apothéose que méritât ce dégénéré.

NÉRON

Empereur de l'an 54 à l'an 68

Il n'est pas possible de dire en français toute la vérité sur Messaline et sur Agrippine. Ceux qui ont quelque souci de la propreté de leur imagination préféreront ignorer des crimes, dont la seule idée est déjà presque une souillure.

Quant à Néron, la tragédie de Racine intitulée *Britannicus* nous en a donné une image fidèle, quoique adoucie et ennoblie. Le portrait de ce monstre a été souvent tracé depuis par différents écrivains, et, récemment, par Sienkiewicz, dans son roman : *Quo vadis ?* (2).

Il ne me semble pas nécessaire de m'arrêter longuement à l'étude de ce personnage odieux et très connu.

---

(1) Duruy.

(2) L'auteur de ce livre remarquable, qui a obtenu un succès peut-être un peu excessif, nous montre des chrétiens d'opéra comique, doux illuminés, modèles de pureté et de désintéressement. Tout lecteur intelligent s'apercevra que ces braves gens un peu toqués n'ont qu'une ressemblance éloignée avec les chrétiens d'aujourd'hui, et que leurs doctrines sont bien peu pratiques. Il est infiniment plus avantageux de se faire jésuite. L'idéal forme un si frappant contraste avec la vérité, que leur rapprochement devient souvent très instructif, et la satire la plus sanglante qu'on puisse faire de nos moines avides ou de notre clergé rapace consiste à montrer ce qu'ils devraient être. Victor Hugo était de cet avis. Nos conférenciers peuvent lire et commenter en public les admirables premiers chapitres des *Misérables* : La pure et lumineuse figure de Monseigneur Bienvenu est faite pour rendre plus noire et plus répulsive celle des prélats réels, celle des évêques de proie, tels que Mgr Favier.

Les précepteurs de Néron n'osèrent pas user envers lui d'une sévérité qui aurait pu nuire à leur crédit. Ils laissèrent leur jeune maître s'adonner librement au *vin* et aux femmes. Bientôt il marcha sur les traces de Caligula et ne tarda pas à le dépasser.

Au sortir de ses orgies, il aimait à prendre un déguisement et à vagabonder toute la nuit à travers la ville comme un forcené, « outrageant les femmes, brutalisant les enfants, détroussant les passants, frappant, blessant, tuant. Il s'imaginait qu'on ne le reconnaîtrait pas, mais ses actes mêmes le dénonçaient » (1).

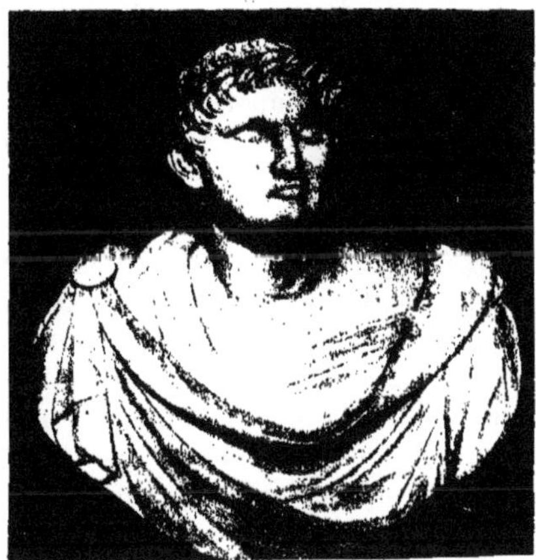

Néron, d'après une photographie de M. Giraudon
(Musée du Louvre)

Caligula et Néron avaient tous deux deviné l'étendue de la bassesse humaine. « La postérité les appelle l'un et l'autre des monstres et croit avoir tout dit. Mais les lois générales qui président aux races et aux espèces nous persuadent qu'il n'y a point de monstres ; il y a de grandes maladies, d'immenses faiblesses, des déformations inouïes, produites sur des êtres semblables à nous, par un pouvoir qui seul mérite d'être qualifié de monstrueux.

« Néron avait compris toute la philosophie de la loi du plus fort. Quand le lion a faim, il tue ; quand on trouble sa source, il tue ; quand on le réveille, il tue ; s'il a peur, il tue. Aussi les poètes ne manquent-ils pas d'appeler le lion le ROI des animaux. Pour un César les choses

(1) Dion Cassius, *50*, 61.

étaient plus simples encore; il n'avait qu'à faire un signe, on tuait pour lui.

« Les dogmes nouveaux de la religion romaine lui ouvraient le ciel par l'apothéose, et ce culte enivrant que produit l'infatuation, élève l'égoïsme jusqu'au vertige, gonfle l'âme jusqu'à cette explosion d'orgueil qui est une véritable folie.

« Sa mère lui avait appris de bonne heure à étudier son rôle, elle en avait fait un acteur consommé, toujours en scène; elle lui avait répété les préceptes d'Auguste sur l'art de régner, et montré que le plus habile empereur est le plus grand comédien. »

Puis ses précepteurs, Burrhus et Sénèque, l'avaient mis en défiance contre Agrippine et Britannicus, « sans prévoir que leur disciple pousserait la logique jusqu'à empoisonner Britannicus et à tuer sa mère. En effet, à dix-huit ans, il conspire avec Locuste; à vingt-deux ans, il s'émancipe par le parricide » (1).

Néron comédien

Une vocation irrésistible entraîne Néron vers le théâtre. Représenter, remplir la scène du monde, est le rêve de tout souverain. Néron aime les spectacles de toute nature, partout et sans cesse. Peu à peu ce besoin tourne en frénésie. Le luxe insensé, les orgies : spectacle. Le canal d'Ostie, Rome convertie en port de mer, l'isthme de Corinthe percé, tous ces projets avortés mais annoncés : spectacle. Rome incendiée : spectacle. Les chrétiens mis en croix, enduits de soufre, allumés comme des torches : spectacle. Le voyage en Grèce, les concours, les palmes remportées, le retour triomphal : spectacle. Les noces solennelles de Néron avec Sporus, ses noces non moins monstrueuses avec l'affranchi Doryphore, Néron vêtu en jeune mariée : spectacle. Enfin l'empereur contemplant le cadavre d'Agrippine, écartant ses vêtements, louant et critiquant en artiste les beautés les plus cachées de sa mère qu'il vient d'assassiner : spectacle (2).

Néron avoua souvent qu'il était poursuivi par le spectre de sa mère. Dans son voyage en Grèce, il n'osa point assister aux mystères d'Éleusis, parce que la voix du héraut en écartait les hommes souillés de crimes.

S'il aima une femme au monde ce fut Sabina Poppæa : elle ne put cependant échapper à l'un de ses accès de folie furieuse, il la tua d'un coup de pied dans le ventre. Suétone et Dion Cassius osent raconter de quelle façon il se consola. Ce sont des turpitudes dont un empereur

(1) Beulé.
(2) *Ibid.*

pouvait seul avoir l'idée. Elles marquent le dernier terme de la dégénérescence. Passons.

Cependant, lecteur, si tu en as le courage, essaye de lire la véritable histoire ; non pas les fades narrations édulcorées et falsifiées que l'on distille à l'usage des demoiselles, mais par exemple, lis dans Tacite le récit de la mort de Britannicus; dans Suétone, celui de la mort de Néron ; et tu reconnaîtras que ces fortes peintures, d'une réalité sombre et terrible, l'emportent, malgré leurs horreurs, sur les plus brillantes fictions, aussi bien pour l'intérêt tragique, que pour les hautes leçons de politique et de morale qu'un penseur en peut tirer (1).

Avec Néron s'éteint la race des Césars.

Chose incroyable, telle est la puissance de l'hérédité dans la bassesse servile, que les adulations continuèrent après la mort de ce monstre. « Il y eut des gens qui ornèrent encore longtemps son tombeau des fleurs du printemps » (2).

Domitien

Elle serait longue à dresser la liste des empereurs qui furent pervertis par le vin et par l'ivresse du pouvoir absolu. Sans avoir la prétention de présenter ici une étude complète, il faudrait montrer comment ces maniaques féroces se recopient et s'imitent bêtement les uns les autres : il faudrait dire quelques mots de Domitien, qui fut le type de la perfidie, de la débauche lâche et cruelle.

Comme Caligula, Domitien aimait les plaisanteries macabres. Un jour il invita les plus grands personnages à un festin, où ils trouvèrent disposés autant de cercueils qu'il y avait de convives. L'empereur ne les renvoya qu'après s'être amusé de leur frayeur. — Ce fut lui qui empoisonna son frère, le sage Titus.

Caracalla

Caracalla, autre débauché, fut cruel et fou. Il voulait *imiter* Alexandre et poussa cette manie au point de faire empoisonner Festus, son favori, afin de gémir, comme Alexandre sur le cadavre d'Éphestion.

Caracalla fit périr vingt mille citoyens romains et assassiner son frère Géta.

---

(1) Lire aussi les quatre volumes de Beulé intitulés : *Le Procès des Césars :* 1° Auguste, sa famille et ses amis; — 2 Tibère; — 3° Le sang de Germanicus; — 4° Titus et sa dynastie (Michel Lévy, éditeur). — Le savant ouvrage du Dr Jacoby a pour titre : *Études sur la Sélection* (Germer-Baillière, éditeur, 1881).

(2) Suétone.

Commode

Les bons princes sont dans l'histoire une exception extrêmement rare, et leur règne dure peu. Tantôt, comme Titus, ils sont assassinés par leurs proches, tantôt leurs enfants les déshonorent.

Le fils du stoïcien Marc-Aurèle fut cet infâme Commode qui se livra à l'ivrognerie au point d'en perdre la raison.

Commode aimait à jouer le rôle d'Hercule, il descendait fièrement dans le cirque et assommait à coups de massue des malheureux désarmés. L'historien Dion qui l'a vu de ses yeux, raconte qu'il ne se présentait jamais en public sans tenir une épée nue, et sans être tout couvert de sang humain. Dans son palais, une de ses plaisanteries consistait à jouer le rôle de coiffeur ; il prenait un rasoir, et sous prétexte de tailler les cheveux à ses invités, coupait le nez à l'un, une oreille à l'autre, autre chose à un troisième. — Commode fit tuer sa sœur et sa femme.

Je n'ajouterai plus que quelques mots, sur un cas bien caractérisé de dégénérescence bachique accompagnée de dépravation et de mysticisme ; c'est celui que présente au IIIe siècle l'empereur Élagabal.

Élagabal ou Héliogabale (204-222)

Grand prêtre du Soleil, cet ivrogne superstitieux fut un véritable fou. Il fit venir à Rome, sur un chemin semé de poussière d'or et sur un char traîné par six chevaux blancs, la pierre noire d'Émèse, qui devint le dieu suprême de l'Empire. Ayant édifié sur le Palatin un temple magnifique, il y plaça ce fétiche, dont il célébra le mariage avec la Lune, autre idole qu'on alla chercher à Carthage. C'est là un frappant exemple de régression, de retour au fétichisme des ancêtres primitifs.

Élagabal voulut être adoré lui-même. — Folie des grandeurs. — Il se baignait dans des viviers remplis d'eau de rose, et ses vaisseaux figuraient des combats sur des lacs de vin.

Il s'habillait en femme, et se faisait appeler impératrice : l'empereur était alors quelque cocher de cirque, ou bien le fils de son cuisinier (1).

Ces perversions mêlées de mysticisme sont un héritage que les ivrognes lèguent à leurs descendants.

La liste des empereurs romains fournit encore bien d'autres exemples de buveurs dévots, dépravés et féroces. Mais je m'arrête,

(1) Duruy.

c'est assez de boue et de sang. Aussi bien, la demonstration nécessaire me semble faite. Quelques notices, à la fin de ce volume, en rappelleront les principaux traits.

Qu'en dis-tu, lecteur au cœur solide ? Tu as voulu savoir ce que c'est qu'un empereur ; eh bien, voilà ! — Et, sache-le, je suis très loin d'avoir tout dit. C'est dans Tacite, dans Suétone, dans Dion Cassius, chez Juvénal, Pétrone et autres écrivains de la Rome asservie, qu'il en

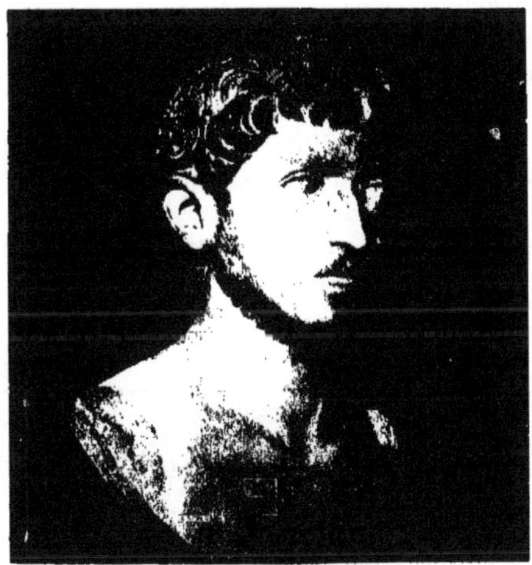

Élagabal, d'après une photographie de M. GIRAUDON
(Musée du Louvre)

faut chercher l'image fidèle. Certains détails sont tellement repoussants que les médecins eux-mêmes, tout habitués qu'ils sont aux odeurs de cadavres, n'osent les redire qu'en latin. C'est que la pourriture impériale est plus infecte que toutes les autres. Pouah !

De la monarchie

Tous les monarques dont l'histoire nous raconte les crimes, ont été adulés de leur vivant par un peuple de valets. Mais que des citoyens honnêtes puissent souhaiter encore de nous voir retomber sous ce joug avilissant, de voir notre généreuse nation représentée et commandée par des êtres infâmes et méprisables, tels que Néron, Élagabal, Henri III ou Louis XV, c'est ce que la postérité aura peine à comprendre.

Morale

Une autre leçon doit sortir de ces études historiques : Tous ceux qui voudront bien écouter le conseil de Socrate et prendre l'habitude de s'observer, afin de se bien connaître, les jeunes gens surtout qui pour la plupart ne pensent pas assez à l'avenir, constateront peut-être à temps sur eux-mêmes la première apparition de quelques signes, précurseurs de la dégénérescence.

Avertis désormais, ils auront le courage de s'arrêter, et d'éviter cette ivrognerie, dont ils connaissent bien les conséquences, aussi fatales pour eux-mêmes que pour leurs descendants.

Luxure, épilepsie, imbécillité, frénésie meurtrière, tels sont les effets les plus terribles de la dégénérescence héréditaire.

Il nous reste à étudier la forme mystique de la dégénérescence, cela nous reposera de tant de turpitudes.

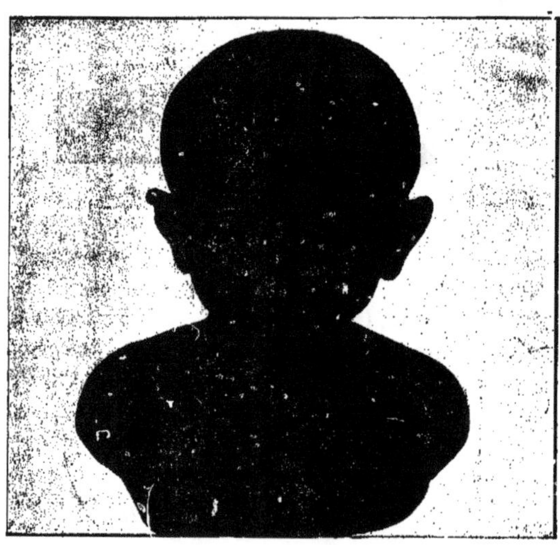

Un Dégénéré de la famille impériale
(Musée de Vienne)

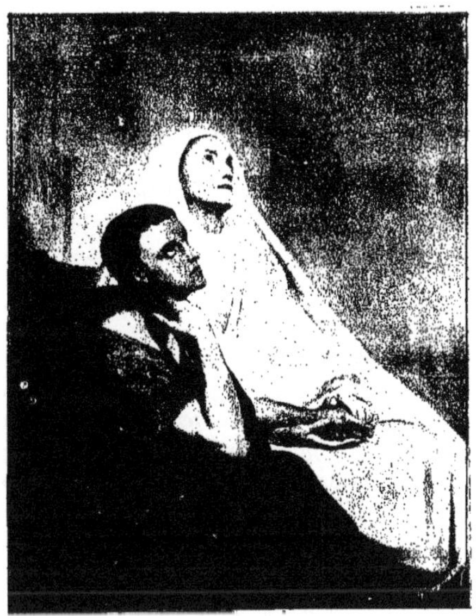

Sainte Monique et Saint Augustin, d'après ARY SCHEFFER
(Louvre)

XV. — LE VIN ET LA THÉOLOGIE

Sainte Monique et Saint Augustin. — Mahomet.

L'intempérance de l'un des ascendants suffit pour créer une prédisposition à la dégénérescence. L'enfant d'un père ivrogne et d'une mère sobre sera partagé entre des tendances opposées. Il pourra s'abandonner d'abord à des entraînements héréditaires, puis, lorsque sa raison se sera affermie, faire triompher en lui-même la voix des instincts supérieurs. Parfois, cependant, la santé du cerveau ne sortira pas entièrement indemne de cette lutte. Les facultés les plus brillantes pourront manquer de pondération et d'équilibre ; souvent aussi, à la surexcitation produite par le vin succédera une exaltation d'une autre sorte, cette ivresse de l'imagination qu'on nomme mysticisme.

Les biographies de sainte Monique et de saint Augustin sont doublement instructives. Elles nous montrent d'abord que le mysticisme. déviation morbide de l'esprit philosophique, peut se rencontrer chez des intelligences supérieures, et qu'il peut être accompagné des sentiments les plus nobles et les plus élevés. Ce mélange intime de bons et de mauvais éléments, est même ce qui rend cette névrose si contagieuse et si dangereuse. Elle nous montre en second lieu que l'ivrognerie n'est pas une maladie incurable, lorsqu'on a le courage de renoncer aux habitudes d'intempérance, avant qu'elles soient devenues invétérées.

Sainte Monique

Sainte Monique offre un intéressant exemple des effets de l'ivrognerie sur une haute intelligence dont l'énergie parvient à triompher d'un vice héréditaire. La sainte conserva seulement quelques traces des excès commis pendant sa jeunesse ; son esprit déséquilibré se livra avec passion aux élans d'une imagination enfiévrée. Elle ne se dégagea pas complètement des superstitions païennes, elle semble, par exemple, bien peu orthodoxe, lorsque nous la voyons porter des viandes aux tombeaux des martyrs. Cette bizarre conception de la mort prouve que les mystiques eux-mêmes ont peine à imaginer ce que pourrait bien être une âme immatérielle.

Sainte Monique mourut âgée de cinquante-six ans.

Saint Augustin (354-430)

Le vieux proverbe : tel père, tel fils, serait plus près de la vérité si on le modifiait pour dire : telle mère, tel fils. Saint Augustin reproduit, en effet, dans l'histoire de sa vie morale, les phases successives par lesquelles sa mère avait passé. La sainte entraîna son fils dans ses rêveries théologiques, et lui communiqua son exaltation maladive.

Jeunesse débauchée

La jeunesse de saint Augustin s'écoula dans la débauche. « Il n'a pas seulement connu les troubles du cœur, mais encore les troubles de l'esprit » (1).

« Pendant les neuf années qui s'écoulèrent de la dix-neuvième à la vingt-huitième année de mon âge, dit-il dans ses *Confessions*, je fus à la fois trompeur et trompé, m'égarant moi-même et égarant les autres dans toutes sortes de passions... orgueilleux au dehors, superstitieux en cachette, partout victime de la vanité. »

(1) Paul Janet.

Son imagination surexcite sa sensibilité ; il pleure en lisant le récit de la mort de Didon, il pleure au théâtre sur des malheurs mythologiques. « Il connaît tous les plaisirs et toutes les douleurs des *passions défendues.* » Il les décrit avec complaisance. « Peut-être dans le charme de ces peintures hardies et trop fidèles, oublie-t-on un instant le repentir et l'expiation » (1).

Sans parler d'un *vol* de pommes, qui n'avait rien de bien grave, et dont le saint s'accuse avec un grand étalage de remords, les *Confessions* nous laissent entrevoir quelques vices honteux. Augustin se réforma par un superbe effort de volonté ; mais il ne put cependant échapper complètement à la terrible loi de l'hérédité. En s'éloignant de l'intempérance, il tomba dans le mysticisme.

Hallucination de l'ouïe

Un jour, dégoûté de lui-même et de sa vie déréglée, *il se roulait à terre*, comme Ulysse chez Circé, désespéré, en proie à une crise de larmes, lorsqu'il crut entendre une voix miraculeuse qui lui criait : « Prends et lis » (2).

Un livre se trouve sous sa main : Les Épîtres de Saint-Paul. Il l'ouvre au hasard et lit ces mots : « Ne passez pas votre vie dans les festins et les plaisirs de la table... et gardez-vous de satisfaire les désirs déréglés de la chair. »

Le jeune débauché se sentit devenir un autre homme. De ses anciens vices, il ne lui resta qu'une surexcitation maladive de l'imagination et une certaine tendance à faire prédominer le sentiment sur la raison.

« La démence peu avancée, dit le docteur Calmeil, peut se compliquer d'hallucinations, de fixité dans les idées, d'excitation, d'exaltation et même de fureur. » Saint Augustin n'est pas allé jusqu'à ce dernier terme, mais il a passé par tous les autres.

Il faut reconnaître tout d'abord la haute portée philosophique et morale de ce grand esprit. Orateur ardent et convaincu, saint Augustin défendit avec éloquence la cause des pauvres et des opprimés, contre l'impitoyable dureté des riches. Nommé évêque d'Hippone, il vendait les ornements de son église et les vases sacrés, pour secourir les indigents, pour délivrer des esclaves et racheter des captifs.

Il a écrit de très belles pages contre la torture « qui obligeait un innocent à avouer des crimes qu'il n'avait pas commis ».

---

(1) Paul Janet.

(2) Les hallucinations de l'ouïe sont fréquentes chez les descendants d'alcooliques.

Il regrettait la diversité des langues « qui rompt la société des hommes ; et la misère des guerres, même de celles qui passent pour les plus justes. »

Il reconnait que les gouvernements ont intérêt à tromper les peuples. « Les hommes d'État, dit-il, enseignent au peuple, sous prétexte de religion, des opinions dont ils savent la vanité, afin de les gouverner à leur gré ».

Il serait injuste d'adresser au saint un pareil reproche. Sa bonne foi est évidente, et pourtant il se contredit souvent lui-même.

Après avoir lu une pensée profonde, comme celle-ci : « Rien ne se peut créer, rien ne se peut anéantir », on s'étonne de le voir rechercher à quoi pouvait s'occuper Dieu *avant la création*.

Bien qu'il combatte avec ardeur le paganisme, il n'est pas parvenu à se débarrasser complètement des antiques croyances.

Superstitions

Pour lui, les dieux des Gentils ont une existence réelle, mais ce sont des démons ; tandis que les Anges, les Trônes, les Dominations, les Principautés et les Puissances sont des dieux bons.

A certaines époques, marquées par la Providence, les démons ont permission d'exercer leur fureur, mais les serviteurs de Dieu peuvent les conjurer par des exorcismes.

Il croit que des hommes peuvent être métamorphosés en loups, tout en avouant que « ces choses sont extrêmement rares ».

Quant aux malheureux, il leur conseille de prendre patience ; qu'ils attendent seulement jusqu'à l'an *six* mille. Nous aurons alors pendant mille ans le règne de la Justice. Réjouissons-nous, saint Augustin nous en apporte une « *preuve* » irréfutable, c'est un passage de l'Apocalypse de Saint-Jean : « Il vit un ange descendre du ciel, qui tenait la clef de l'abîme, et une chaîne. Et il prit le dragon, cet ancien serpent qu'on nomme le diable et Satan, et le lia pour mille ans. » Ainsi nous voilà bien tranquilles.

Mais gare à ceux qui vivront à la fin de ce bienheureux sixième millénaire ; ils verront Gog et Magog, que le diable suscitera alors contre l'Église. Urbain Gohier paraîtra un agneau à côté d'eux.

Saint Augustin nous apporte aussi des preuves tout aussi scientifiques de la fin du monde et du jugement dernier. Ces *preuves* sont tirées des Psaumes. Inclinons-nous !

Êtes-vous curieux de connaître en détail le protocole adopté pour la cérémonie de la Résurrection des morts ? Saint Augustin est très bien informé. Il connaît les supplices que doit souffrir le diable avec *tous ses complices.* — En seriez-vous, par hasard ? Lisez le vingt-et-unième livre de la *Cité de Dieu*, vous y apprendrez que les corps peuvent vivre éternellement dans le feu. En voulez-vous la *preuve ?* Vous n'ignorez pas que « le diamant ne peut être brisé ni par le fer, ni par le feu, mais seulement par du sang de bouc ». Alors !... Le vingt-deuxième Livre ressemble étonnamment aux réclames de nos charlatans. Ce ne sont que guérisons miraculeuses : C'est un pieux aveugle qui a recouvré la vue, c'est une femme pieuse qui avait un cancer au sein..., etc. Un médecin goutteux n'eut qu'à se faire baptiser pour voir disparaître son mal. Les paralysies, les hernies, ne résistent pas à un peu de terre sainte prise à Jérusalem.

Mais gardez-vous bien de confondre ces miracles avec ceux de la boutique voisine : « Les miracles des faux dieux ne méritent pas d'être crus ».

Questions subtiles

Villemain lui-même reconnaît que l'éloquence de saint Augustin est « entachée d'affectation et de barbarie... Son esprit subtil a souvent consumé dans des problèmes mystiques une force de sagacité qui suffirait aux plus sublimes conceptions ».

Pour ceux qui ont du temps à perdre, voici quelques échantillons des graves problèmes sur lesquels le saint se plaît à ergoter :

Il semble que Dieu, qui est la Bonté même, n'a pu créer que des choses bonnes. L'Écriture, après chaque ouvrage de Dieu, ajoute : Et Dieu vit que cela était bon... Comment Dieu a-t-il pu créer le diable ? — Fort heureusement, le galimatias est une précieuse ressource, dont les théologiens connaissent tout le prix. Voici la réponse de saint Augustin : « Dieu a créé toutes les natures, parce qu'il était bon ; il règle et ordonne les mauvaises volontés, parce qu'il est juste ; et, toutes mauvaises qu'elles sont, il se sert bien d'elles, quoiqu'elles-mêmes se servent mal de la nature, qui est toujours bonne. » C'est clair ! Et plus loin :

« La colère de Dieu ne trouble point son immuable tranquillité. » Quelle drôle de colère !

Autre grave question. Mathusalem a-t-il vécu encore quatorze ans après le déluge ? Cela me tourmente beaucoup, je l'avoue.

« Les enfants de Dieu qui épousèrent les filles des hommes dont naquirent les géants, étaient-ils des anges » ? Qu'en pensez-vous ?

Les enfants qui meurent dans le sein de leur mère ressusciteront-ils ? — Les enfants ressusciteront-ils aussi petits qu'ils étaient en mourant? — Pas du tout. La maman retrouvera son bébé âgé de trente ans. La taille de Jésus-Christ sera la mesure de celle de tous les hommes.

Si vous êtes trop gras ou trop maigre, « n'ayez aucune appréhension de rester ainsi pendant l'éternité ; les corps n'auront aucun défaut lors de la résurrection ». Don Quichotte et Sancho se ressembleront comme deux jumeaux. Enfin vous n'ignorez pas « qu'une côte fut tirée du flanc d'Adam pour faire une femme, mais je pense que vous ne savez pas pourquoi. Apprenez donc ce que c'est que le symbolisme : « C'était afin d'annoncer Jésus-Christ et l'Église. Ce sommeil d'Adam était la mort du Sauveur, dont le côté fut percé d'une lance sur la croix, et il en sortit du sang et de l'eau, qui sont les sacrements sur lesquels l'Église est édifiée. » Nous savions tous que l'Église a été bâtie dans le sang.

La subtilité de saint Augustin approche parfois de celle des Jésuites. Exemple : « Quand on trouve dans les livres sacrés une parole ou une action entièrement injuste, attribuée à Dieu ou à ceux dont l'Écriture loue la sainteté, il faut l'expliquer d'une manière figurée. Si le texte, pris à la lettre, défend de commettre un crime, il n'y a pas de figure ; si au contraire, il commande ce crime, c'est une figure » (1). Singuliers livres saints qui commandent des crimes !

Saint Augustin conseille aux prédicateurs de « ne pas imiter l'obscurité qui se rencontre dans quelques endroits de l'Écriture sainte ». Malheureusement il suit bien mal son propre conseil. Son livre sur l'immortalité de l'âme manque tellement de clarté qu'il en convient naïvement lui-même : « Ce livre est si obscur, dit-il... qu'il fatigue le lecteur et demande une si grande attention, qu'à peine puis-je l'entendre moi-même avec beaucoup d'application » (2). N'espérons donc pas le comprendre, nous autres qui ne sommes pas des saints.

Cette folie est malheureusement contagieuse ; elle a fait et fait encore un mal incalculable.

Le mariage

Voici quelques idées de saint Augustin sur le mariage :

« Avant Jésus-Christ, les plus continents pouvaient se marier, pour multiplier le peuple dont devait naître le Messie, mais à présent, ceux qui peuvent garder la continence, feront bien de ne pas se marier. C'est pour cette raison qu'autrefois il était permis à un homme d'avoir plusieurs femmes, ce qui a été ensuite défendu. »

Remarquez en passant que saint Augustin reconnaît ici l'*évolution*

(1) Tome VIII.
(2) *Ibid.*

de la morale, dont les lois n'ont rien d'absolu et changent selon les circonstances. Mais cette polygamie messianique nous semble singulière.

Névrose, vous dis-je, névrose religieuse !

Saint Augustin connaît la qualité des *corps glorieux*. Quant aux démons, ils ont des corps très subtils. « Ces démons peuvent prédire l'avenir, mais il est contre la religion de les consulter. »

Sainte Monique, comme son fils, croyait à la magie, aux apparitions, aux revenants, aux oracles des Sybilles, aux mystérieuses propriétés du nombre *six*, et autres billevesées.

« Toutes ces vérités, dit gravement le saint, nous sont enseignées par le Verbe. »

Des mots, des mots !

Croirait-on que, dans sa jeunesse, saint Augustin avait étudié les philosophes grecs ? Il a bien oublié leurs leçons. Quelle dégénérescence ! Il se demande « ce qui resterait de *bon*, si nous ne voulions croire que ce que nous comprenons ».

Cela semble pourtant assez raisonnable. « En dehors de la raison, il n'y a rien de bon dans la vie » (1).

S'il a foi dans des mensonges, en revanche il se refuse à admettre les vérités scientifiques. Il nie, par exemple, qu'il y ait des antipodes. Son fameux Verbe l'a bien mal renseigné. Il décrit en détail tous les supplices des damnés. — Où diable a-t-il appris tout cela ? Quelle imagination délirante ! Quel tissu d'impostures ! Vieux, le saint homme continue de mentir comme, jeune, il avait menti.

Les dévots trouvent cela sublime.

Contagion

La force de l'exemple d'un homme de génie déséquilibré est effrayante. « Des faibles d'esprit, en contact avec un délirant, sont immédiatement subjugués par la puissance de ses idées pathologiques et s'y convertissent aussitôt » (2).

Telle est l'origine de la plupart des religions.

Les observations de Max Nordau sur la formation des écoles esthétiques sont encore plus justes, lorsqu'il s'agit des sectes religieuses : « Un dégénéré proclame, sous l'effet d'une obsession, un dogme quelconque. Il le fait avec une éloquence violente et pénétrante, avec surexcitation, avec un manque d'égards furibond. D'autres

(1) Sophocle.
(2) Max Nordau.

dégénérés, hystériques, neurasthéniques, se réunissent autour de lui, reçoivent le nouveau dogme de sa bouche, et vivent à partir de ce moment pour le répandre. Tous les intéressés sont de bonne foi, le fondateur comme les disciples ».

La Foi aveugle

C'est saint Augustin qui a prononcé ce mot tristement célèbre : « JE CROIS PARCE QUE C'EST ABSURDE ». La Foi est en effet souvent le contraire du bon sens, et cette fanfaronnade de la démence religieuse a été répétée par les dévots, qui trouvent commode d'abriter la faiblesse de leurs raisonnements derrière l'autorité d'un homme de génie. Ceux qui gardent encore un certain respect pour la logique et la raison, verront dans la parole de saint Augustin une doctrine coupable ; et, s'ils s'étonnent de l'aberration maladive d'un aussi grand esprit, ils en découvriront la véritable cause dans le fait suivant, raconté, avec les atténuations de la piété filiale, par saint Augustin lui-même, dans ses *Confessions* (1) :

Cause de la dégénérescence mystique

« Et cependant ma mère, comme elle me l'a raconté elle-même, s'était laissée aller peu à peu au *goût du vin* : car ses parents l'envoyant chercher le vin à la cave, comme on a coutume de faire avec une fille sobre, lorsqu'elle avait plongé dans la cuve le vase ouvert par en haut, avant de le verser dans la bouteille, elle y goûtait du bout des lèvres, n'en prenant, il est vrai, qu'une petite quantité... mais en ajoutant chaque jour un peu plus à ce peu de vin qu'elle prenait, elle était arrivée à une telle *habitude*, qu'*elle buvait avec avidité des coupes de vin*... Un jour la servante avec laquelle elle avait coutume d'aller au cellier se disputant avec sa jeune maîtresse, comme il arrive souvent, et étant seule avec elle, lui reprocha ce défaut honteux et l'injuria en l'appelant ivrognesse... Blessée par cet aiguillon, elle jeta les yeux sur la laideur de son péché et s'en corrigea » (2).

L'esprit de saint Augustin était à tel point faussé par le mysticisme qu'il se fit scrupule devant Dieu de pleurer sa mère, morte saintement. — La névrose religieuse oblitère tous les sentiments humains. — Sa vieillesse se consuma en recherches inutiles et bizarrement subtiles. L'idée de Dieu était devenue chez lui une véritable obsession.

---

(1) Je remercie le docteur Jacquet, qui m'a signalé ce passage intéressant.
(2) *Confessions*, livre IX, chap. VIII.

Adéodat meurt jeune

Quant à son fils Adéodat, « l'enfant de son péché », qu'il avait eu d'une de ses maîtresses, il montra une intelligence précoce. « La grandeur de son esprit, dit saint Augustin, me causait une sorte d'épouvante. »

Ce petit prodige mourut jeune, en 309.

Toujours la loi fatale de l'hérédité (1)!

MAHOMET

570-632

Lorsqu'un homme est doué d'une intelligence et d'une volonté supérieures, si la tare héréditaire n'est pas chez lui trop profonde, un phénomène curieux se produit parfois. On voit l'attrait instinctif qui l'entraînait vers l'intempérance se transformer en répulsion violente, en horreur du vin. Il a conscience du danger; sa raison s'unit à l'instinct de la conservation pour l'en préserver.

Tel est, semble-t-il, le cas que nous présente un homme de génie, l'illustre fondateur d'une grande religion, Mahomet. Aucun législateur, aucun pape, n'a compris aussi bien que lui l'importance morale et sociale de la sobriété.

Tandis que nos bénédictins, nos trappistes et nos chartreux encouragent imprudemment l'alcoolisme, le sage prophète a interdit à ses disciples l'usage même du vin; et les Turcs, à ce régime, ne semblent pas avoir perdu leurs forces physiques.

« Je vous le dis encore, ignorants imbéciles, à qui d'autres ignorants ont fait accroire que la religion mahométane est voluptueuse et sensuelle, il n'en est rien; on vous a trompés sur ce point comme sur tant d'autres.

« Chanoines, moines, curés même, si on vous imposait la loi de ne manger ni boire depuis quatre heures du matin jusqu'à dix heures du soir, pendant le mois de juillet, lorsque le carême arriverait dans ce temps, si on vous défendait de jouer à aucun jeu de hasard, sous peine de damnation, si le vin vous était interdit, sous la même peine..., s'il vous était enjoint de donner au moins deux et demi pour cent de votre

(1) La vie de saint François d'Assise présente à peu près les mêmes phases successives que celle de saint Augustin.

revenu aux pauvres..., en bonne foi, oseriez-vous appeler cette religion sensuelle » (1)?

J'entends déjà l'objection qu'on va faire à cette spirituelle boutade de Voltaire : Les Musulmans, qui passent pour ne pas boire de vin, sont pourtant aussi superstitieux et aussi cruels que les sectateurs des autres religions. La réponse est facile : même sans parler de l'opium et du haschich, qui procurent une ivresse dangereuse, il faut beaucoup rabattre de la bonne opinion qu'on se fait de la sobriété des Arabes.

Lorsque Mahomet proscrivit l'intempérance, il se posait en réformateur. Il avait pu observer combien les habitudes d'ivrognerie étaient fréquentes et invétérées chez ses compatriotes. La preuve en est qu'il jugea nécessaire de leur adresser cette sage recommandation :

« O croyants, ne priez point lorsque vous êtes ivres » (2).

Mahomet lui-même avait probablement éprouvé les entraînements des mauvais instincts héréditaires. Doué d'intelligence et de conscience, il eut la force de réagir contre ces impulsions funestes, et l'habileté d'imposer les sages conseils de l'hygiène comme des prescriptions divines.

Cependant, le vin de palme ne fut pas défendu. « La casuistique mahométane, souple et agile comme sa sœur chrétienne, sait distinguer entre l'ivresse hétérodoxe, stigmatisée par le prophète, et l'ivresse orthodoxe, que produisent des boissons auxquelles la vigne maudite est restée étrangère » (3).

Traces de dégénérescence

Pendant son enfance, Mahomet fut sujet à une maladie qu'on attribua à l'action du démon, mais qui n'était autre que l'*épilepsie*. Notez encore que les trois fils du Prophète *moururent en bas âge*, puis rapprochez ces faits des observations récentes des médecins sur les maladies héréditaires et la mortalité chez les descendants de parents alcooliques ; alors les préceptes du Coran vous paraîtront inspirés et justifiés par l'expérience personnelle du Prophète.

Prescriptions hygiéniques

Au début, il hésite encore :

Ch. II, 216. — « Ils t'interrogeront sur le vin et le jeu. Dis-leur : Dans l'un comme dans l'autre il y a du mal et des avantages pour les hommes, mais le mal l'emporte sur les avantages. »

(1) Voltaire, *Dictionnaire philosophique*. — Mahométans.
(2) Le *Coran*, ch. IV, 46.
(3) Dr Letourneau, *Sociologie*, p. 38.

Puis au chapitre V, sa conviction s'étant affermie, la défense devient formelle :

92. — « O croyants ! le *vin*, les jeux de hasard, les statues... sont une abomination inventée par Satan : abstenez-vous-en et vous serez heureux ».

93. — « Satan désire exciter la haine et l'inimitié entre vous par le vin et le jeu, et vous éloigner du souvenir de Dieu et de la prière. Ne vous en abstiendrez-vous pas »?

Cependant le Prophète connaît trop bien les goûts de ses fidèles pour ne pas leur faire espérer une compensation imaginaire après la mort :

Ch. XLVIII, 16. — « Voici le tableau du Paradis qui a été promis aux hommes pieux : des ruisseaux dont l'eau ne se corrompra jamais, des ruisseaux de lait dont le goût ne deviendra jamais aigre, des *ruisseaux de vin*, délices de ceux qui en boiront ».

Ainsi, soyez sobres ici-bas, vous vous griserez à votre aise en Paradis.

Cruauté

Si Mahomet combattit avec succès l'ivrognerie, il n'essaya même pas de guérir ses disciples ni lui-même des instincts de férocité guerrière, dont la cause lointaine doit être cherchée aussi dans l'intempérance des ancêtres.

Intolérant comme tous les fanatiques, Mahomet, quand il s'empara de la Mecque, en 630, détruisit les idoles de la Kaaba.

Morale

Quant à la morale du Coran, elle est à peu près identique à celle de l'Évangile. « Il n'y a guère de religion dont les préceptes moraux ne soient excellents. » Mais « la longue domination des Turcs et leur régime politique ont abaissé la moralité des Orientaux » (1).

Les Derviches tourneurs

La névrose religieuse que nous avons vue naître en Phrygie s'est perpétuée jusqu'à nos jours par tradition chez les *derviches hurleurs* et *tourneurs*, dont les danses bizarres ont pour but de produire l'extase mystique.

(1) Dr Gustave Lebon, *La Civilisation des Arabes*.

Ces modernes Corybantes s'étourdissent aux sons d'une musique singulièrement énervante : « Le thème aigu des flageolets sautille sans cesse sur le roulement des tambourins et sur la basse ronflante d'une sorte de violoncelle qui marque le rythme » (1).

Théophile Gautier raconte qu'en voyant et en écoutant les derviches, il commençait à balancer sa tête d'une épaule à l'autre, « cédant à la puissance d'incantation et d'évocation de cette musique d'un effet si pénétrant ».

En Orient, comme chez nous, l'épilepsie, la férocité et le mysticisme se sont perpétués par la puissance de l'atavisme.

« L'homme, dit le docteur G. Lebon, est le jouet inconscient de bien des maîtres ; mais les plus tyranniques, ceux qu'il passe sa vie à implorer et à craindre, pour lesquels il s'agite dans le sang et les larmes, et a livré les guerres les plus meurtrières, et commis les crimes les plus horribles, ces maîtres souverains sont des ombres fugitives, habitant le monde des illusions et celui des rêves » (2).

---

(1) Dr Gustave Lebon. *La Civilisation des Arabes.*
(2) *Ibid.*

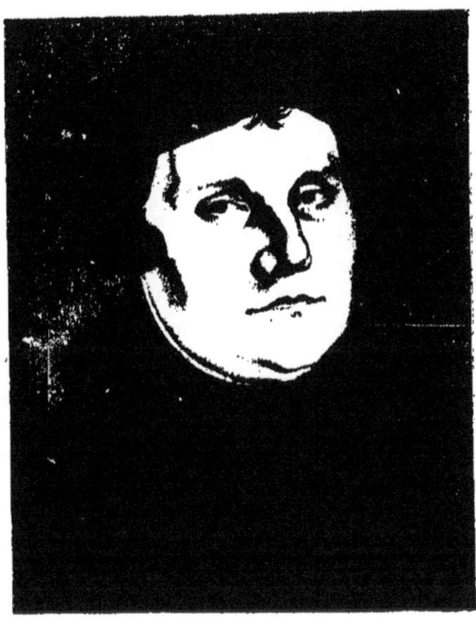

Martin Luther, d'après LUCAS CRANACH
(Musée de Florence)

XVI. — MARTIN LUTHER (1483-1545)

La Réforme. — Le Socialisme au XVIe siècle. — Les Maladies du sentiment religieux

Il serait maladroit et inexact d'exagérer les conséquences immédiates de l'ivresse. Les faits venant démentir nos conclusions, le lecteur pourrait croire que nous avons seulement voulu l'effrayer. Il est vrai que certains hommes, exceptionnellement robustes, ont pu vivre jusqu'à un âge avancé, malgré des habitudes d'intempérance.

« Il y a des personnes qui, en rendant l'ivresse en quelque sorte méthodique, réussissent pendant le cours d'une longue carrière, non seulement à se mettre à l'abri de ses plus graves inconvénients, mais parviennent encore à diriger avec une grande habileté des affaires du plus haut intérêt. »

Le docteur Rochoux cite les noms de Fox et de Pitt. « La même remarque, dit-il, s'applique à *Luther* que des libations habituelles, bien propres à entretenir sa crainte du diable, n'ont pas empêché de conduire la Réforme à bonne fin » (1).

---

(1) Dr Rochoux, *Dictionnaire de Médecine*, au mot Ivresse.

Luther fut en effet un grand buveur devant l'Éternel ; nous verrons que son intempérance n'a pas été sans action sur son humeur et sur la santé de son cerveau.

Il faudrait pouvoir suivre pendant plusieurs générations les descendants des buveurs, avant d'oser affirmer l'innocuité de leur vice.

Luther n'est point un buveur de bière. « Il est du pays de la vigne, du pays de sa mère, née sur les côteaux de Wurtzbourg. » Il eut « des chaleurs subites à la tête et au cœur, de superbes colères. Mais le meilleur homme du monde » (1).

Le réformateur, malgré l'admirable vigueur de son grand esprit, laisse voir quelques traces de dégénérescence héréditaire : la colère, l'exaltation, la peur de la mort et du diable sont des symptômes que nous connaissons déjà (2).

Enfance de Luther

Luther était fils d'un pauvre bûcheron qui parvint à acquérir des mines à Mansfeld.

Sa mère, femme supérieure par l'intelligence et les vertus, se montra parfois d'une sévérité extrême. On s'étonne de voir une personne d'une aussi haute valeur morale, se laisser aller par moments à des accès de colère furieuse, sans raison ; on se demande s'il ne faut pas reconnaître là une trace de dégénérescence bachique héréditaire ? Luther raconte qu'il était traité très durement : « Mon père me battit un jour si fortement que je pris la fuite et qu'il ne put me ramener que par des caresses ; une autre fois ma mère me frappa jusqu'au sang pour une misérable noix que j'avais dérobée. Ces chers parents avaient certes les meilleures intentions, mais ils ne savaient pas discerner les caractères des enfants et punissaient sans aucune mesure. »

Ce trait du caractère de ses parents explique pourquoi, plus tard, l'intempérance exaspéra chez le grand réformateur une tendance à la colère, qu'il avait reçue en héritage.

Une instruction élémentaire lui fut donnée à Mansfeld, mais il s'y trouvait presque entièrement privé de ressources. « Qui l'eût vu, tout enfant, pauvre écolier, à Mansfeld, à Magdebourg, à Eisenach, souvent sans un *groschen* dans son escarcelle, allant de porte en porte en chantant quelques *lieder* pour implorer un peu de pain par charité, qui l'eût vu, après la classe, chez la bonne dame Ursule, sa bienfaitrice, avec son luth et sa flûte, qui ne le quittaient guère, et ses livres d'école primaire,

(1) Michelet.

(2) La plupart des détails bibliographiques qui suivent sont extraits des études de Hœfer, de Henri Martin, de Michelet, d'Alfred Maury et de M. J. Soury.

comme nous dirions ; qui eût vu ce petit, sans famille, loin de ses frères et de ses sœurs, doux et triste, pensant souvent à son père Hans et à sa chère mère Grethe ; oui, qui eût vu Luther à cette époque de sa vie aurait pu admirer la simplicité sérieuse et candide avec laquelle cet enfant comprenait et pratiquait le devoir » (1).

« A dix-huit ans, il vint à l'Université d'Erfurt, mais la philosophie le conduisit bientôt à la théologie » (2).

Maladie nerveuse

Vers l'âge de vingt ans, Luther fut atteint d'une maladie grave, sorte de *fièvre nerveuse* qui laissa des traces profondes de ses ravages.

Le convalescent tomba dans une sombre *mélancolie.* Il est permis de supposer que le remords de quelque faute entrait pour une part dans cet état d'âme. Luther avait vu son ami Alexis, frappé de la foudre à ses côtés, et la commotion qu'il ressentit avait ébranlé fortement ses nerfs. La *peur de l'enfer* le saisit, il pensa qu'il ne serait sauvé qu'en se faisant moine.

Le couvent

« En effet, dans la nuit du 17 juillet 1505, il vint frapper à la porte du couvent des frères ermites de l'ordre de saint Augustin, à Erfurt, où il entra contre la volonté de son père et de ses amis » (3). Le mysticisme affaiblit et parfois détruit entièrement le respect dû à l'autorité paternelle et les sentiments les meilleurs de notre nature.

« Il entre au cloître, mais comment ? Avec sa musique d'une part, de l'autre son Virgile et les comédies de Plaute. Ris, bon jeune homme, cela te soutiendra. Mais il y ajoute Platon » (4), le père des folles rêveries spiritualistes.

Les tentations de la chair « qui ont bien leurs ennuis », dit Luther, furent ses moindres angoisses ; « il avait abordé la théologie par cette face sinistre qui a jeté tant d'âmes dans le désespoir et la folie » (5).

Pendant près de quinze ans, il se livra à des mortifications aussi dangereuses pour la santé de l'intelligence que pour celle du corps, jeûnant, veillant et priant, convaincu que ces pratiques absurdes lui feraient gagner le ciel. Un jour on le trouva évanoui dans sa cellule.

Bientôt il fut consacré prêtre, mais le remords le poursuivait tou-

(1) J. Soury.
(2) Hœfer.
(3) *Ibid.*
(4) Michelet.
(5) Henri Martin.

jours. « Tu es fou, lui dit son vieux confesseur, Dieu n'est pas mécontent de toi, c'est toi qui es mécontent de lui. »

La névrose mystique se transmet à travers les siècles. Les écrits obscurs de saint Augustin devinrent l'objet des méditations de Luther. Il fut nommé professeur de philosophie, mais la théologie seule l'intéressait. Quand il se mit à prêcher, ses sermons passionnés attirèrent un nombreux auditoire.

Voyage à Rome

En 1510, chargé d'une mission importante auprès du pape, il partit pour Rome. « Dès qu'il vit la ville éternelle, il la salua en se prosternant et s'y *traînait à genoux* pour gagner des indulgences. »

Alors, comme aujourd'hui, les mœurs du clergé n'étaient pas édifiantes : « J'ai vu à Rome, dit Luther, quelques cardinaux qui passaient pour des saints, parce qu'ils se contentaient du commerce avec les femmes. »

Jules II, qui venait de succéder à Alexandre VI Borgia, de triste mémoire, n'était pas un modèle de vertu. Ce voyage ouvrit les yeux du futur réformateur.

La foi et les œuvres

A son retour, Luther fut nommé docteur en théologie et sa renommée se répandit bientôt dans toute l'Allemagne : mais son mysticisme n'était pas sans soulever quelques objections. Le duc Georges de Saxe se montra peu édifié d'un sermon qu'il venait d'entendre : « Enseigner au peuple, s'écria-t-il irrité, que la foi est tout et que les œuvres ne sont rien, c'est lui assurer l'impunité de ses fautes ; quelle abominable doctrine ! »

« Avec un petit mot, une équivoque, la liberté devenait servitude : l'équivoque du mot *œuvres*. — L'homme est-il sauvé par les œuvres ? — Oui, disait le philosophe, entendant les œuvres de vertu. — Oui, disait le papiste, entendant les œuvres pies, messes ou cierges brûlés, macérations, pèlerinages, ou, ce qui remplace tout, l'indulgence de Rome et l'argent.

« Chose curieuse, le pape recommandait les œuvres, et tout s'était réduit aux œuvres de la caisse. Luther dispense des œuvres, et elles recommencent, les vraies œuvres morales, celles de pitié et de vertu » (1).

---

(1) Michelet.

Les indulgences

Cependant, Léon X, pour subvenir à ses besoins de luxe et de magnificence, cherchait un moyen de se procurer beaucoup d'argent. Il eut recours à la vente des indulgences.

« C'était un négoce de plus, une nouvelle marchandise de la grande boutique » (1).

Le dominicain Tetzel en fit un trafic impudent. Il parcourait l'Allemagne avec une grosse caisse portant cette inscription :

DÈS QUE L'ARGENT DANS LA TIRE-LIRE TOMBE,
AUSSITÔT L'AME AU PURGATOIRE MONTE.

Luther en fut scandalisé.

Il afficha sur les portes de l'église de Wittemberg ses quatre-vingt-quinze propositions contre les indulgences. « Pièce originale, éloquente, d'une verve mordante, chaleureuse et satirique. Jamais la théologie n'avait parlé sur ce ton. Nulle banalité. Tout sortait d'une indignation loyale et des entrailles même du peuple » (2).

Je ne suivrai pas le grand réformateur dans ses disputes théologiques, mais il faut bien constater son *intolérance* et la *violence* de son caractère, les *injures* grossières dont il accable ceux qui ne sont pas de son avis. Tetzel avait fait brûler les thèses de Luther. — A Wittemberg les thèses de Tetzel furent *brûlées* sur la place publique. Cette manière de raisonner n'a jamais rien prouvé.

Idées de Luther

Quelques-unes des idées de Luther sont, il est vrai, pleines de justesse et de bon sens. Il dit, par exemple, que la communauté chrétienne doit être un royaume spirituel.

« La vraie chrétienté est la communauté des âmes qui ont une même croyance. Quant à ce christianisme que l'on fait consister dans la pompe des offices, dans le pallium, la chasuble, les litanies, les gestes, les cérémonies, ... je défie tous les théologiens de me citer une syllabe de l'Écriture Sainte qui prouve que ce christianisme-là soit d'institution divine. »

Il combat les vœux monastiques.

« Il abandonne la confession, la chose qui fait la force du prêtre, et

(1) Michelet.
(2) *Ibid.*

sa très intime joie, la chose pour laquelle tout jeune homme se fera prêtre, — savoir le secret de la femme. »

« Je vous le dis en vérité, cet homme-là du prêtre n'a que l'habit. Où trouvera-t-on jamais un homme ayant cette puissance, qui veuille s'en dépouiller? » (1).

Mais « Luther éprouve pour les sciences naturelles une aversion insurmontable ». Aristote est pour lui l'ennemi du Christ. A cet égard, il reste un homme du Moyen-Age. « Il n'est point de livres, dit-il, auquel j'aie moins cru qu'à la *Météorologie* d'Aristote, car elle est fondée sur ce principe, que tout dans la nature arrive par des causes naturelles ». Un exemple :

« Tout ce qu'on peut dire avec certitude de l'arc-en-ciel, suivant Luther, c'est qu'il annonce qu'il n'y aura plus de déluge... Les météores lumineux sont l'œuvre de Dieu ou des démons. Les couleurs de l'arc-en-ciel ont été disposées par Dieu pour que le bleu de mer nous rappelât sa colère passée, et la couleur de feu, le jugement dernier. » Cette façon d'étudier la nature ne paraît pas très scientifique.

Il semble que c'est à Copernic que Luther fait allusion dans ce passage : « On fait mention d'un nouvel astronome qui veut prouver que c'est la Terre qui tourne, et non point le ciel ou le firmament, le Soleil et la Lune. — Ainsi va le monde aujourd'hui. Quiconque veut être habile ne doit pas se contenter de ce que savent les autres. Le sot veut changer tout l'art de l'astronomie, mais, comme le dit la Sainte Écriture, Josué commanda au Soleil de s'arrêter, et non à la Terre. » On le voit, c'est l'argument même dont, un siècle plus tard, l'Inquisition romaine se servira contre Galilée (2).

Luther conserve de nombreuses superstitions. Il croit que le corps et le sang du Christ sont réellement contenus dans le pain et le vin du sacrement.

Il affirme la réalité du purgatoire :

« Moi je vous déclare qu'il faut y croire ; il est *certain* (qu'en sait-il?) que les âmes du purgatoire souffrent des douleurs infernales, et que pour les secourir nous devons prier, jeûner, faire des aumônes, etc. »

Dans une lettre très respectueuse adressée à Léon X, Luther proposa de se rétracter, mais sous certaines conditions, très acceptables d'ailleurs et qui ne touchaient en rien aux dogmes. Si ces conditions eussent été agréées, des flots de sang auraient été épargnés (3).

(1) Michelet.
(2) J. Soury.
(3) Hœfer.

Portrait de Luther

Dans la fameuse *Disputation de Leipzig*, Eck eut Luther pour antagoniste. « Ils criaient de manière à faire tinter les oreilles de leurs auditeurs. Ces conférences passionnées étaient assourdissantes. »

Pflug a tracé la silhouette des jouteurs : « Martin, dit-il, a une voix sonore; il est de taille moyenne, jeune, alerte, souriant... il est caustique, mordant et se laisse facilement aller à des invectives. »

Michelet donne ainsi en quelques mots le portrait de Luther : « Il était extrêmement maigre alors, avec la tête carrée, plus carrée que gracieuse, de la vraie race allemande. Ses yeux, il est vrai, étaient admirables; il y roulait constamment des éclairs joyeux et terribles, comme la foudre rit au haut des cieux. »

Violences de langage

Depuis ce moment, Luther devient très irritable. Son langage est violent, passionné; il ne parle plus de ses adversaires qu'en termes méprisants et injurieux.

La grossièreté des injures était à la mode en ce temps-là. Thomas Morus écrivant contre Luther l'appelait : « Révérend frère buveur, père déserteur, bacchante, indocte docteur, etc., etc., et l'engageait à ravaler ses excréments *(et sua relingat stercora)*. Luther appelait le docteur Eck un âne et Henri VIII un porc » (1). Il faut avouer que cette dernière expression n'a que le défaut d'être un peu faible pour peindre le personnage.

« Luther s'élève avec énergie contre les richesses des prélats, et excite habilement la cupidité des nobles, qui ne demandaient qu'un prétexte pour s'emparer des biens du clergé. »

Une bulle d'excommunication fut lancée contre le réformateur. Il la jeta au feu.

« Ne gardant plus désormais aucun ménagement, il se livra à toute l'impétuosité de son caractère » (2). Cité à comparaître à la diète de Worms, il n'hésita pas à se mettre en route. Tous ses amis tremblaient pour lui.

« Scène sublime que cette diète de Worms, où l'homme que tous favorisaient, mais dont nul encore n'osait s'avouer protecteur, vint seul, porté sur le cœur et dans les bras de l'Allemagne, si ferme, si modeste et si grand. Tous, amis et ennemis, voulaient l'empêcher

(1) Marc Monnier, *La Renaissance*.
(2) Hœfer.

d'arriver et lui rappelaient Jean Huss : J'irai, dit-il, y eût-il autant de diables que de tuiles sur les toits » (1).

Après une longue délibération, Luther, pressé de se rétracter, insista sur la nécessité de prendre l'Écriture pour arbitre suprême : « Autrement, disait-il, je ne puis ni ne dois rien rétracter, et il serait dangereux d'agir contre ma conscience. »

Luther à la Wartbourg

A son retour, Luther fut enlevé, un soir, par deux chevaliers masqués qui le transportèrent à la Wartbourg, château célèbre de Saxe. Cet enlèvement le mettait à l'abri de ses ennemis. C'est là qu'il commença de traduire la Bible en langue vulgaire, en dialecte haut-saxon. « Cette traduction est un chef-d'œuvre : elle créa en Allemagne une langue et une littérature nationales » (2).

« De mai à septembre, ce désert fut un paradis. Luther courait des journées entières à travers champs, dans les bois. Une simple violette le jetait dans des ravissements sans fin. Seul dans cet éden en fleurs, le pauvre moine éprouvait des sensations étranges. Il souffrait horriblement : il était très malade. Il décrit souvent son mal à Mélanchthon en des termes trop naïfs pour être traduits. Le bon disciple envoyait au docteur toute sorte de pilules et d'onguents ; mais rien n'y faisait. La table de Luther à la Wartbourg, fournie de gibier et couverte de flacons de *vin du Rhin*, était bien pour quelque chose dans ces souffrances physiques. « Voilà huit jours que je n'écris rien, que je ne prie pas, que je n'étudie pas, torturé et par les tentations de la chair et par d'autres ennuis... Je ne puis supporter ce mal plus longtemps... Ma chair indomptée me brûle d'un feu dévorant. Moi qui devrais être consumé par l'esprit, je me consume de désirs charnels... Je ne suis que luxure, paresse, oisiveté, somnolence. » Luther se laissait vivre. Il ne luttait plus. A quoi bon ? Il se sentait comme emporté à la dérive dans un océan de péchés » (3).

Hallucinations

« Ce fut une poétique époque dans sa vie que cet exil de la Wartbourg, sa Pathmos, comme il l'appelle. En proie à de vives ANGOISSES physiques et morales, assiégé de doutes et de scrupules, troublé par des VOIX INTÉRIEURES, qu'il prenait pour la voix de Satan, il calmait par la musique son âme tourmentée » (4).

(1) Michelet.
(2) Hœfer.
(3) J. Soury.
(4) Henri Martin.

Le diable

« C'est à la Wartbourg que Luther *jeta son encrier à la tête du diable;* on en montre encore aujourd'hui la trace... Il est certain que celui qui avait jeté le doute dans la conscience du monde, croyait aux *sortilèges*, que celui qui niait l'autorité du pape, affirmait la puissance de Satan » (1).

« Satan joue, dans la vie intime de Luther, le rôle le plus étrange : l'impitoyable réformateur, qui fit main basse sur tant de dogmes, ne révoqua jamais en doute les croyances du Moyen-Age sur l'intervention matérielle du diable dans les événements de cette vie. Il se croyait sans cesse aux prises avec Satan, disputait avec lui et le mettait en fuite, non par les formules consacrées de l'exorcisme, mais par de grosses injures. Il croyait que toutes les maladies étaient causées par la malice des démons, que les vents étaient de bons et de mauvais esprits, que les somnambules étaient des gens promenés par le diable pendant leur sommeil, etc. » (2)

Pour Luther, le diable est partout; c'est le prince de la terre : il est dans l'air que nous respirons, dans le pain que nous mangeons. Il voyait le diable presque dans la mouche qui se posait sur son nez ou sur la Bible : « Je suis, disait-il, grand ennemi des mouches, parce qu'elles sont l'image du diable et des hérétiques. Lorsque j'ouvre un bon livre, les mouches accourent, se posent et se promènent dessus, comme si elles voulaient dire : « Nous sommes là et nous souillons ce livre de nos « excréments. » Le diable agit de même ; lorsque nos cœurs sont le plus purs, il vient et les souille » (3).

LE SOCIALISME AU XVIe SIÈCLE

« Lorsque la grande parole de Luther éclata, les classes opprimées n'entendirent point en vain retentir à leurs oreilles le nom de la liberté chrétienne : elles conclurent de l'égalité devant Dieu à l'égalité devant les hommes, et l'insurrection sociale éclata soudain au travers de la réforme religieuse » (4).

Cet admirable mouvement fut paralysé par les mêmes causes qui

(1) Hœfer.
(2) Henri Martin. *Hist. de France*, 7, 531.
(3) *Propos de table*.
(4) Henri Martin.

ont toujours retardé le progrès : l'ivrognerie, le vandalisme, la cruauté, la luxure et le fanatisme.

Les Anabaptistes

Les Anabaptistes croyaient à la nécessité d'un second baptême, n'accordant avec raison aucune valeur à des engagements pris au nom d'une personne qui n'en a pas eu connaissance. C'est en effet par un abus de l'autorité paternelle et par un attentat contre la liberté individuelle, qu'un enfant est inscrit de force dans une secte religieuse.

S'ils croyaient à l'inspiration divine des Livres saints, les Anabaptistes laissaient du moins à chacun la liberté d'interpréter la Bible selon sa conscience. Ils condamnaient la guerre, l'emploi des châtiments corporels, et n'admettaient d'autre pénalité que l'expulsion de la communauté. Ils prêchaient, avec la souveraineté du peuple, la communauté des biens, l'abolition des dîmes, des redevances, des corvées personnelles qui pesèrent si lourdement sur le peuple jusqu'à notre grande Révolution.

A Zurich, Zwingli rejetait de la religion toute idée mystique, toute croyance superstitieuse au surnaturel.

« A Cologne, les ouvriers se plaignaient de la concurrence que leur faisaient les moines. Ceux-ci fabriquaient en effet de la toile et du drap, qu'ils pouvaient vendre à plus bas prix, n'ayant point à payer les impôts qui frappaient la classe ouvrière. Certaines maisons ecclésiastiques se livraient aussi à la vente du vin en détail, dont elles retiraient de gros bénéfices, nouveau grief du peuple contre le clergé » (1). Les moines furent les premières victimes des vices qu'il avaient propagés. Pris de peur, ils livrèrent leurs métiers à tisser et fermèrent leurs débits de vin.

Guerre des paysans

Les paysans de la Haute-Souabe s'étaient révoltés. « Leur réclamation, dans sa barbarie naïve, restera comme un monument de modération courageuse » (2). La voici :

Doléance et demande amiable de toute la réunion des paysans, avec leurs prières chrétiennes. Le tout exposé brièvement en douze articles principaux.

I. En premier lieu, c'est notre humble demande et prière à nous tous, c'est notre volonté unanime, que désormais nous ayons le pouvoir et le droit d'élire et choisir nous-mêmes un pasteur ; que nous ayons

(1) A. Maury.
(2) Michelet.

aussi le pouvoir de le déposer, s'il se conduit comme il ne convient point.

II. Nous voulons payer la dîme légitime, afin de fournir au pasteur élu de quoi l'entretenir lui et les siens convenablement, et ce qui restera, on doit en user pour soulager les pauvres. Quant à ceux qui se sont approprié la dîme de leur propre autorité, eux ou leurs ancêtres, nous ne leur devons rien. Quant aux redevances (en bétail ou gibier) nous ne les acquitterons en aucune façon : car Dieu a créé les animaux pour être librement à l'usage de l'homme. Nous estimons cet impôt illégitime, c'est pourquoi nous cesserons de le payer.

IV. Il est contraire à la justice et à la charité, que les paysans n'aient aucun droit au gibier, aux oiseaux et aux poissons des eaux courantes; de même, qu'ils soient obligés de souffrir, sans rien dire, l'énorme dommage que font à leurs champs les bêtes des forêts.

V. Les bois et forêts doivent revenir à leur propriétaire originaire, qui est la commune. Chaque habitant doit avoir le droit d'y prendre le bois qui lui sera nécessaire, au jugement des prud'hommes.

X. Que les champs et pâturages distraits des biens de la commune, autrement que par une vente équitable, retournent à la commune.

Dans les autres articles, les paysans déclarent ne plus vouloir être traités comme la propriété de leurs seigneurs. Ils protestent contre les corvées « qui deviennent chaque jour plus accablantes », contre les impôts trop lourds, « afin que le paysan ne travaille pas en vain », contre la partialité des juges, « afin qu'on ne favorise personne » ; enfin ils déclarent adhérer d'avance à tout article nouveau, conforme à l'Écriture, c'est à-dire, selon les idées de ce temps, à la Justice.

Luther était alors la plus haute personne morale de l'Allemagne, il fut choisi comme arbitre par les deux partis et son *Exhortation à la paix* est peut-être le plus admirable de tous ses écrits. Il a été ému de pitié, et tout en donnant aux paysans des conseils de modération et de résignation, tout en les bâmant d'avoir recours à la violence, il laisse deviner que c'est à eux que vont ses sympathies.

« *Exhortation à la paix*, — en réponse aux douze articles des paysans de la Souabe, et aussi contre l'esprit de meurtre et de brigandage des autres paysans ameutés (1).

« D'abord nous ne pouvons rendre personne responsable de tout ce désordre et de ce soulèvement, si ce n'est vous, princes et seigneurs, vous surtout, aveugles évêques, prêtres et moines insensés, qui restez

(1) Si Luther vivait, les reproches qu'il adressait alors aux princes et seigneurs, il les jetterait à la face des patrons de nos grandes usines.

endurcis dans votre perversité. Vous êtes les bourreaux et les sangsues des pauvres gens, vous immolez tout à votre luxe et à votre orgueil effrénés, jusqu'à ce que le peuple ne veuille ni ne puisse vous endurer davantage. Vous avez déjà le glaive à la gorge, et vous vous croyez si fermes en selle, qu'on ne puisse vous renverser. Vous vous casserez le col avec cette sécurité impie.

« C'est vous, ce sont vos crimes que Dieu veut punir. Chers seigneurs, au nom de Dieu, reculez un peu devant la colère que vous voyez déchaînée... Mettez un terme à vos exactions, faites trêve à cette âpre tyrannie... N'engagez pas la lutte avec les paysans, vous ne pouvez pas savoir comment cela finira. Employez d'abord la douceur, de peur qu'une faible étincelle, gagnant tout autour, n'aille allumer, par toute l'Allemagne, un incendie que rien n'éteindrait.

« Les paysans ont dressé douze articles, dont quelques-uns contiennent des demandes si équitables, qu'elles vous déshonorent devant Dieu et devant les hommes.

« L'autorité doit permettre à chacun d'enseigner et de croire ce qui bon lui semble, *que ce soit Évangile ou mensonge*. C'est assez qu'elle défende de prêcher le trouble et la révolte.

« Les autres articles, qui touchent l'état matériel des paysans : droits de décès, augmentation des corvées, etc., sont également justes. Car l'autorité n'est point instituée pour son propre intérêt, ni pour faire servir les sujets à l'assouvissement de ses caprices et de ses mauvaises passions, mais bien pour l'intérêt du peuple. Or on ne peut supporter plus longtemps vos criantes exactions.

« A quoi servirait-il au paysan de voir son champ rapporter autant de florins que de brins d'herbe et de grains de blé, si son seigneur le dépouillait dans la même mesure, et dissipait, comme paille, l'argent qu'il en aurait tiré, l'employant en habits, châteaux et bombances ? Ce qu'il faudrait faire avant tout, ce serait de couper court à tout ce luxe, et de boucher les trous par où l'argent s'en va, de façon qu'il en restât quelque chose dans la poche du paysan...

« Exhortation aux deux partis. — Renoncez, je vous en supplie, à la violence ; autrement vous couvrirez toute l'Allemagne d'un carnage horrible, et cela n'aura pas de fin.

« Vous, seigneurs, vous avez contre vous l'Écriture et l'histoire, elles vous enseignent que la tyrannie a toujours été punie. Vous êtes vous-mêmes des tyrans et des bourreaux. Vous, paysans, vous avez contre vous l'expérience. Jamais la révolte n'a eu une bonne fin. Qui prend l'épée périra par l'épée. Quand même vous vaincriez tous les nobles, vainqueurs des nobles, vous vous déchireriez entre vous, comme des bêtes féroces...

« A quoi vous servira-t-il de laisser après vous un pays ensanglanté et désert ?

« C'est pourquoi mon conseil serait de choisir pour arbitres quelques seigneurs et, dans les villes, quelques conseillers, puis de les laisser accorder les affaires à l'amiable. Vous, seigneurs, si vous m'écoutez, vous renoncerez à cet orgueil outrageant qu'il vous faudra bien dépouiller à la fin ; vous adoucirez votre tyrannie, de sorte que le pauvre homme puisse avoir aussi un peu d'aise. Vous, paysans, vous céderez de votre côté, et vous abandonnerez quelques-uns de vos articles qui vont trop loin. De cette manière, si vos affaires ne sont pas tout à fait selon l'Évangile, elles seront du moins accordées conformément au droit humain. »

Comment Luther, après avoir si bien compris le beau rôle de pacificateur, a-t-il pu l'abandonner ?

Cette révolte, si juste à ses débuts, si sage et si modérée dans ses réclamations, devait échouer par suite de l'intempérance des paysans.

« Il n'était question que de meurtres, de viols et d'incendies, crimes commis souvent sans préméditation, sans conscience de ce qu'on faisait, car, lorsque les paysans entraient dans une abbaye ou un manoir, leur première visite était pour la cave, où ils se gorgeaient de vin qu'ils y puisaient à pleins pots. A cette époque, les celliers des moines et des chanoines, aussi bien que ceux des seigneurs, étaient abondamment pourvus. Il y avait là d'énormes tonneaux, de ces foudres à large panse dont le célèbre tonneau du château de Heidelberg nous a conservé un curieux spécimen, et où des armées entières eussent trouvé de quoi s'abreuver. Les paysans, la tête échauffée, se jetaient comme des bêtes féroces sur tout ce qui tombait sous leurs mains... L'ivrognerie faisait dans les rangs des révoltés de funestes progrès. Lors d'une réunion qui se tint à Wurtzbourg, et où les chefs devaient agiter de graves résolutions, il fut impossible de délibérer, parce que tous les assistants étaient ivres. Une fois attablés pour boire le vin, les paysans n'écoutaient plus les ordres de leurs capitaines qui, n'étant plus obéis et ayant souvent eux-mêmes pris part à l'orgie, ne savaient comment diriger les opérations. Les insurgés dressèrent des potences pour y attacher leurs seigneurs... On vit des infortunés mis à la broche et rôtis comme de la volaille ; on poussa le raffinement de cruauté jusqu'à obliger les épouses des victimes à tourner ces hideux rôtis » (1).

(1) Alf. Maury, *Revue des Deux Mondes*, 15 juillet 1872. — Ces violences ont retardé de plusieurs siècles les progrès de l'humanité, et la faute en est à quelques ivrognes. Sans être prophète, on peut prévoir que les mêmes causes produiront les mêmes effets. Ce sera le vin et l'alcool qui feront avorter la légitime révolution sociale qui semble prochaine.

Fanatisme

Une bande de fanatiques brisait les statues, les vitraux, toutes les images dans les églises de Wittemberg. « Ces dévastations furent imitées en divers lieux, entre autres à Zurich, par Zwingli.

« Le grand Érasme, qui avait salué les débuts de la Réforme avec une joie mêlée de crainte, s'éleva éloquemment contre les nouveaux iconoclastes : Luther lui-même s'alarma. La Réforme débordait avec une impétuosité croissante : à Wittemberg, avaient surgi des prophètes, des *voyants*, qui rejetaient la Bible elle-même, pour ne plus croire qu'à l'inspiration immédiate du Saint-Esprit. La Réforme allait s'engloutir dans l'abîme du fanatisme » (1).

Chez les Anabaptistes, le mysticisme fut poussé jusqu'aux exagérations les plus folles : « Le Christ ayant dit à ses apôtres que, pour entrer dans le royaume des cieux, il fallait qu'ils se fissent semblables aux petits enfants, il y avait des Anabaptistes qui imitaient de tout point l'enfance, en affectaient le naïf et imparfait langage, la façon d'agir et jusqu'aux amusements puérils ».

« D'autres s'imaginaient être inspirés de l'Esprit-Saint, entraient dans des extases, s'abîmaient dans une contemplation si vive que leur raison s'altérait. Il se produisit alors des phénomènes d'un caractère tout névropathique qui reparurent chez les trembleurs des Cévennes, les quakers et les convulsionnaires de Saint-Médard. Ces crises déterminaient quelquefois des accès de véritable démence. Un fanatique, Thomas Schugger, avertit son frère qu'il avait reçu de Dieu l'ordre de lui couper la tête, et celui-ci tendit la gorge pour obéir à la volonté du Père céleste.

« Bader répétait partout qu'une ruine totale de l'ordre présent devait précéder la rénovation universelle. Ses prosélytes, aussi imprévoyants que les révolutionnaires de tous les âges, sans s'entendre sur ce que pouvait être cette rénovation, ne songeaient qu'à tout abattre. »

Hofmann prétendait être Élie, tandis qu'un de ses adhérents, le hollandais Poldermann, se donnait pour Énoch.

Les Anabaptistes annonçaient le retour prochain du Christ et son règne sur la terre pendant mille ans... Luther croyait aussi au paradis sur la terre, mais il voulait qu'on l'attendit les bras croisés. « Les paysans suivirent les prophètes de meurtre ; les hostilités s'étaient engagées avec furie, un grand nombre de châteaux et de couvents furent saccagés. Luther alors, irrité du mépris qu'on avait fait de sa parole,

(1) Henri Martin.

et emporté par la violence de son humeur, se déchaîna contre ces rebelles. « Ces paysans, disait-il, ont mérité la mort de l'âme et du corps, parce qu'ils se sont soulevés contre les princes et qu'ils pillent les couvents. Aussi assommez-les, pendez-les, frappez-les d'estoc et de taille, car il n'y a rien de plus venimeux, de plus honteux, de plus diabolique qu'un rebelle » (1).

Ce langage étonne chez un disciple de celui qui a dit : « Aimez-vous les uns les autres, comme Dieu, votre père, qui fait tomber la pluie et luire le soleil également sur les bons et sur les méchants.» « Les insurgés étaient mal armés, mal commandés, il ne régnait parmi eux aucune discipline » (2). Défaits et taillés en pièces, ils virent leurs chefs massacrés ou pendus. Les villes qui avaient prêté appui à la révolte furent pillées par les troupes de la Ligue.

La répression fut exercée avec une rigueur « plus condamnable que les erreurs et les désordres qu'elle arrêta ». Hübmaier fut brûlé vif, « montrant jusque sur le bûcher un courage sans forfanterie, et une résignation dont Jean Huss avait jadis donné l'exemple. Dans le Tyrol près de mille Anabaptistes furent mis à mort. A Rothenbourg, Michel Sattler, l'un des docteurs de la secte, fut condamné à avoir la langue arrachée, à être tenaillé avec des pinces ardentes, puis à expirer sur le bûcher ». En Suisse les sectaires étaient noyés.

« Les frères bravaient résolument la mort, et croyaient reconnaître dans les épreuves qu'il leur fallait traverser le baptême de sang que le Père avait annoncé à ses enfants. Hommes et femmes montaient sur le bûcher et sur l'échafaud avec une fermeté qui étonnait les bourreaux : ils entonnaient en marchant au supplice les louanges du Seigneur. Loin de les désabuser de leurs rêves de régénération sociale, la persécution raffermissait leurs espérances. Les âmes s'épuraient par la souffrance. Les écrits publiés par quelques-uns des docteurs anabaptistes témoignent de l'esprit de renoncement et du profond désir de sanctification dont beaucoup étaient pénétrés » (3).

Jean de Leyde

Cependant les doctrines nouvelles, curieux mélange de mysticisme et de socialisme, n'étaient pas mortes. Pendant dix ans, la propagande continua en secret dans différents centres et particulièrement à Amsterdam et à Strasbourg. De nombreux prophètes, tels que Hofmann, annonçaient que la nouvelle Jérusalem allait être bâtie et que le règne

(1) Zimmermann, II, 389.
(2) Alf. Maury.
(3) *Ibid.*

du Sauveur allait commencer bientôt. Comme aujourd'hui, les cœurs étaient remplis d'espérance. Mais avant de voir triompher la justice, l'égalité et la vraie doctrine, « il fallait que les sept anges de l'Apocalypse eussent fait leur œuvre de colère, que Babylone eût été anéantie, autrement dit que toute la *prêtraille* fut exterminée » (1).

Le mouvement était parti de Hollande, mais la ville de Munster, en Westphalie devint, en 1535, la capitale des Anabaptistes. Jean Matthys de Harlem s'empara du pouvoir. Lorsqu'il eut été tué dans une sortie par les soldats de l'évêque Waldeck, son lieutenant, Jean de Leyde, dont le véritable nom était Bockelson ou Bockold, lui succéda.

Les sectaires ne s'occupèrent d'abord que d'assouvir leur rage contre tout ce qui rappelait l'ancien culte. Statues et tableaux tombèrent sous le coup de ces vandales. Puis vint le tour des livres ; on brûla solennellement sur le marché la magnifique collection de manuscrits que Rudolf de Langen avait réunie en Italie.

Communisme

« Le prophète procéda à l'établissement du régime communiste. Ce ne fut plus seulement les biens des exilés que l'on partagea aux fidèles ; tout dut être mis en commun, et il fut enjoint à chacun, sous peine de mort, de déposer à la chancellerie le numéraire, les bijoux et les objets précieux qu'il pouvait posséder. La propriété individuelle était abolie et le gouvernement du prophète se chargeait de pourvoir aux nécessités de tous. » A Munster chacun exerçait son métier, mais sous la condition de travailler exclusivement pour la communauté. « C'est ainsi que les tailleurs confectionnaient les vêtements destinés à toute la population, d'après un modèle dont il leur était interdit de s'écarter... Les repas avaient lieu en commun et aux frais de l'État ; on mangeait en silence, tandis qu'un des frères lisait un chapitre de la Bible. Les femmes se tenaient d'un côté, les hommes de l'autre. Les enfants enlevés à leurs mères étaient confiés à des nourrices. A l'école, ils étaient nourris, habillés, instruits aux frais de la communauté. »

Le roi de Sion

Tous les logements de la ville avaient été partagés. Par une singulière contradiction, au milieu de cette communauté égalitaire, Jean de Leyde se fit conférer le titre de roi de Sion ou de la Jérusalem nouvelle. « Il se montrait en public le cou ceint d'une chaîne d'or d'où pendait un

(1) Alf. Maury.

globe percé de deux épées, emblème de la souveraineté universelle, car c'était comme *roi de la terre* qu'il avait été acclamé par ses sujets imbéciles... Il s'entoura d'une pompe ridicule. Il marchait environné d'un cortège de serviteurs portant une livrée verte. Trois fois par semaine il se rendait sur la place du marché, et là, une couronne sur la tête, il rendait la justice du haut d'un trône qu'il appelait le *trône de David* » (1).

Polygamie

« Les mariages n'étaient pas laissés au libre choix des époux. Ceux qu'on appelait les *serviteurs de la parole* réglaient les unions et désignaient les conjoints » (2). Jean de Leyde rétablit la polygamie de l'âge patriarcal. Luther lui-même inclina un instant vers cette institution, « frappé qu'il était de voir, dans l'Ancien Testament, Dieu approuver la pluralité des épouses ; mais il avait été retenu par cette considération, que nous devons obéissance à la loi civile qui prescrit la monogamie, comme plus favorable au bon ordre des sociétés » (3).

Jean Bockold avait épousé à la fois la veuve de Matthys et trois autres femmes. Le nombre des épouses n'étant pas limité, il en eut bientôt quinze. « Toutes étaient richement parées et augmentaient la magnificence du cortège du roi prophète. »

« Le peuple s'assembla sur la grande place du cimetière pour célébrer la cène. Il y avait des tables pour cinq mille personnes. A la fin du repas, le peuple défila devant le roi qui offrait à chacun le morceau de pain rompu ; la reine présentait de même une coupe de vin en disant : « Buvez et annoncez la mort du Seigneur » (4).

Vingt-huit apôtres partirent la nuit même pour annoncer la parole de Dieu aux quatre coins du monde. Tous périrent dans leur mission, à l'exception d'un traître.

Cruautés

Depuis longtemps la ville de Munster était assiégée par les troupes de l'évêque ; la famine commençait à sévir, et de sourds murmures se

(1) Alf. Maury.
(2) *Ibid.*
(3) *Ibid.*
(4) « La polygamie est mentionnée, sans aucun blâme, dès les premières pages de la Bible. — Pratiquée par les premiers patriarches, elle fut sanctionnée, réglementée par les institutions mosaïques. Ce n'est pas le mariage de David avec Abigaïl que le saint livre condamne, bien qu'à cette époque il eût déjà plusieurs femmes légitimes, mais bien le commerce adultère et le meurtre du premier mari de cette femme. Bref, la polygamie a été pratiquée légalement par les personnages les plus saints de l'ancienne loi ». (L. A. Bertrand. — *Mémoires d'un Mormon.)*

faisaient entendre; Bockold chercha à relever les courages par des exécutions terribles. Deux de ses pages qui cherchaient à fuir de la place assiégée, furent mis à mort. « Une de ses femmes ayant laissé échapper quelques paroles de découragement, le roi la conduisit sur la place du marché; là, entouré de sa cour, il fit mettre cette femme à genoux, et, de sa propre main, il lui abattit la tête avec le glaive sacré. Le peuple exalté entonna le *Gloria in excelsis*, et Jean de Leyde lui-même, emporté par une sorte de transport, se mit à conduire la cérémonie avec sa suite, en dansant au bruit des chœurs autour du cadavre de la suppliciée.

Mort de Jean de Leyde

« Enfin le roi fut trahi, et les troupes de l'évêque purent s'introduire par surprise dans la place de Munster (1535). Le roi prophète, malgré ses vaillants coups d'épée, fut fait prisonnier; la troupe épiscopale ne tarda pas à être maîtresse de la ville. Ce fut alors un massacre général.

« L'évêque fit promener le roi de Sion de ville en ville; puis on le ramena à Munster où il subit une mort horrible. Durant une heure, le bourreau le tenailla avec des pinces brûlantes et on finit par lui ouvrir le ventre. Aux derniers moments de sa vie, Jean de Leyde faiblit; anéanti, il avoua ses fautes » (1).

« Ses restes, enfermés dans une cage de fer, furent hissés au sommet d'une tour, et les ossements du tailleur-prophète demeurèrent pendant plus de deux siècles ainsi exposés, comme une menace contre ceux qui auraient tenté de ramasser sa couronne.

« L'insurrection anabaptiste était à tout jamais vaincue. Les monstrueuses extravagances de ses derniers prophètes avaient perdu sa cause, et flétri dans leur germe les sentiments de vraie fraternité dont était pénétrée sa doctrine primitive » (2).

Le mariage des prêtres

Luther avait épousé une religieuse nommée Catherine de Bora et son exemple trouva de nombreux imitateurs. « Le Landgrave Philippe supprima dans ses États les tribunaux ecclésiastiques et le pouvoir temporel du haut clergé; confisqua les biens des abbayes et des couvents, abolit le célibat des prêtres, et donna aux communes le droit d'élire leurs curés. » Excellents exemples qui mériteraient d'être suivis partout.

(1) L. Louvet.
(2) A. Maury.

Mais nos législateurs sont moins avancés que les seigneurs du xvie siècle. Le progrès marche lentement.

« Certaines pages de Luther, dit Michelet, ont des accents poignants, profonds, intimes, humains... De tant de choses fortes et puissantes, émues, passionnées, de toute cette superbe tempête, de ce grand cœur et de cette grande vie, cent choses sont restées très fécondes, une surtout... C'est la famille, le triomphe de la moralité et de la nature, la reconstruction du foyer.

« Or, la pierre du foyer, c'est la base de tout. Toute la vie est bâtie dessus. Où le foyer branle, tout branle.

« Le protestantisme qui, pour le reste, est un passage, en ceci s'est trouvé la nature qui ne passe point » (1).

Lutte contre Érasme

Érasme ayant publié son livre sur le libre arbitre, Luther répliqua par un pamphlet :

Pour lui, « le libre arbitre n'est rien ».

La haine de Luther contre Érasme dépassa toutes les bornes ; elle tenait du *délire*. « Je hais Érasme de tout mon cœur, disait-il tout malade à Jonas ; je vous recommande, dans mon testament, de détester et de haïr cette vipère d'Érasme. » Luther ne lui pardonnait pas d'avoir mis les préceptes de la charité et de la paix au-dessus des doctrines de la foi et de la grâce.

Maladie

En 1529, Luther était malade de corps et d'esprit. Dans ses lettres on le voit préoccupé de la pensée que le monde va finir. « Il croyait que le jour du jugement pourrait bien arriver avant qu'il eût fini sa traduction de la Sainte Écriture. Tous les signes des derniers jours qui y sont prédits lui semblaient accomplis » ; le Christ allait venir enfin pour confondre Gog et Magog. — En attendant, la névrose bachique produit ses effets : les horribles douleurs de tête, qui ne devaient plus le quitter, commencent à le torturer ; il a le vertige, il tombe en syncope... Il ne travaille plus ; il n'a plus ni force ni volonté. Il lui faut accorder des « jours de sabbath » à sa tête. Ce repos lui est à charge... « Chaque jour, écrit-il, j'ai le vertige à en mourir. Satan m'accable de tourments ». Il reste des mois entiers sans pouvoir lire ni écrire. Il se dégoûte tout à fait de sa grande œuvre... Un alanguissement suprême le

(1) Michelet. X, 103.

courbe vers la terre. Son âme tendre et mystique s'abîme en de longues contemplations muettes. « Je demande à Dieu une bonne heure pour partir, écrit-il. Rassasié, fatigué, je ne suis plus que néant. »

« Il se figurait la mort comme un long sommeil pendant lequel nous servons de pâture aux vers de la terre. Au dernier jour, nous nous relèverons, sans doute, forts et joyeux... Au reste, Luther ne s'est jamais beaucoup préoccupé de la vie d'outre-tombe, de l'immortalité de l'âme, et des questions de ce genre qu'on agite dans l'école. Rien ne resta plus étranger à son idéal moral... Se donner tout entier, se livrer sans réserve, avec ingénuité et candeur, croire à la bonté infinie de Dieu parce qu'on est soi-même devenu bon, et, ravi dans une adoration perpétuelle, rouler d'extases en extases, — voilà ce qui préserva Luther de toute pensée égoïste et mesquine de salut personnel et de rémunération future » (1).

Mort de Luther

C'est à l'abus du vin qu'il faut attribuer les infirmités physiques de Luther : dysenterie, bourdonnements et gravelle. Ces maux contribuèrent à aggraver l'état d'exaspération violente de son cerveau.

Il mourut à l'âge de soixante-deux ans.

Son sermon d'adieu est un abominable cri de rage. Il faut supposer qu'il était ivre lorsque, dans un accès d'épilepsie sacrée, il s'écriait :

« Notre vie est comme un hôpital d'incurables : le Rédempteur nous a sans doute rachetés du péché originel, mais nous sommes encore loin d'être guéris. Que la raison ne nous égare point! La luxure, l'ivrognerie, l'adultère, le meurtre, chacun sait que ce sont là des péchés. Mais la *Raison*, cette *fiancée du diable*, cette belle *prostituée*, marche la tête haute... La Raison, c'est la plus grande putain (2) du diable. Quand on dit que la luxure est un gros péché, c'est de la Raison qu'il faut l'entendre ; car elle offense Dieu par ses blasphèmes, plus abominables que toutes les fornications... La Raison est une *bête fauve*, qui ne se laisse pas prendre aisément : elle donne comme l'expression de la plus haute sagesse la sottise qui lui est innée ; qu'elle cesse donc de s'occuper des choses divines, où elle n'entend absolument rien... Gardez-vous bien de cette prostituée ; tenez-la en bride, et au lieu de suivre ses pensées jetez-lui de la boue à la face, afin de l'enlaidir. Elle ose bien, l'effrontée, s'attaquer au mystère de la Sainte Trinité et au sang de Jésus-Christ, qui nous lave de nos péchés. « Que peuvent, disent les rationalistes, faire le pain et le vin dans l'Eucharistie? Comment Dieu

(1) J. Soury.
(2) Hure.

peut-il changer son corps en pain »? Allez vous faire foutre avec votre Raison (1)! Dût-on les piler dans un mortier, ils ne se dépouilleraient pas de leur sottise. La Raison devrait être noyée dans le baptême. Lorsque l'évangéliste a dit : « Prenez, ceci est mon corps, etc. », j'ai tout ce qu'il me faut, et JE FOULE AUX PIEDS LA **RAISON** avec toute sa sagesse. Ah ! maudite putain ! tu veux que je me débauche avec le diable ! »

Moralité

Voilà à quel délire peut conduire la lecture de saint Augustin, accompagnée de libations trop abondantes.

« Proclamer Luther, comme on l'a fait, le chef du rationalisme, c'est une de ces aberrations auxquelles les historiens ne sont que trop souvent sujets.

« Luther, c'est la controverse faite homme : dialecticien passionné, opiniâtre à l'excès, il fait consister toute la religion dans la foi. C'est le rénovateur de la théologie ; sans lui, cette science, — si toutefois elle mérite ce nom, — serait depuis longtemps abandonnée comme vaine et stérile : en passionnant les esprits pour des questions de dogme, il a arrêté un moment les progrès de l'indifférentisme, mais il a sapé l'Église par la base, en en détruisant l'unité et l'autorité spirituelle » (2).

Ce dont nous lui devons être profondément reconnaissants.

MALADIES DU SENTIMENT RELIGIEUX

Dans une savante étude sur les maladies du sentiment religieux, M. Murisier a réuni un nombre considérable de faits et de témoignages du plus haut intérêt.

D'accord avec les médecins aliénistes, il classe les fanatiques dans la catégorie des dégénérés. « Le fanatisme, dit-il, est une maladie sociale, analogue à une dégénérescence organique. »

Calvin

Il cite l'exemple de Calvin combattant les miséricordieux, et leur affirmant (de quel droit ?) que telle n'est pas la volonté de Dieu. « Ce

(1) Le texte allemand est encore plus énergique : « Ich wollte dass du müssest mit dem Hindermaul », etc.
(2) Hœfer.

n'est point sans cause, dit Calvin, que Dieu abat toutes les affections humaines, dont les cœurs ont accoutumé d'être amollis. Ce n'est point sans cause qu'il chasse loin l'amour du père envers ses enfants et tout ce qu'il y a d'amitié entre les frères et les prochains, bref, qu'il dépouille quasi les hommes de leur nature, afin que rien ne refroidisse leur zèle. Pourquoi requiert-il une si extrême rigueur ? Sinon pour montrer qu'on ne lui fait point l'honneur qu'on lui doit, si on ne préfère son service à tout regard humain, pour n'épargner ni parentage, ni sang, ni vie qui soit, et qu'on METTE EN OUBLI TOUTE HUMANITÉ, quand il est question de combattre pour sa gloire. »

Le grand réformateur a appliqué à la lettre ce principe abominable de l'intolérance, il n'a épargné *ni sang, ni vie*, pour combattre ce qu'il considérait comme une hérésie. Quel orgueil et quelle coupable folie !

« A Genève, au temps de Calvin, la force publique était requise, non seulement pour assurer la fréquentation du culte, mais encore pour empêcher les fêtes, les jeux, les danses, les lectures frivoles, les propos légers.

« Les fanatiques discutent pour savoir s'il ne suffirait pas d'exiler les hérétiques au lieu de les mettre à mort. Luther préconise l'exil, Calvin la mort. »

Peut-on pousser plus loin la tyrannie des âmes ?

Déraison

Il serait injuste et inexact d'affirmer que tous les dévots sont des alcooliques ou des descendants d'alcooliques ; mais, parmi les influences multiples qui contribuent à cette déviation morbide de l'intelligence qu'on nomme mysticisme, l'usage des boissons fermentées entre pour une large part. La foi religieuse, la croyance aveugle à l'existence de puissances surnaturelles, qui sont de simples fantômes produits par l'imagination, marque une dégénérescence du sentiment philosophique, caractérisée par l'abandon des principes les plus certains de la logique, par les affirmations sans preuves et le dédain de la raison.

L'orgueil démesuré et l'intolérance des fanatiques annoncent un trouble grave des organes de la pensée, trouble produit souvent aussi, ou accompagné, par des désordres érotiques.

Les esprits fortement trempés résistent seuls à une éducation commencée dès la plus tendre enfance, et aux suggestions journalières d'un milieu social imbu des idées mystiques.

Le fanatisme est malheureusement une maladie contagieuse.

Une réunion salutiste

Les exemples de cette contagion ne manquent pas ; l'histoire en fournirait un grand nombre. J'emprunterai seulement au livre de M. Murisier la description d'une réunion salutiste. On sera frappé de retrouver dans ce culte moderne, certaines cérémonies qui semblent une survivance des antiques et bizarres religions d'Adonis ou d'Atys.

« Le spectacle commence par les *exercices de la jeune armée*. Un chœur composé de jeunes filles de douze à quinze ans, vêtues de noir, s'avance au bord de l'estrade et chante d'un ton lugubre un couplet sur l'état de péché et de mort. Tandis qu'il s'éloigne, un second groupe s'approche; les robes rouges de ces nouvelles chanteuses symbolisent le sang de Jésus-Christ, et la musique prend aussitôt de l'allure et de l'éclat. Enfin des jeunes filles, toujours du même âge, en robes blanches et agitant des palmes, représentent les fidèles « lavés dans le sang de l'Agneau », et célèbrent leur bonheur sans mélange. Ce symbolisme naïf paraît faire sur l'esprit des auditeurs beaucoup plus d'impression qu'un sermon exposé selon toutes les règles de l'art oratoire. Cependant les trois groupes se réunissent; un chœur de jeunes garçons s'y joint, et les enfants entonnent tous ensemble un chant mi-patriotique, mi-religieux :

Laissez flotter vos paisibles bannières
Sur le pays.....

accompagné par les musiciens, et répété à plusieurs reprises par l'assemblée entière. Les tambourins d'une secousse et d'un coup, marquent la mesure. Ceux qui n'ont ni instrument de musique, ni tambourin sont invités à exécuter les mêmes mouvements rythmiques en battant des mains et en agitant un objet quelconque. Les fillettes aux robes blanches balancent leurs palmes. Le détenteur de la grosse caisse redouble ses coups. Cela devient un roulement continu et accéléré, que domine à peine l'effort croissant des voix énergiques. »

Dans les «*Réveils*» on constate de nombreux cas de contagion.

« Les personnes atteintes se trouvent presque toujours dans un état anormal, par suite d'*influences héréditaires* ou d'EXCÈS DE DIVERS GENRES... Les esprits faibles se laissent gagner les premiers, et ce sont d'ordinaire des malades, souvent DES ALCOOLIQUES, qui vont s'asseoir au banc des pénitents. »

Le sentiment religieux

M. Murisier apporte à ces études une méthode véritablement scientifique. La modération de son langage donne une grande force à une argumentation basée sur des faits observés avec soin et analysés avec précision. L'auteur, comme tous ceux qui ont vécu dans un milieu protestant, témoigne le respect le plus sincère et le plus mérité à ces hommes convaincus, dont le sentiment religieux est fait surtout d'une grande élévation morale. Cependant on peut, je crois, tirer des excellentes études de M. Murisier quelques conclusions qui dépassent un peu celles qu'il a indiquées lui-même.

Le sentiment religieux dans les temps modernes, comme dans l'antiquité, a été sujet à des exagérations et à des déviations morbides, ne serait-il pas lui-même, en partie du moins, le symptôme d'une maladie mentale? Je dis : *en partie*, et en effet, dans toute religion, il faut distinguer plusieurs éléments de valeurs très diverses et qu'on a généralement le tort de confondre. On y trouve :

Premièrement, un système philosophique, discutable comme tous les systèmes.

Secondement, une morale, très belle dans son ensemble, et en tout cas, très digne de respect.

Troisièmement enfin, une mythologie, un amas de légendes mystiques et miraculeuses, qu'il est nécessaire de combattre, parce que toute croyance à des puissances surnaturelles est déraisonnable et dangereuse.

Ainsi, le sentiment religieux doit être considéré comme le résultat d'une addition. Si de ce total vous retranchez le sentiment philosophique et moral, vous trouverez comme reste l'élément mystique, c'est-à-dire une maladie mentale.

Pour peu qu'il soit exalté, le sentiment religieux se change en névrose. Pascal l'avait deviné lorsqu'il dit : « La maladie est l'état naturel du chrétien », et il en savait quelque chose, lui qui croyait voir partout un précipice sous ses pas.

Le célèbre docteur Calmeil, étudiant la démence, remarque aussi que « l'on ne peut manquer d'être frappé de l'influence funeste de l'état ecclésiastique sur la nature du délire » (1).

(1) *Dictionnaire de médecine*, X, 74.

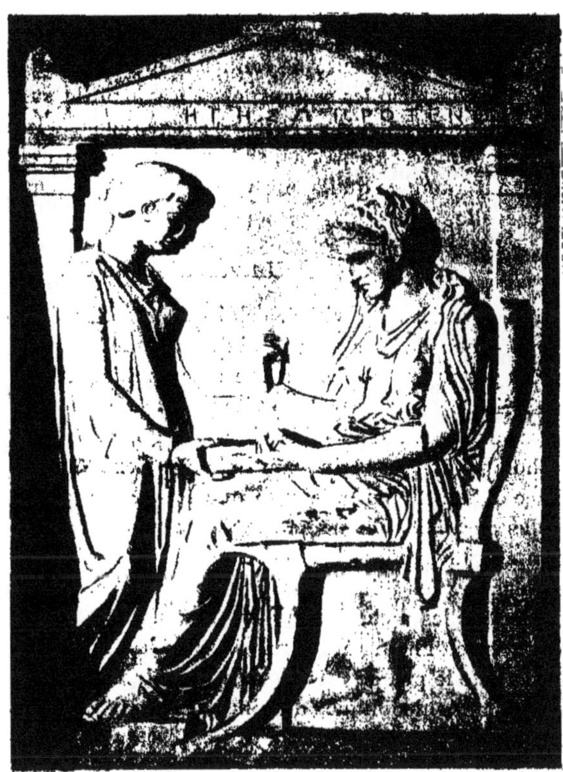

Stèle funéraire du Musée d'Athènes

XVII. — LA CROYANCE MYSTIQUE A L'IMMORTALITÉ DE L'AME

Universalité de l'ivresse et de la superstition. — Croyances des sauvages, des Egyptiens, des Grecs et des Romains. — Les Enfers. — Les incrédules

Un des arguments les plus spécieux des spiritualistes, lorsqu'ils essaient de démontrer la vérité de leurs doctrines, c'est de faire observer qu'elles remontent à une haute antiquité, et qu'elles sont généralement admises dans le monde entier. Ce raisonnement est d'une grande faiblesse. L'universalité d'une coutume malsaine ne la rend pas hygiénique ; de même, la créance universellement accordée à des idées erronées ne les rend pas raisonnables. Tous les peuples ont cru longtemps que le Soleil tournait autour de la Terre. Le grand Luther lui-même l'a affirmé, cela prouve simplement que Luther et que tous les peuples se sont trompés. Tous les peuples restent attachés à mille superstitions, que la tradition leur a transmises, et ils ne songent pas à les révoquer en doute. Cela ne nous étonnera pas, si nous songeons à tout ce qu'ils ont fait, et surtout à tout ce qu'ils ont bu de père en fils, pour détraquer leur pauvre cervelle.

Universalité de l'ivrognerie

« L'individu vraiment civilisé, celui qui est à la fois délicat et intelligent, a horreur de l'ivresse ; il lui faut des plaisirs plus relevés...

« Les sauvages, avant leur commerce avec les Européens, ignoraient l'ivresse, mais ils ne se sont que trop vite pris de goût pour elle.

« L'ivresse excite tout d'abord la vie cérébrale, et, pour un moment, transporte l'homme au-dessus du train banal de l'existence. Or c'est là une jouissance d'autant plus précieuse que la vie est plus rude, plus périlleuse, plus accablée. On ne se soucie guère de ce qui pourra s'en suivre; l'homme sauvage, qu'il soit Australien ou Parisien, n'a jamais souci du lendemain. Ces joies grossières de l'ivresse, le genre humain presque tout entier les a cherchées et trouvées. On compte sans peine les rares contrées où l'homme n'a pas inventé un moyen quelconque de perdre à volonté le peu de raison qu'il possédait.

« Les succédanés alcooliques du vin sont un peu de tous les pays : Les Chinois ont fait un vin de riz épicé. Les Tartares nomades et pasteurs eurent l'idée de faire fermenter le lait de leurs juments et de le convertir en une boisson enivrante, appelée *Koumys ;* ils ont su aussi distiller ce *Koumys* et en extraire une sorte d'eau-de-vie, *l'Arak*. En Arabie, le vin de palme est en grande estime. En Perse, on fabrique avec divers fruits, et surtout des oranges, une liqueur très alcoolique que les dévots peuvent déguster sans scrupule.

« La boisson des nègres d'Afrique est une espèce de bière faite avec du sorgho. Les Hottentots font une sorte d'hydromel avec du miel fermenté et diverses racines. Les Américains indigènes n'ont pas manqué de se fabriquer des boissons alcooliques. Les Indiens de la Guyane savent tirer de leur *cassava* une boisson enivrante. Au Mexique c'est le *pulque*, jus fermenté de l'agave, qui est en honneur. La bière de maïs ou *chicha* est répandue au Pérou, en Bolivie » (1).

Les désordres érotiques provoqués par l'ivresse ont amené partout une exaltation maladive de l'imagination qui s'est traduite par la terreur de la mort et par l'invention de fables bizarres sur une seconde vie.

---

(1) Dr Letourneau, *Sociologie*. — Voyez aussi Mantegazza. *Quadri della natura umana*, II.

Croyances des sauvages

L'image que les Anciens se faisaient de l'autre monde ressemble beaucoup aux rêves des sauvages de l'Amérique :

« Ces bonnes gens disent qu'après la mort, les âmes de leurs compatriotes vont dans un certain pays, où elles chassent les âmes des castors, avec les âmes des flèches, en marchant sur l'âme de la neige avec l'âme des raquettes, et qu'elles font cuire l'âme de leur gibier dans l'âme des marmites » (1).

Présentées sous cette forme naïve, ces conceptions semblent ridicules, mais supposez-les parées de toutes les élégances d'un style charmant, de tous les termes recherchés du jargon métaphysique, et vous aurez presque les idées de Platon, qui ne sont pas plus sérieuses au fond.

Croyances des Égyptiens

Les hommes d'aujourd'hui, pauvres gens ! croient avoir un corps et une âme. Les Égyptiens étaient bien plus riches, ils avaient deux corps et deux âmes. Le mort était embaumé, ce qui assurait une longue durée à sa dépouille, puis il avait un *double (Ka)*, corps moins solide, d'une matière plus subtile, qui reproduisait exactement les formes et les couleurs de l'individu. Son *âme (Bi)* était représentée sous la figure d'un oiseau. Enfin une âme plus subtile « parcelle de flamme détachée du feu divin », s'appelait *Khou*, le *lumineux*.

La piété des parents sauvait le double d'une seconde mort par des offrandes, et le lumineux par des prières. Le double restait auprès de la momie, les deux âmes pouvaient s'envoler et voyager en compagnie des dieux, mais elles ne tardaient pas à revenir dans le tombeau qui était bien « la maison éternelle du mort » (2).

Le docteur Letourneau (3) fait observer combien cette mythologie est intéressante. Nous pouvons y suivre toute la série des croyances religieuses, depuis les mânes grossiers et la fumée des ancêtres jusqu'à une âme spirituelle analogue à l'âme catholique.

L'hérédité des superstitions

Ces idées ont laissé des traces matérielles dans le cerveau des générations successives. L'hérédité a été appelée avec raison « la mémoire

(1) Bernardin de Saint-Pierre, 14e Étude.
(2) Maspéro.
(3) *Sociologie*.

de l'espèce ». Et ce que l'on considère comme des idées innées, ce sont des souvenirs inconscients. Il est bien difficile de résister aux influences héréditaires. « Nous ne pouvons guère plus modifier nos pensées que les traits de notre visage. Cela explique les traits de superstition que nous surprenons fréquemment, avec un douloureux étonnement, même chez des esprits très clairvoyants. » Les personnes qui ont l'imagination vive se laissent aller à des mouvements de sentimentalité religieuse d'une extraordinaire intensité. De naissance, elles sont portées à des conceptions superstitieuses, l'erreur est innée dans leur cerveau « parce que, non pas cent générations, mais peut-être cent mille ont eu avant nous une habitude défectueuse de penser » (1).

Le devoir d'un homme sensé est de contrôler chacune de ses croyances, afin de séparer nettement celles qu'il a acquises, à la suite d'un raisonnement personnel, de celles qu'il a reçues passivement et acceptées aveuglément du milieu dans lequel il a été élevé et des traditions de sa famille.

Il faut avoir été nourri tout jeune dans le respect de l'absurde et de l'incompréhensible, pour admettre que ces âmes, « si bien vidées par les métaphysiciens les plus subtils, conservent encore les sens correspondant aux organes qu'elles n'ont plus » (2).

Dire que la vie ne commence qu'avec la mort « c'est comme si quelqu'un disait : le jour commence avec la nuit » (3).

Les progrès de la science permettront peut-être un jour de reconnaître certaines empreintes du cerveau qui auraient pu, par une erreur d'interprétation, donner naissance aux fantastiques doctrines de la métempsycose.

Chacun de nous reproduit, avec une fidélité parfois étonnante, quelques-uns des traits physiques ou intellectuels qui ont caractérisé la personnalité de l'un de nos ascendants. Ne peut-on pas supposer que certains spectacles frappants, ou certaines émotions très vives, aient laissé dans le cerveau d'un ancêtre des impressions matérielles assez fortement gravées, pour que leurs traces se reproduisent d'une façon durable dans le cerveau de l'un de ses descendants ? Le cerveau, à la fois photographe et phonographe, conserverait ainsi en nous des souvenirs de choses que nous n'avons ni vues, ni entendues, et cette mémoire atavique expliquerait l'apparition pendant nos rêves de certaines images inconnues qui ont la netteté et la précision de la réalité.

Ces phénomènes, en les supposant scientifiquement démontrés,

(1) Max Nordau. — *Les mensonges conventionnels.*
(2) André Lefèvre. *La Grèce antique.*
(3) Henryk Sienkiewicz.

n'impliqueraient aucunement la nécessité de supposer une existence antérieure ; ils trouveraient dans l'hérédité une explication toute naturelle ; ils n'auraient rien de mystérieux et ne prouveraient aucunement l'immortalité de l'âme ; mais ils expliqueraient fort bien ces superstitions incorrigibles, qui sont comme des mouvements réflexes et des impulsions irrésistibles de la pensée malade.

Le culte des ancêtres

« Les hommes n'ayant pu guérir la mort... se sont avisés, pour se rendre heureux, de ne point y penser » (1).

Bienfaisante loi de la nature, qui nous fait oublier l'heure fatale ! Si nous y pensions sans cesse, adieu les longs espoirs, adieu le charme de la vie ; toute activité cesserait... A quoi bon ?

Mais ce sage oubli de la mort nous la rend plus cruelle, lorsqu'elle frappe à l'improviste l'un de ceux que nous aimons. Quoi, cet être tout à l'heure encore plein de vigueur et de santé, serait retombé si vite dans le néant ! Nous avons peine à le croire. Ce cadavre immobile et glacé ne va-t-il pas se dresser tout à l'heure ; ces lèvres décolorées ne s'ouvriront-elles plus ; ce cœur infatigable, qui a si longtemps chassé le sang vermeil dans les artères, ne reprendra-t-il pas sa tâche miraculeuse ? Certaines léthargies ressemblent à la mort ; qui sait ? la mort ne sera peut-être qu'une longue léthargie.

Ce père bien-aimé ne nous a pas quittés pour toujours ; ce n'est pas possible ! il dort seulement, il repose en paix dans le tombeau, il se réveillera un jour, et nous le retrouverons, toujours le même, bon et aimant. Nous avons besoin de ses conseils, il ne nous les refusera pas ; son image subtile viendra à notre appel, il nous apparaîtra dans nos rêves, il protégera ses enfants et les enfants de ses enfants.

Les visions de l'imagination malade, les hallucinations du sommeil viennent confirmer ces souhaits de la douleur et de l'affection. Ce que nous désirons ardemment, nous finissons par le croire, contre toute sagesse, contre toute raison.

Avec le temps, l'image de celui qui n'est plus grandit et s'idéalise, ce père ou cet aïeul était un être supérieur, son courage et sa vertu étaient surhumains, il devient un héros, plus tard un dieu.

Telle est l'origine du culte des ancêtres.

L'âme n'abandonnait pas le corps, elle restait enfermée dans le tombeau.

L'expression : *Ici repose* a été conservée jusqu'à nos jours, bien

(1) Pascal.

que contraire aux idées spiritualistes régnantes. Le corps s'est décomposé et l'âme s'est envolée, mais les antiques usages se perpétuent. Chez les anciens, le vulgaire croyait à une sorte de sommeil du mort dans le tombeau ; on plaçait près de lui les objets qu'il aimait, ses armes, ses vêtements. « On répandait du vin sur sa tombe pour étancher sa soif ; on y plaçait des aliments pour apaiser sa faim » (1). On creusait un trou en terre, au-dessus du cadavre, pour y verser le lait et le vin dont il devait avoir besoin. « Le tombeau romain avait sa *culina*, espèce de cuisine, uniquement à l'usage du mort » (2).

Ces croyances ont été admises par de crédules dévots pendant de longs siècles, puis elles ont été remplacées par d'autres croyances qui ne sont ni moins fausses ni moins ridicules.

Les morts privés de sépulture ne savaient pas où trouver le repos, ils erraient toujours sous forme de fantômes. Aigris par le malheur, ils se vengeaient en effrayant les vivants par des apparitions, en les tourmentant de mille façons.

Les Athéniens condamnèrent à mort des généraux vainqueurs, qui, dans une bataille navale, avaient négligé d'enterrer les morts. Élèves, sans doute, des philosophes, ces généraux supposaient que les cadavres se décomposeraient dans l'eau aussi bien que dans la terre, mais le peuple, indigné d'une telle impiété, les fit mourir. « Par leur victoire, ils avaient sauvé Athènes ; mais, par leur négligence, ils avaient perdu des milliers d'âmes. Les parents des morts, pensant au supplice que ces âmes allaient souffrir, étaient venus au tribunal en vêtements de deuil et avaient réclamé vengeance » (3).

Les philosophes épurèrent peu à peu les doctrines acceptées du vulgaire ; le raisonnement réduisit à néant les superstitions enfantines.

L'âme et le cerveau

Aujourd'hui, grâce aux progrès de la science, nous savons que notre personnalité est le résultat fatal de notre organisation physique. Caractère, humeur, lucidité de l'intelligence, tout en nous évolue et se modifie selon l'âge et selon l'état de santé. Comment cet être, qui se transforme incessamment depuis le jour de sa naissance, pourrait-il rester le même après la mort, privé de son cerveau, privé de son corps, dans des conditions d'existence qui seraient entièrement nouvelles ?

---

(1) Fustel de Coulanges. *La Cité antique.*
(2) *Ibid.*
(3) Fustel de Coulanges. — Socrate seul vota contre la condamnation, malgré les menaces et les cris de la multitude.

La science moderne montre tous les jours plus clairement les liens qui subordonnent la pensée à la matière. « Sous l'influence des années, l'âme meurt comme les sens et l'esprit » (1). Büchner rappelle les expériences de Flourens sur les animaux :

« Il enleva successivement et par couches les parties supérieures du cerveau. Les facultés intellectuelles diminuèrent peu à peu et disparurent entièrement à la fin. — La vie continuait néanmoins. Des poules, nourries artificiellement, se conservèrent ainsi des mois et des années. Peut-on demander une preuve plus éclatante, pour démontrer la connexité étroite de l'âme et du cerveau, que celle que nous fournit le scalpel de l'anatomiste, enlevant ainsi l'âme pièce à pièce » (2).

« Que le cerveau soit l'organe de la pensée et que tous les deux soient dans un rapport tellement immédiat et nécessaire, que l'on ne puisse imaginer l'un sans l'autre, c'est une vérité dont un médecin ou un physiologiste ne peut douter. »

La pensée, disait Moleschott, n'est qu'un mouvement de la matière.

« La force vitale n'est pas un principe, mais un résultat » (3).

A mesure que l'on connaît mieux les conditions de la vie réelle, l'idée de la survie, de la persistance de la personnalité après la mort, devient de plus en plus invraisemblable.

D'ailleurs, cette idée de la vie éternelle, « la pensée de ne pas pouvoir mourir, est bien ce que l'imagination de l'homme a pu inventer de plus effrayant » (4).

Ne nous plaignons pas. Il nous reste encore deux immortalités : celle de la race, et celle de la pensée. Toute action et toute pensée déterminent des vibrations qui se propagent et se répercutent à l'infini.

Rêve de justice finale

C'est principalement l'observation du monde réel, où règne l'injustice, qui a de tout temps attristé les cœurs honnêtes et leur a fait rêver d'un monde meilleur, où les biens et les maux seraient enfin répartis selon les règles de l'équité.

Ce décevant espoir avait déjà inspiré aux Égyptiens la croyance à l'immortalité des corps et des âmes, à une résurrection suivie d'un jugement.

« Contresens morbide qui fait définitivement de la mort le but de

(1) Docteur Calmeil, *Dict. de Médecine*, p. 77.
(2) L. Büchner. *Force et Matière*.
(3) *Ibid.*
(4) *Ibid.*

la vie. Quoi de plus faux, quoi de plus stérile que cette sanction morale remise aux calendes de l'inconnu, ces fades béatitudes de spectres flottants, ces supplices ridicules qu'il est si facile d'obtenir ou d'éviter par quelques simagrées rituelles, par quelques purifications expiatoires ! » (1).

Un peu de mythologie

Rappelons brièvement quelques-unes des anciennes légendes grecques sur la seconde vie. Elles ont tout le charme poétique des contes de fées, et méritent autant de créance :

Le dieu des morts habite dans les profondeurs de la Terre, c'est *Hadès* ou *Pluton*, le grand hôtelier, dont la demeure est ouverte à tous, le chasseur toujours sûr de sa proie. Considéré comme créateur des fruits de la terre et de la richesse, il prend le nom de *Ploutos* ou *Plutus*.

La demeure des morts est une immense prison, dont les portes sont ouvertes pour ceux qui entrent, et fermées pour ceux qui voudraient en sortir.

Hermès (Mercure) conduit les âmes des morts.

Charon, le nocher des enfers, les reçoit dans sa barque, et demande, pour prix du passage, une obole que les survivants déposaient dans la bouche des morts.

Pour rendre la justice, Pluton est assisté par trois juges : *Minos*, *Eaque* et *Rhadamante*. Les morts, après le jugement, s'en vont, les uns dans le *Tartare*, les autres dans les *Iles des Bienheureux* ou *Champs-Élysées*.

Némésis pourrait être considérée comme l'antique patronne du socialisme : D'abord simple personnification de la conscience et du sens moral, elle devient plus tard une divinité fatale, « occupée *d'égaliser* les conditions des hommes, en poursuivant ceux qu'aveuglent leurs grandes richesses et l'excès du bonheur » (2). Déesse de la vengeance et du châtiment, elle finit toujours par atteindre les coupables, fussent-ils amnistiés et sénateurs. On la représentait sous les traits d'une femme grave et sévère. Belle comme Vénus, la tête baissée, elle écarte de la main droite le vêtement qui couvre sa poitrine.

On connaît les supplices réservés aux grands coupables ; les plus terribles sont pour les impies : *Sisyphe* roule sur une pente escarpée un rocher qui redescend toujours, malgré ses efforts pour le pousser jusqu'au sommet de la montagne. Image de l'impuissance humaine qui cherche en toutes choses une perfection qu'elle ne peut atteindre.

---

(1) A. Lefèvre, *La Grèce antique*.
(2) Jacobi, *Dict. mythol.*

Tantale meurt de soif. Il est debout dans un étang dont l'eau monte jusqu'à son menton, mais, quand il se baisse pour boire, elle fuit devant lui, et la terre noire se montre à ses pieds.

Lucrèce (1) explique par des allégories le sens de ces fables :

Il n'est pas d'Erinnys et de chien à trois corps :
C'est le spectre du crime et l'ombre du remords.
Quant à ces châtiments qui bordent le Cocyte,
Ils sont ici : l'enfer en nos cités habite.
Ce fabuleux captif, vainement éperdu
Sous l'énorme rocher dans les airs suspendu,
Est-ce Tantale ? Non, c'est le visionnaire,...
Le rocher menaçant, c'est la crainte des dieux.

Pour Lucrèce, Tityos représente l'homme sur qui le sort déchaîne

. . . . les soucis dévorants.
Tout ce que le désir enfante de vautours.
Dans l'âme, sans combler sa renaissante envie,
Incessamment verser les bienfaits de la vie,
Comme fait tous les ans le retour des saisons,
Qui rendent aux humains les fruits et les moissons,
N'est-ce point ressembler aux vierges Danaïdes,
Qui remplissent toujours des vases toujours vides.

M. V. Henri propose une autre explication pour le mythe des Danaïdes, il pense à ces devinettes primitives qui amusent tous les peuples enfants : « Cinquante femelles humides, leurs maris meurent le jour des noces ; elles versent de l'eau dans un vase percé ? » Réponse : « les nuées ; les éclairs ; la pluie ».

Dans ces légendes sur l'autre monde, l'idée morale de châtiment et de récompense ne s'introduisit que très tardivement.

Les Enfers

On trouve dans l'Odyssée une description des Enfers, tels que les concevaient les Grecs primitifs. Virgile en donne une autre, dont Dante s'est inspiré.

Au sixième livre de l'Énéide, Virgile suppose que son héros, Énée, descend au sombre séjour en compagnie de la Sibylle :

« Ici s'ouvre la route qui mène à l'Achéron, gouffre immense dont

(1) Il faut lire Lucrèce, le grand poète latin, dans la belle traduction de A. Lefèvre.

les flots boueux tourbillonnent et sont vomis à gros bouillons dans le Cocyte. Charon est le hideux gardien de ces fleuves. Une barbe blanche pousse inculte sur son menton, ses yeux flamboient, un sale baillon pend, noué sur ses épaules, en guise de manteau. Il met à la voile et dirige sa barque avec un aviron. Son esquif, noir comme le fer, passe les morts. Sa vieillesse est robuste et encore verte. La foule des morts se répand sur la rive et se presse vers lui : des mères, des époux, et les ombres inanimées des héros magnanimes ; des enfants, des filles encore vierges, des jeunes gens mis au bûcher sous les yeux de leurs parents; nombreux comme les feuilles qui tombent dans les forêts aux premiers froids de l'automne... Les premiers arrivés l'implorent, pour qu'il leur fasse passer le fleuve, et leurs mains suppliantes se tendent vers l'autre rive, objet de leurs souhaits. Mais le farouche nocher reçoit les uns et repousse les autres, qu'il chasse loin de la grève. »

Puis, Énée regarde en arrière et voit sur un rocher une énorme forteresse flanquée d'une triple muraille. Le Phlégéton, impétueux torrent, l'entoure de ses flots enflammés et roule avec fracas des débris de rochers. Une porte immense ferme l'enceinte, elle est soutenue par des colonnes de diamant massif; jusqu'aux nues s'élève une tour de fer. Sur le seuil est accroupie *Tisiphone;* sa robe retroussée est tachée de sang. Là, jour et nuit, sans sommeil, elle veille....

« De là sortent des voix gémissantes, les sifflements des fouets cruels, d'affreux cliquetis de fers et de chaînes traînées.

« La vengeresse Tisiphone, armée d'un fouet, frappe les coupables et les insulte. De sa main gauche elle agite de hideux serpents; elle appelle la troupe effroyable des Furies, ses sœurs.... »

Par des sentiers obscurs, Énée arrive ensuite dans les *Champs-Élysées :*

« Lieux charmants, frais bocages, forêts délicieuses, fortuné séjour. Là un air plus pur est répandu sur les campagnes et les revêt d'une lumière empourprée. Ces lieux ont aussi leur soleil et leurs astres. Parmi les bienheureux, les uns s'exercent à la lutte en jouant sur le vert gazon ou sur le sable jaune ; les autres forment des chœurs de danse, frappant du pied la terre et chantant des vers.

« Le prêtre de la Thrace, revêtu d'une longue tunique, fait résonner les sept cordes de sa lyre, qu'il touche tantôt de ses doigts, tantôt d'un archet d'ivoire.... »

Plus loin, Énée vit d'autres ombres qui, sur l'herbe, prenaient leur repas, et chantaient en chœur le joyeux Péan. « Elles étaient couchées sous un bois de lauriers embaumés, où tombe en cascade un fleuve aux eaux abondantes. Là étaient ceux qui furent frappés en combattant pour la patrie : les prêtres restés chastes, les poètes pieux dont les vers furent dignes d'Apollon, les inventeurs des arts, charme de la vie, et ceux dont les bienfaits ont mérité de vivre à jamais dans la mémoire des hommes. Blanche comme neige est la bandelette qui ceint leur front. »

Comme sujet de peintures décoratives ou de livrets d'opéra, tout cela est fort bien trouvé.

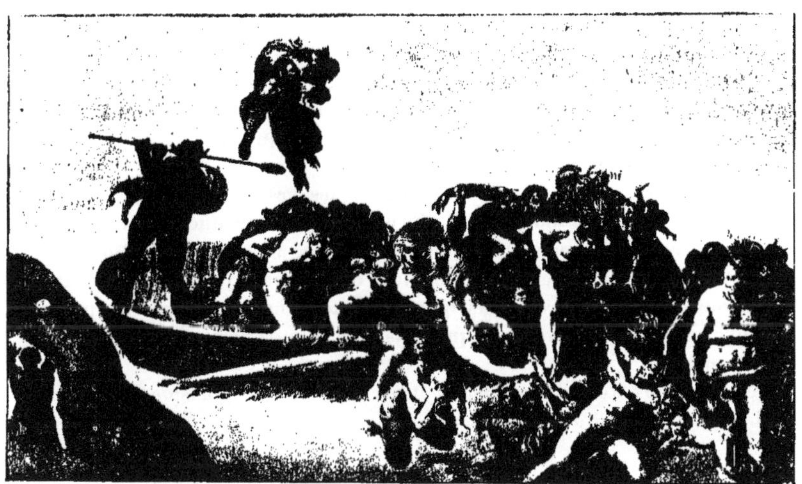

La Barque infernale, d'après MICHEL ANGE

Les incrédules

Ces croyances, qui diffèrent si peu de celles des catholiques sur le Paradis et l'Enfer, étaient admises par le vulgaire, qui d'ailleurs, comme aujourd'hui, s'en occupait peu ; mais il ne faut pas s'imaginer que les hommes intelligents aient jamais accepté ces superstitions enfantines.

Lucien

Au IIe siècle de notre ère, le grec Lucien, qu'on a si bien surnommé le Voltaire de l'antiquité, exprimait hardiment, dans ses spirituels Dialogues des Morts, l'opinion de tous les gens sensés. Il suppose une conversation entre Charon et Mercure, conducteur des âmes :

CHARON. — Eh ! Mercure, dis-moi donc, où les hommes déposent-ils les morts ?

MERCURE. — Ils appellent ça des monuments, des tombeaux, des sépulcres. Vois-tu à l'entrée des villes, ces tas de terre, ces colonnes, ces pyramides ? Ce sont les endroits où ils gardent les cadavres.

CHARON. — Pourquoi donc mettent-ils des couronnes à des pierres, et les frottent-ils de parfums, tandis que d'autres dressent un bûcher près des tombes et creusent des fosses pour y faire cuire des ragoûts succulents, y verser du vin et de l'hydromel ?

MERCURE. — Ma foi, nocher, je ne sais pas du tout à quoi ça peut servir, quand on est chez Pluton. Ils se figurent peut-être que les âmes vont s'envoler d'en bas, pour s'approcher du dîner qu'on leur présente ; qu'elles se régalent de la fumée des viandes et qu'elles boivent l'hydromel versé sur les fosses (1).

CHARON. — Eux ! boire et manger ! des crânes tout secs ! Toi qui les conduis chaque jour, tu sais s'ils peuvent revenir, une fois descendus sous terre. Certes, ce serait amusant pour toi, Mercure, déjà si occupé, d'être obligé, après les avoir amenés, de les reconduire encore quand ils ont envie de boire. Fous que vous êtes, mortels insensés, qui ne voyez pas l'abîme immense qui sépare le monde des vivants de celui des morts.

Le pieux Eschyle lui-même disait déjà : « Les morts ne sont capables ni de joie ni de douleur. »

Inscriptions funéraires

Sur un tombeau antique un sage avait gravé ces mots :

« Ne passe pas sans lire cette inscription, voyageur. Il n'y a pas d'Achéron, ni de barque. Il n'y a pas de Charon, le nocher, pas de geôlier, ni de porte, ni de chien Cerbère. Nous tous qui sommes morts, déposés en bas, nous ne sommes que des os, et pas autre chose. N'offre donc pas à la stèle des parfums et des couronnes, ce n'est qu'une pierre ; n'allume pas de feu, c'est une dépense en pure perte ; de mon vivant donne-moi quelque chose, si tu l'as, mais en enivrant la cendre, tu ne feras que de la boue, tu ne donneras pas à boire au mort. Dis toi : voilà ce que je serai, moi aussi. »

Sur une autre pierre on lisait :

« Notre corps tombe en poussière et notre âme s'évapore comme une fumée ; ne verse donc pas de libations, je ne bois plus ; ne pleure pas sur moi, je ne souffre plus, puisque je n'existe plus. » Cette mâle et scientifique conception de la vie fut pour les Anciens une grande force.

---

(1) Nous avons vu que telle était la croyance de sainte Monique.

Si le Moyen-Age au contraire a été un retour à la barbarie, une époque d'ignorance, de tristesse et de découragement, c'est au mysticisme et à la peur de l'enfer qu'il faut attribuer cette dépression maladive des intelligences détraquées.

La foi antique

M. E. Pottier a très éloquemment exprimé la poésie sereine des idées antiques sur la mort :

« Une chose distingue le grec du chrétien : sa foi s'enferme dans les bornes de la vie terrestre et humaine... Il n'a pas quitté la terre

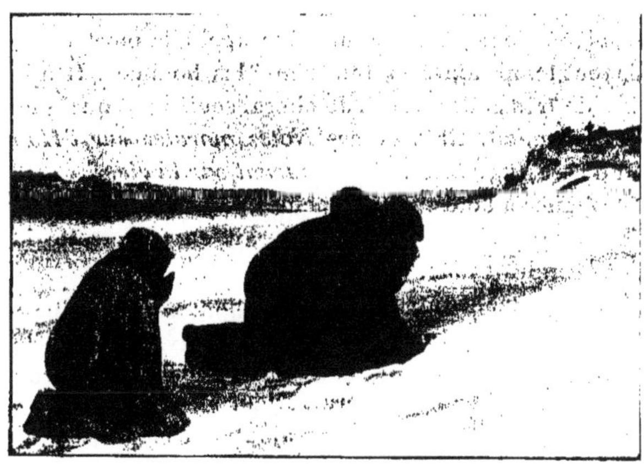

Vallée de larmes, par J.-Paul Milliet

comme une vallée de larmes et la vie comme une prison. Cette terre et cette vie, il les a aimées de toutes les forces de son être ; il s'y est épanoui sous le soleil du plus beau climat du monde. » Les livres sacrés de la religion chrétienne ont répandu une idée opposée, et cette idée a pesé de tout son poids sur l'esprit et sur le caractère des sociétés modernes. « J'ai haï cette vie, dit l'Ecclésiaste, à cause que les choses qui se sont faites sous le soleil m'ont déplu, parce que tout est vanité et tourment d'esprit. » A cette parole désespérée, à cette haine impie de la vie et de la science, la Grèce répond « par le cri de regret éloquent qui sort de la bouche d'Achille, évoqué par Ulysse dans la prairie d'asphodèles : « J'aimerais mieux, simple bouvier, être au service du dernier des pauvres parmi les vivants, que d'être le roi de toutes les ombres mortes. » C'est que la foi du Grec, en effet, est tout entière dans l'amour de l'existence ; cet amour il l'a fait passer dans sa littérature et dans ses monuments. Qui osera dire qu'une religion n'a pas été forte et belle, quand elle a appris aux hommes à élever leurs cœurs au-dessus des misères du monde et à voir dans l'existence ce qu'elle a de sain et de bon ?

« Nous sommes persuadés, pour notre part, que ces croyances n'ont pas peu contribué à faire des Grecs ce qu'ils ont été, à leur assurer le premier rang parmi les nations civilisées, et, en particulier, à donner à leurs œuvres d'art cette sérénité, cette santé morale et physique, cette noblesse tranquille que nous admirons et que nous pouvons leur envier » (1).

Les peines éternelles

Le problème de la destinée humaine après la mort est un de ceux qui ont de tout temps agité et tourmenté les hommes. Il a inspiré aux philosophes de très belles pages. Je citerai seulement quelques passages de Georges Caumont, tirés de ses *Notes morales sur l'Homme et la Société*, et de ses *Jugements d'un mourant sur la vie.*

« La croyance à l'éternité des peines, dit-il, ne choque personne, parce qu'on n'y pense pas. Si on l'envigeait en face, cette idée monstrueuse nous rendrait fous.

« Entre un crime, si atroce qu'on le suppose... et un châtiment sans fin comme sans mesure... il existe une si épouvantable disproportion, que le crime, en ce cas, se perd dans le châtiment comme un ruisseau dans la mer... Le vrai criminel serait Dieu. »

Et le jeune philosophe mourant ajoutait avec un cri d'angoisse : « O mon Dieu, ôtez-moi à jamais la foi ; et permettez-moi de vous nier tout simplement, dans la naïveté de mon âme, pour être au moins dispensé de vous haïr ! »

Georges Caumont montre avec une véritable éloquence et avec une grande force de raisonnement, que les brigands et les tyrans eux-mêmes ont mis une certaine gradation dans leurs vengeances, ils ont proportionné leurs cruautés à leurs haines. Cette équité relative, « Cartouche l'a connue, le dieu des prêtres catholiques ne la connaît pas ». Les coupables qui se sont souillés des crimes les plus infâmes et les plus monstrueux obtiendront leur pardon, s'ils ont, à l'heure suprême, une velléité de repentir et la chance de rencontrer un prêtre romain pour les absoudre.

Saint-Dominique, Torquemada, Charles IX, seront admis au nombre des bienheureux. Quels sont ceux auxquels le prétendu juge suprême

(1) E. Pottier. — *Les Statuettes de terre cuite*, p. 304.

réserve les flammes éternelles ? Bossuet vous le dira. Il va nous montrer « tant de sages, tant de conquérants, tant de graves législateurs, tant d'excellents citoyens — de grâce, lecteur, pèse ces expressions, — un Socrate — pèse les noms, lecteur, — un Marc-Aurèle, un Scipion... tous privés de la connaissance de Dieu et exclus de son royaume éternel ».

N'est-ce pas monstrueux ? Et voilà l'écrivain qu'on présente à nos fils comme modèle de vertu et d'éloquence. « Voilà ce que l'on fait apprendre aux enfants dans les collèges, ce qu'on leur fait admirer ! » Le matin, leur professeur traduisait avec eux quelques pages sublimes du *Phédon* de Platon, il a parlé avec enthousiasme de cette haute et pure conscience qui brille chez Socrate d'un éclat incomparable, « le soir, ses élèves récitent leur leçon de Bossuet ; ils y apprennent que Socrate est à jamais damné. Socrate, Marc-Aurèle, la pureté, la bonté, le dévouement, l'héroïsme, brûlants d'amour pour les hommes, esclaves du devoir, modèles de toutes les vertus, damnés à jamais, souffrant à jamais. — A jamais, lecteur, à jamais ! — parce qu'ils n'ont pas eu le bonheur d'avoir un père jésuite pour leur apprendre le catéchisme et leur verser trois gouttes d'eau sur la tête ! »

Et le philosophe continue sa démonstration ; il nous montre que rien n'est infini dans l'homme : « sa puissance de concevoir, sa puissance de sentir, sa puissance de vouloir, sa puissance de souffrir, sa puissance d'être heureux, sa puissance de bien faire et de nuire ». Rien n'est éternel, rien n'est permanent chez l'homme. « Tout en nous sent le néant, tout le sue, tout le saigne et le pleure : secoue-toi, pauvre homme, et tu le verras bien. L'espoir d'une éternité bienheureuse est une chimère inoffensive, tu peux la conserver pour toi-même si tu la trouves consolante. Le crime et le délire c'est d'imaginer pour ton prochain une éternité de souffrances. Cette féroce extravagance serait le rêve de Satan ivre, si ce n'était le dogme d'une théologie sauvage et la foi d'une crédulité hébétée. »

G. Caumont écrivait encore à une de ses parentes :

« Songez-y, adorer le dieu qui damne presque tous les hommes, c'est approuver les arrêts de ce dieu... Si vous approuvez la damnation du genre humain, vous êtes complice de cette damnation, vous y avez souscrit, vous l'avez prononcée dans votre cœur. Dès lors, prenez-y garde, ma bonne parente, vous avez une foi meurtrière et votre âme de dévote est une âme d'assassin. S'il y a dans votre famille un ou plusieurs damnés (et cela est inévitable), en adorant le dieu qui les damne, qui les brûle, qui les torture, c'est vous qui les damnez, qui les torturez et qui chauffez pieusement l'eau de leur chaudière. Bouillez, mon cousin. Je n'insisterai pas sur cette image désagréable. »

Guérissons-nous de la maladie mystique ; revenons à d'antiques et saines traditions. Là est le salut. La vérité sur la destinée humaine a été exprimée et affirmée avec la sérénité de la certitude, dans une inscription funéraire, par un sage inconnu, qui fut un homme de génie. La voici dans son admirable concision :

JE N'ÉTAIS PAS, JE FUS ;
J'ÉTAIS, JE NE SUIS PLUS.
VOILA TOUT.
SI QUELQU'UN DIT AUTRE CHOSE,
IL MENT.
JE NE SERAI POINT.

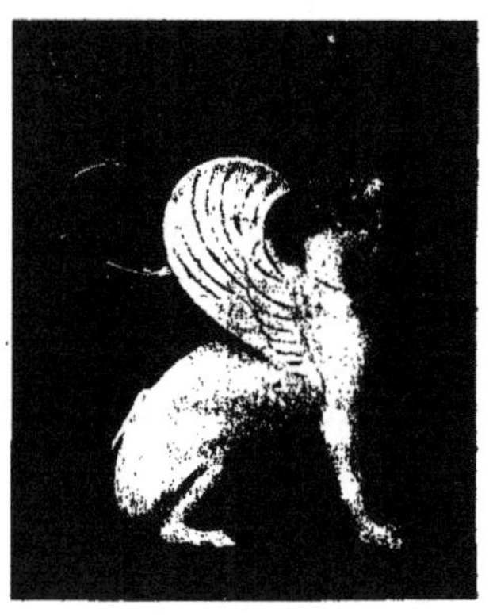

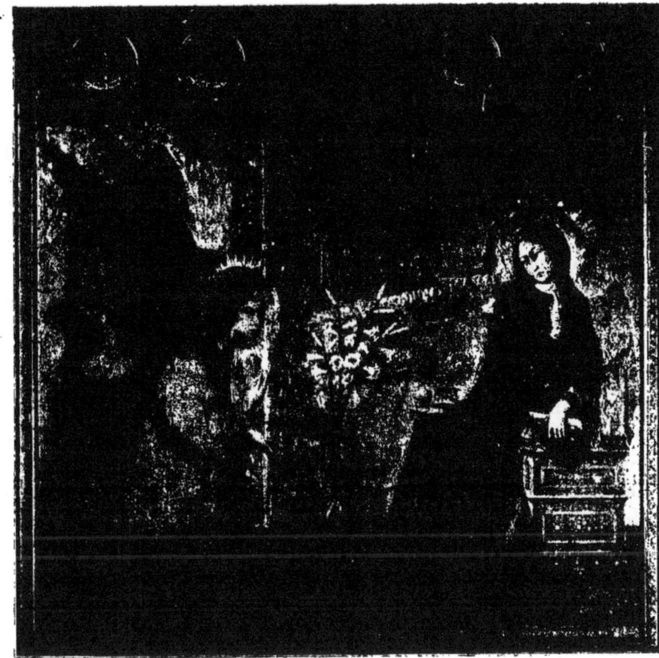

L'Annonciation, d'après SIMONE MARTINI
(Florence)

XVIII. — LA NÉVROSE RELIGIEUSE

Un peu de métaphysique. — Histoire abrégée des religions. — De l'existence de Dieu et du diable.

Si vous entrez ici, laissez toute espérance... de rire.

Nous faisons voile, je vous en préviens, vers un pays aride et désolé. Devant nous se dresse une île escarpée. Ces parages sont hérissés d'écueils ; plus loin se creusent des gouffres sans fond. Dans cette muraille de rochers s'ouvre seulement la gueule sinistre d'une caverne, exhalant des brouillards méphitiques et glacés.

Ici demeurent Dame Métaphysique et son auguste sœur Dame Théologie. Toutes deux se dressent, rigides et figées, leur doigt maigre posé sur leurs lèvres pâles ; des voiles sombres enveloppent comme d'un nuage leurs squelettes décharnés.

— Me suis-tu, lecteur ? — Tu recules, je crois. Ne tremble donc pas comme cela ! Ces deux vieilles dames sont mortes depuis longtemps, mais, très bien empaillées, elles font semblant de vivre encore. Courage, ami, songe que les infortunés aspirants au baccalauréat sont condamnés, pour expier les péchés de leurs pères, à vivre durant toute une année dans ce séjour malsain, royaume de l'Ennui et de l'Obscurité vide. Nous y resterons un quart d'heure à peine. Que les grands mots cabalistiques ne t'épouvantent pas : ANTHROPOMORPHISME ! C'est terrible, j'en conviens, mais pas méchant.

Aperçois-tu dans l'ombre ce colossal croquemitaine, qui tantôt semble t'appeler d'un air doucereux, et tantôt grince des dents avec fureur ? Rassure-toi, laisse là ta gourde de rhum, allume plutôt ce vieux bout de chandelle, que nous a légué Voltaire. — Bon, cela suffit. — Approche maintenant. Tu vois bien que ce Moloch d'airain est en baudruche. En baudruche encore, tous ces oiseaux du Paradis, tous ces monstres cornus et grimaçants. En baudruche les chimères gonflées de vent, qui vomissent des feux de Bengale, au milieu de décors en carton.

Allons, prends ce plumeau, attache-le au bout d'un bâton, et époussette-moi proprement cette voûte céleste, où traînent encore quelques toiles d'araignées. Puis regarde bien en toi-même. Je crois voir dans les plus obscurs recoins de ta cervelle, quelques sales débris de superstitions moisies, vite, un bon coup de balai !

Ce n'est pas tout, du courage, ami, avale encore cette médecine, que je t'offre de bon cœur ; elle est noire et amère, j'en conviens, mais salutaire. Lis, je t'en prie, avale bravement, purge-toi, mon garçon.

LES PHASES DU SENTIMENT RELIGIEUX

Animisme

On a donné le nom d'*animisme* à l'erreur religieuse qui consiste à supposer que certains objets possèdent une vie cachée, qu'ils ont, comme un être humain, des sentiments, des passions, une volonté.

Rhétorique

Le langage a gardé de nombreuses traces de ces anciennes croyances, et nos *métaphores* usuelles rappellent cette vieille habitude de l'esprit populaire de tout personnifier. Une table a des supports, nous disons qu'elle a des *pieds*, nous parlons des *dents* d'une scie, du *bras* d'un levier, du *col* d'un vase et même du *corps* d'un délit. Ce ne sont plus là que de simples comparaisons, des figures de langage, mais à l'origine, les sauvages acceptaient toutes les fictions ou allégories religieuses comme des réalités.

« Une science d'infinie portée, la philologie comparée, dont le but, hautement proclamé par un érudit éminent, M. Michel Bréal, est de nous aider à surprendre les opérations de la raison et de découvrir les lois historiques de son développement, démontre qu'à l'origine tous ces mots : « Dieu », « âme », « vertu », « pensée », ont eu une signification concrète, que nos langues modernes sont remplies de métaphores oubliées et d'images effacées... Le langage a eu tout d'abord un caractère physique, sensuel, essentiellement naturaliste... Tous les substantifs ont été des adjectifs, ces adjectifs, pris substantivement ensuite, pouvaient avoir, comme le mot sanscrit *diva*, Dieu, un comparatif et un superlatif; des mots comme ciel, terre, soleil, nature, n'ont été primitivement que des qualificatifs » (1).

Au XIIe siècle, certains théologiens, les *réalistes*, croyaient encore que nos idées abstraites étaient douées d'une existence à part, qu'elles étaient indépendantes de notre esprit, tandis que les *nominalistes* n'y voyaient que de simples mots. Abélard comprit très bien que les idées abstraites ne sont que des conceptions de notre cerveau.

La plupart des légendes mythologiques deviendraient acceptables et paraîtraient presque sensées, si l'on voulait bien les considérer comme de simples *figures de rhétorique*, comme des allégories ou des personnifications poétiques.

Mais les prêtres eux-mêmes ont fini par croire à l'existence réelle des êtres imaginaires qu'ils ont inventés. C'est de bonne foi qu'ils invoquaient le Ciel, pour lui demander la pluie ou le beau temps, selon les besoins des campagnes. Ils étaient persuadés que les dieux se laissaient toucher par des prières et des sacrifices, s'imaginant naïvement que ces Êtres, malgré leur supériorité, avaient besoin de nourriture, ou tout au moins de la fumée des viandes ou de l'encens, pour subsister.

Fétichisme

Beaucoup de nègres sont restés attachés aux idées religieuses les plus primitives : ils adorent des *fétiches* ou *gris-gris*, objets quelconques dans lesquels ils croient reconnaître la présence d'un esprit invisible.

Le *fétichisme*, qui fut longtemps dans le monde entier l'unique religion, survit dans certains rites des religions modernes (2).

---

(1) J. Soury.

(2) C'est dans le beau livre du docteur Letourneau, intitulé l'*Evolution religieuse* dans les diverses races humaines (Reinwald, édit., 15, rue des Saints-Pères), ou dans un substantiel résumé, formant un chapitre de la *Sociologie* du même auteur, qu'il faut étudier en détail l'histoire des superstitions. — Voir aussi : Elie Reclus. *Les Primitifs*. (Chamerot, édit.)

« Qui ne croirait, à nous voir composer toutes choses d'esprit et de corps, que ce mélange-là nous serait bien compréhensible ? C'est néanmoins la chose qu'on comprend le moins. L'homme est à lui-même le plus prodigieux objet de la nature ; car il ne peut concevoir ce que c'est que corps, et encore moins ce que c'est qu'esprit, et moins qu'aucune chose comment un corps peut être uni avec un esprit » (1).

Polythéisme

A cet antique animisme qui fait le fond de « l'illusion religieuse », succéda le *polythéisme*, qui admet l'existence de plusieurs dieux.

Les prêtres, à la fois savants et poètes, séparèrent les différents attributs de la matière, et chacune des forces de la nature devint une divinité personnelle, douée de volonté et de sentiments humains. Pour satisfaire l'imagination du vulgaire, il fallut même donner à ces nouveaux dieux la *forme humaine*, c'est ce qu'on nomme l'ANTHROPOMORPHISME.

Le Soleil

Le culte des astres a servi de transition entre le fétichisme et le polythéisme. « L'observation commençait à faire soupçonner l'inertie de la matière... mais on n'éprouvait aucun embarras pour prêter des qualités éminentes à ces grands luminaires, que leur éloignement et leur beauté mettaient comme en dehors et au-dessus du monde matériel... ces astres qui ne connaissaient point la décadence, la vieillesse et la mort ».

On attribua au Soleil une personnalité semblable à celle dont l'homme trouvait en lui-même le modèle. « Le Soleil devenait ainsi un jeune héros qui, sur la voie que lui a frayée l'Aurore, s'élance ardent et superbe au milieu du ciel, puis qui s'endort, dans la gloire du couchant enflammé... C'était le guerrier invincible, c'était, par moments, le maître courroucé, dont le regard brûlant dévore et tue ; c'était, le plus souvent, le bienfaiteur qui ne se lasse jamais, le nourricier, le père de toute vie » (2).

Pline pense que « c'est le fait de la faiblesse humaine que de chercher l'image et la forme de Dieu ». *Métaphoriquement*, on peut dire que « le Soleil est le principe régulateur, la principale divinité de la nature ; c'est être Dieu pour les hommes, que de venir en aide aux hommes, et telle est la voie qui mène à la gloire éternelle ». « Pline appartient à

(1) Pascal.
(2) Perrot, I, p. 50.

cette classe d'esprits élevés et éclairés, qui ne séparent point l'idée de Dieu de celle de l'univers » (1). Il croit pourtant que la religion est bonne pour le peuple.

Monothéisme

S'élevant peu à peu à une conception plus générale, plusieurs grands philosophes affirmèrent que tous les dieux étaient subordonnés à un Être suprême, ou même qu'ils étaient seulement les attributs de ce *Dieu unique*. C'est la doctrine du MONOTHÉISME.

L'ionien *Xénophane* désignait déjà son dieu par ces mots : l'Un, le Tout.

Mais ce dieu, malgré sa grandeur infinie, resta toujours conçu comme un homme. Il est tout puissant et terrible, comme dieu des armées, très équitable comme juge, et très bon, bien qu'il ait créé le mal. Il punit de peines éternelles les pauvres pécheurs, dont la seule faute est de s'être livrés à des passions qu'il leur a données. « S'il n'a pu empêcher le mal, il est impuissant, s'il l'a pu et ne l'a pas voulu, il est barbare » (2).

« Si l'être fantastique et ridicule qu'on appelle le diable, avait voulu faire des hommes à son image, les aurait-il formés autrement? » (3)

Ormuzd et Ahriman

Le diable, grotesque personnification de l'idée du Mal, n'est qu'une réminiscence de l'Ahriman des Perses. Que devient l'unité de Dieu, s'il a en face de lui et hors de lui, une puissance rivale, un autre Dieu ?

S'il faut en croire Hérodote, les anciens Perses avaient déjà une conception de la divinité plus spiritualiste que celle des catholiques. « Ormuzd n'avait pour eux rien de commun avec la nature humaine ; ils ne lui élevaient ni autels, ni temples, ni statues, et traitaient d'insensés ceux qui en élèvent » (4). Les catholiques s'imaginent que leur Dieu les écoutera mieux dans une église que partout ailleurs.

Les Perses ne faisaient pas de prières personnelles ; ils demandaient seulement à Dieu la prospérité pour tous les hommes de leur pays. Cependant, à côté de cette grande idée de solidarité, ils conservaient

(1) Sainte-Beuve, *Lundis*, II, p. 49.
(2) Voltaire.
(3) *Ibid.*
(4) Les Germains partagaient les mêmes croyances : « Emprisonner les dieux dans des murs, ou les représenter sous une forme humaine, leur parait indigne de la grandeur céleste. Ils consacrent des bois et des forêts, et, sous les noms de divinités, leur respect adore dans ces mystérieuses solitudes ce que leurs yeux ne voient pas ». (Tacite, *Germanie*.)

bien des superstitions mystiques. Comment expliquer cette maladie mentale? La cause en est partout la même.

« Ils étaient adonnés au vin, dit Hérodote, et délibéraient *ivres* sur les affaires les plus importantes. »

Darius se vante sur son tombeau d'avoir été un intrépide buveur.

Il faut reconnaître que certaines erreurs peuvent avoir parfois un bon côté. Beaucoup de gens malhonnêtes et superstitieux, au moment de commettre une faute ou un crime, ont été arrêtés par la crainte des châtiments terribles dont ils se croyaient menacés dans une autre vie. Cette crainte a pu être pour eux un frein salutaire, mais, si l'on songe à toutes les existences qui furent attristées, troublées et perdues par ces rêveries mystiques, on reconnaîtra que, dans l'action produite sur l'intelligence par une idée fausse, le mal l'emporte toujours sur le bien.

Les catholiques ont trois dieux dans le ciel, et un quatrième en enfer; sans compter une déesse, la Vierge, et d'innombrables demi-dieux, les saints, qui tous font des miracles, comme chacun sait. Ce qui est plaisant, c'est de voir ces gens-là très sérieusement convaincus qu'ils sont monothéistes.

Problème

Voulez-vous embarrasser votre curé? Posez-lui le problème suivant, que saint Augustin et Bossuet ont vainement essayé de résoudre :

Si la liberté humaine existe, il y a quelque chose qui échappe à la puissance de Dieu, il n'est pas tout-puissant. Si Dieu dirige notre liberté, nous ne sommes plus libres; donc, nous ne sommes plus responsables de nos actions. Les peines et les récompenses de l'autre vie deviennent de pures injustices.

Le Juge suprême

Nous autres, nous croyons à la Justice; c'est une des plus belles parmi nos conceptions abstraites. Mais la Justice n'est pas un juge, ce n'est pas une personne, ce n'est pas Madame Thémis. Voir dans l'Être infini un juge, c'est de l'anthropomorphisme, et du plus grossier. Ce juge a une balance, un code, des gendarmes probablement, on se demande où il a fait ses études de droit. Les spiritualistes auront beau protester, il faut choisir : abstraction ou personnification? Il n'y a pas de milieu. Ils ont opté pour la personnification, c'est-à-dire pour l'anthropomorphisme.

Cela n'est que ridicule, mais voici qui devient révoltant : Ce juge, de quelle sorte le supposez-vous donc? Est-il à vendre? Les sentences d'acquittement ne coûtent pas cher aux coupables : le prix de quelques indulgences. Puis, il a si bon cœur! car Dieu a un cœur. Il se laissera toucher par les prières des parents; quelques messes, quelques cadeaux au curé, quelques cierges, et le tour est joué; Satan voit sa proie lui échapper. — Sur la terre, ce juge-là mériterait les galères. — Quelle moralité de pacotille avez-vous donc, pauvres dévots, pour croire que le juste et l'injuste ne comptent pas, mais bien la protection et la grâce, c'est-à-dire la faveur, c'est-à-dire l'arbitraire, c'est-à-dire l'injustice!

La vraie justice est inexorable, comme une loi mathématique.

Lorsqu'un voyageur est tombé entre les mains d'une bande de brigands, la liberté ne lui est rendue qu'au prix d'une rançon. Peu importe aux voleurs d'où vient l'argent. Mais lorsqu'un coupable veut racheter sa faute, qu'il n'espère pas obtenir son pardon autrement que par des actes personnels, qui témoignent de la sincérité de son repentir. C'est faire injure au prétendu Juge suprême, c'est-à-dire à la Justice idéale personnifiée, que de supposer un instant qu'il laissera acheter sa sentence par les prières que paie une famille pieuse, ou même par le sacrifice de quelque Sauveur. L'idée de la *Rédemption* du genre humain par le Christ suppose un dieu cruel, elle n'a pu venir qu'à des esprits chez lesquels le sens moral était encore à l'état embryonnaire, et qui prêtaient aux chimériques habitants du ciel les mœurs grossières de leurs contemporains. Si l'homme est un être responsable, il serait souverainement injuste qu'il ne payât pas lui-même la peine de ses fautes.

Panthéisme

L'une des doctrines qui s'éloignent le moins des données de la science, bien qu'elle ait été, elle aussi, souillée de mille superstitions bizarres, c'est celle des grandes religions de l'Asie, le *panthéisme* (1).

Dans ce système philosophique, la divinité ne fait qu'un avec l'Univers. La Force infinie, incréée et éternelle est partie intégrante de la Matière, comme elle infinie, incréée et éternelle. L'esprit et la matière ne sont que les deux aspects de l'Être unique, comme le corps et l'âme sont les deux aspects d'un être humain.

Morale

Aucun système philosophique n'aurait pu se faire accepter sans discussion, si les prêtres n'avaient eu l'habileté de mêler intimement à leurs essais de métaphysique beaucoup d'observations vraies et surtout les préceptes d'une morale souvent très belle.

Ce qui attache aujourd'hui encore tant de gens sincères à des reli-

(1) Jordano Bruno et Spinosa sont deux célèbres philosophes panthéistes.

gions bizarres, c'est leur conviction intime, et parfaitement justifiée, de l'excellence des sentiments qu'ils éprouvent et de la pureté des doctrines qui les guident dans la vie.

Après s'être efforcés de concevoir vaguement un Être suprême, qui reste pour eux une image tout humaine, une personnification verbale de quelques grandes idées abstraites, ils se mettent à adorer ce dieu; ils s'inclinent humblement devant les arrêts incompréhensibles de sa mystérieuse sagesse; ils lui témoignent du fond du cœur leur reconnaissance pour les dons précieux dont il les a comblés.

C'est une juste fierté qu'ils éprouvent lorsqu'ils se sentent réchauffés, exaltés et fortifiés par ces sentiments généreux. Ils dédaignent les égoïstes, qui acceptent les bienfaits comme choses qui leur sont dues, et se débarrassent au plus vite de la reconnaissance, comme d'un pénible fardeau. Eux, les *altruistes*, heureux et joyeux de faire le bien; ils éprouvent une tendresse ineffable, une profonde gratitude envers cette puissance supérieure, qui leur a témoigné tant de bienveillance et d'affection.

Une fois admise l'erreur qui consiste à personnifier toutes les forces de la nature et nos conceptions les plus abstraites, il est parfaitement logique, pour ceux qui redoutent cet Être tout-puissant, d'implorer sa pitié par des prières; pour ceux qui sont honnêtes et heureux, d'adresser des actions de grâce à cette Terre qui les nourrit, à ce Soleil qui les réchauffe et les vivifie, ou bien à cet Architecte suprême, qu'ils croient avoir présidé à l'ordre de l'univers.

Idée fausse, unie à un sentiment juste : l'admiration et le respect profond de la vie.

Un conseil d'E. Renan

A ces croyants sincères, Renan adressait les conseils de sa haute raison :

« Si une religion eût possédé la vérité absolue, cette religion aurait vaincu les autres et vivrait seule à l'heure qu'il est. Tous ceux qui, jusqu'ici, ont cru avoir raison, se sont trompés. Pouvons-nous, sans folle outrecuidance, croire que l'avenir ne nous jugera pas comme nous jugeons le passé?

« Un immense fleuve d'oubli nous entraîne dans un gouffre sans nom.... Les larmes des peuples sont de vraies larmes, les rêves de tous les sages renferment une part de vérité. Tout n'est ici-bas que symbole et que songe. Les dieux passent comme les hommes. La foi qu'on a eue ne doit pas être une chaîne » (1).

(1) E. Renan. *Prière sur l'Acropole.*

Mythologie catholique

Le *catholicisme*, ou religion *universelle*, n'est pas universel du tout. Malgré son titre prétentieux, cette religion n'a pas beaucoup d'adeptes. La statistique nous montre que le petit troupeau des catholiques, au nombre desquels nous sommes probablement comptés, vous et moi, fait maigre figure à côté de celui des non-catholiques. A eux seuls, les bouddhistes comptent pour *cinq cents millions*, qui seront tous rôtis, innocents et coupables, par l'infinie Bonté de la divine Providence, tout comme les pauvres femmes du Bazar de la Charité.

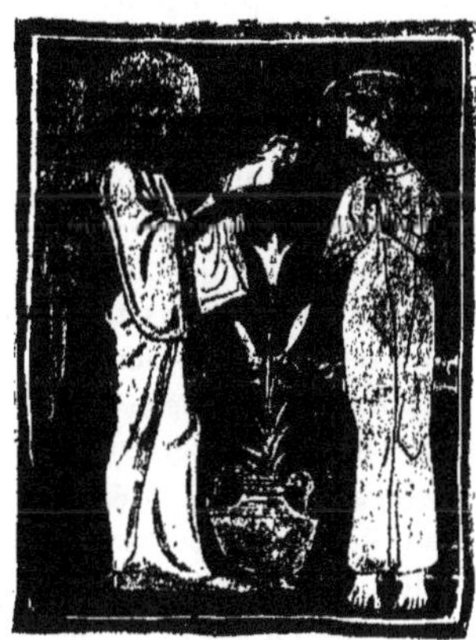

L'Annonciation, par J.-Paul Millet

Le peu de succès des missionnaires catholiques s'explique par le peu d'originalité et de vraisemblance de leurs légendes. Ils prêchent une religion à vagues tendances monothéistes, mais si peu logique et si fortement imprégnée d'anthropomorphisme, qu'elle a subdivisé son dieu en trois personnes, sous le nom de Sainte Trinité, et supposé que l'un de ces dieux s'était incarné dans le sein d'une Vierge.

On lit, en effet, dans l'Évangile selon Saint-Mathieu : « Or, la naissance de Jésus-Christ arriva de cette manière :

« Comme Marie, sa mère, eut été fiancée à Joseph ; avant qu'ils fussent ensemble, elle se trouva enceinte par l'opération du Saint-Esprit. Et Joseph la voulut renvoyer secrètement. Mais voici, l'ange du Seigneur lui apparut dans un songe et lui dit : Ne crains point de recevoir Marie, car ce qui a été conçu en elle est du Saint-Esprit.

« Joseph reçut sa femme. Mais il ne la connut point jusqu'à ce qu'elle eut enfanté son fils premier né, et il appela son nom Jésus. »

Jésus, à la fois dieu et fils de dieu, est donc son propre fils, c'est un dieu fait homme.

Ce dogme de l'*Incarnation* est une survivance des anciennes idées anthropomorphiques. Le peuple avait peine à se contenter d'un Dieu abstrait, conception métaphysique trop vague. On lui raconta que ce Dieu faisait de temps en temps une tournée d'inspection dans ses domaines infinis. Sachez donc qu'il y a environ deux mille ans, il daigna faire une visite à notre microscopique système solaire et choisit précisément — le diable seul sait pourquoi — notre goutte de boue, la Terre, qui n'est pourtant ni la plus grande, ni la plus petite parmi les planètes qui tournent autour du Soleil. Il se fit homme et voulut mourir sur la croix, afin de nous racheter d'un péché que nous n'avons pas commis, mais dont notre aïeule Ève s'est, dit-on, rendue coupable (1).

Les étoiles étant en nombre infini, et chaque étoile étant un soleil, qui entraîne dans son orbite de nombreuses planètes, il faut avouer que le céleste pigeon, sorte de don Juan emplumé, aurait fort à faire s'il lui fallait recommencer son « opération » dans tous les mondes habités. Il ne peut pourtant s'en dispenser sans injustice. Les hommes n'ont aucune raison pour se croire à ce point privilégiés.

Donc, l'être indivisible se divise ; l'être immatériel devient matériel : il se métamorphose en colombe, il se déguise en homme. Celui qui dans le ciel était le Fils du Père, devient sur la terre Fils du Saint-Esprit, qui a fécondé une vierge, qui est restée vierge. Étrange ! étrange !

Toutes les fois qu'un théologien veut faire accepter des idées absurdes et contradictoires, il se tire d'affaire avec ce mot commode : C'est un mystère ! Dans l'arithmétique des dévots, un égale trois. Et ils croient comprendre cela, et ils l'acceptent, sur la foi de qui ?

L'inconcevable Trinité, ridicule Géryon du Paradis, délègue donc en mission une de ses personnes indivisibles.

Et voilà que Dieu s'est fait sémite. — Pourquoi naît-il à Bethléem, plutôt qu'à Athènes ou à Rome ? Avait-il une préférence pour les Juifs ? — Non, il ne les aurait pas laissé persécuter et disperser. — Ce Dieu sémite a d'ailleurs des prêtres antisémites. Triomphe de la logique.

Dieu se fait circoncire.

---

(1) Les sémites ont constaté de bonne heure la loi, malheureusement trop réelle, de l'hérédité ou atavisme : Les innocents petits-fils paient la peine des vices de leurs parents. Au lieu de chercher dans l'intempérance la cause de ce châtiment inique, les prêtres inventèrent un prétendu *péché originel*. Comment admettre qu'un Dieu, qui serait la Bonté et la Justice, ait pu créer l'homme imparfait, sachant à quel sort affreux il le condamnait? Aucun théologien n'est parvenu jusqu'ici à concilier la liberté humaine avec la prescience divine.

Lorsque Dieu souffre, il prie Dieu de détourner de lui ce calice, puis, quand il a suffisamment saigné sur la croix pour apaiser la férocité de son Père, il pense avoir acquis désormais le droit de condamner les innocents aux peines éternelles, et d'absoudre les coupables; de faire mettre à la broche Marc-Aurèle, et d'appeler à sa droite les Chiens du Seigneur, les cruels Dominicains (*domini canes*) ou bien peut-être cet autre fanatique qui a brûlé Michel Servet et coupé la tête à Berthelier.

Allons donc ! Tous les esprits lucides, ceux qui ont gardé quelque respect pour la vérité et pour la logique, tous les cœurs généreux qui ont l'enthousiasme de l'équité, ne parviendront jamais à admirer ce bizarre tissu de contradictions, d'injustices et de sottises.

Vous qui croyez parce que c'est absurde, n'espérez pas nous convaincre. Il a fallu des milliers de générations courbées sous le joug sacerdotal pour donner ce faux pli à vos cervelles, pour vous amener, vous hommes intelligents et doués de sens moral, à renoncer au droit de penser, pour vous plonger dans cet abîme de niaiseries, dans les extases malsaines et dans les pâmoisons de l'hystérie mystique.

Un tableau de Simone Martini

La légende du Saint-Esprit prenant la forme d'une colombe est une survivance des anciennes religions *zoomorphiques*, qui donnaient aux dieux des formes animales.

Un peintre italien du XIVe siècle, Simone Martini, nous a retracé la scène mystique de l'Annonciation, dans un curieux tableau (1) du Musée des Offices à Florence : Assise sur un siège richement décoré de marqueteries, la Vierge, longue et mince, tient d'une main un livre à demi fermé. De l'autre main et d'un geste effarouché, elle ramène sur son sein, comme pour se cacher, un pli du grand manteau bleu qui recouvre à la fois son corps et sa tête. Timide et frissonnante, elle s'est d'abord détournée, comme pour fuir l'apparition céleste, et pourtant déjà sa tête se retourne et s'incline languissamment sur son épaule qui se soulève, avec une sorte de minauderie. La moue qui reste encore au coin de sa petite bouche semble démentie par le tendre regard de ses longs yeux en amande qui enveloppent et caressent d'une douceur pâmée le bel ange agenouillé devant elle. Celui-ci est, comme la Vierge, long et mince, avec une bouche trop petite, des yeux mi-clos, trop rapprochés du nez et qui regardent en coulisse de la plus dévote et amoureuse façon. En l'air il dresse, éployées, ses grandes ailes pointues ; l'oiseau céleste fait la roue. Plusieurs vêtements, somptueuse-

(1) Peint en 1393, en collaboration avec Lippo Memmi.

ment superposés, étalent leurs riches et délicates broderies d'or, et enveloppent, en l'étoffant glorieusement, le grand blondin qui tend de côté son long cou avec une grâce béate. Ses cheveux ne sont pas seulement couronnés des branches fleuries d'un rosier, il s'est coiffé coquettement ce jour-là de son auréole la plus flamboyante, une auréole des dimanches, et par dessus l'auréole, d'une seconde couronne à pointes d'or, insigne du haut grade qu'il occupe dans les bureaux du Paradis. Naïvement, les mots hébreux de la Salutation angélique sortent de sa bouche.

On le voit, chez Simone Martini, comme dans toute l'école de Sienne, la peinture porte la trace d'une dégénérescence mystique.

La tendresse du sentiment et l'éclat de la couleur ne peuvent pas nous faire oublier la miévrerie, l'afféterie et le maniérisme. Ici, par exemple, le tortillement des attitudes répond à l'excessive complication et aux subtilités de la pensée. Giotto, comme les Grecs, en s'inspirant de la réalité, avait su trouver un style plus simple, plus robuste et plus sain.

Paganisme

Chez nous, les paysans *(pagani* ou païens) ont conservé les traditions du *polythéisme.*

Ils sont *idolâtres* lorsqu'ils adorent les statues des saints qui font des miracles, et même *fétichistes*, lorsqu'ils adressent leurs prières à d'informes morceaux de bois tels que les vierges noires et autres *gris-gris.*

Les peintres et les sculpteurs, en prenant pour sujets de leurs œuvres d'art les fables de la mythologie catholique, ont perpétué *l'anthropomorphisme.* Ils ont représenté Dieu le Père sous la figure d'un vieillard vénérable ; Dieu le Fils sous les traits d'un doux jeune homme blond ; ils ont donné au diable les cornes et les pieds de bouc des satyres de l'antiquité.

Rites empruntés

Les catholiques n'ont rien trouvé de bien nouveau. Ce qui, dans leur culte, n'est pas copié des Mystères d'Éleusis, est emprunté aux antiques cérémonies de la religion orientale de Mithra.

« Les Pères de l'Église ont souvent signalé chez les Mithriastes des sacrements qui leur seraient communs avec ceux des chrétiens : le baptême, la pénitence, l'oblation du pain et de la coupe, la croyance en la résurrection » (1).

(1) A. Gasquet. *Revue des Deux Mondes.* 1er avril 1899.

Vous qui ne croyez pas à la religion de Mithra, pourquoi ajouter foi à quelques-uns de ses dogmes, et pratiquer quelques uns de ses sacrements !

Ne nous attardons pas trop à ces rêveries morbides, elles sont contagieuses, nous finirions par devenir fous, ou théologiens.

L'art de discuter

L'art de discuter est si peu connu et d'une telle importance que le lecteur me pardonnera de faire à ce sujet une courte digression.

Ce qui prolonge souvent les discussions et les rend inutiles, c'est que l'on néglige de s'entendre dès le début sur le sens des mots. En voici un exemple :

Esprit et matière

Les spiritualistes considèrent l'âme humaine comme absolument et essentiellement distincte du corps ; ils croient à l'existence d'esprits immatériels.

Pour d'autres philosophes, mieux informés, la matière c'est tout ce qui existe. Elle peut se présenter à l'état solide, à l'état liquide, à l'état gazeux, à l'état éthéré, elle peut être vibrante, ignée, électrisée, vivante, pensante, mais le mouvement, la chaleur, l'électricité, la vie, la pensée n'ont jamais une existence à part, en dehors de la matière.

Il n'y a pas de feu sans matière enflammée, *il n'y a pas de pensée sans matière pensante*.

La pensée ne diffère pas plus du cerveau que la flamme ne diffère de la lampe.

Admettons pour un instant que les spiritualistes parviennent à démontrer qu'un feu peut brûler, qu'une âme peut subsister, qu'un homme peut vivre sans corps, ils ne nous auraient pas encore convertis. Pour nous cette âme serait composée d'une matière extrêmement subtile, mais elle resterait matérielle.

Ajoutons, pour ceux qui croient à l'autorité des Pères de l'Église, que telle était l'opinion de Tertullien.

Parler d'une âme immatérielle semblera toujours un non-sens.

Les Idées de Platon

Notre cerveau possède, il est vrai, la faculté précieuse de concevoir des idées abstraites ; mais son pouvoir ne va pas jusqu'à donner à ces idées une existence réelle en dehors de lui-même. Les *Idées de Platon* sont une simple plaisanterie du grand sophiste. Les métaphysiciens l'ont prise au sérieux et font semblant de la comprendre, mais elle est aussi inintelligible qu'inimaginable.

Lorsque, par exemple, nous avons vu deux objets, nous pouvons étudier séparément l'idée de *dualité*, mais c'est un simple jeu de l'imagination et une jonglerie de langage que de vouloir faire croire à la réalité de cette conception abstraite. Le *deux* n'existe pas en dehors des objets réels ; c'est un mot, commode dans certains raisonnements mathématiques, voilà tout.

Il en est de même de la justice, de l'âme, des forces de la nature, de toutes les abstractions que l'imagination essaye vainement de personnifier, pour leur donner une vie factice, indépendante de la matière.

Il en est de même de cet Être imaginaire, que les Platoniciens ont appelé le *Un* et aussi, beaucoup mieux, *le Verbe*, c'est-à-dire un *Mot* (1).

Le sens des mots

Les spiritualistes triomphent lorsqu'ils voient leurs adversaires continuer à employer les mots âme, Dieu, etc. Ils ne s'aperçoivent pas que ces mots sont pris dans un sens nouveau.

Le mot âme est indispensable pour représenter le *moi* humain dans ses fonctions spirituelles et morales, mais cette âme n'est plus conçue comme pouvant avoir une existence immortelle et indépendante du corps.

Michelet et Victor Hugo ont beaucoup abusé du mot Dieu. Mais, sous leur plume, ce terme avait déjà à peu près le sens du mot Idéal.

Il sera parfois commode de continuer à parler de Dieu, si cette conception résume pour nous quelques grandes abstractions telles que l'idée de Justice absolue, l'Infini de l'espace ou de la durée, etc., mais ce sera seulement par une fiction poétique, par une figure de langage, dont personne ne sera dupe, que notre imagination se permettra de personnifier allégoriquement ces idées abstraites qui, nous le savons, ne correspondent à aucune réalité concrète en dehors du cerveau humain.

C'est ainsi que nous disons : le Soleil s'élève à l'horizon, tout en sachant fort bien que c'est la Terre qui tourne.

Le langage usuel est plein de métaphores peu scientifiques, et cela n'a pas grand inconvénient. Il suffit de s'entendre sur le sens conventionnel que l'on donne aux mots.

(1) Lorsque l'on ne parvient pas à se mettre d'accord sur le sens des mots qu'on emploie, la discussion devient inutile et impossible. C'est du temps perdu.

Je crains, lecteur, que ces problèmes te semblent difficiles et ennuyeux ; n'oublie pas, cependant, qu'ils ont une grande importance PRATIQUE : Le pouvoir néfaste du clergé repose entièrement et uniquement sur les idées fausses d'une métaphysique illusoire, qu'il a réussi à inculquer aux faibles d'esprit.

Un conseil de Pascal

Convertir nos adversaires sera difficile, assurément. Pourtant, ne désespérons pas; la raison possède une force invincible et une bonne méthode peut lui venir en aide. Ceux qui sont parvenus, après de longs efforts, à se faire, sur ces graves questions, une opinion raisonnée, défendent leur avis avec l'ardeur que donne toujours la sincérité des convictions. Ils seraient heureux de faire partager aux autres les idées qu'ils considèrent comme justes; mais comment y parvenir? Injurier ses adversaires ou se moquer d'eux? Mauvaise méthode. Suivons plutôt le conseil donné par Pascal.

« Quand on veut reprendre avec utilité, et montrer à un autre qu'il se trompe, il faut observer par quel côté il envisage la chose, car elle est vraie ordinairement de ce côté-là, et lui avouer cette vérité, mais lui découvrir le côté par où elle est fausse. Il se contente de cela, car il voit qu'il ne se trompait pas, et qu'il manquait seulement à voir tous les côtés. Or, on ne se fâche pas de ne pas tout voir, mais on ne veut pas s'être trompé; et peut-être que cela vient de ce que, naturellement, l'homme ne peut tout voir, et de ce que, naturellement, il ne se peut tromper dans le côté qu'il envisage. »

Tolérance

Nous devons nous rappeler aussi que d'autres hommes, qui nous valent, ont chacun une opinion différente. Cela doit nous donner à réfléchir, nous rendre *tolérants* et rabaisser le sot orgueil qui, souvent, nous fait croire que, seuls, nous possédons la vérité absolue, tout entière.

Pour discuter avec fruit, demandons à nos adversaires d'accepter une règle, que nous nous imposerons les premiers à nous-mêmes, celle d'être toujours disposés à modifier notre opinion, sans fausse vanité et sans entêtement, si les arguments qu'on nous présente ont une réelle valeur. Unissons-nous de bonne foi avec nos adversaires pour chercher ensemble la vérité. Tel est l'état d'âme dans lequel il faut, d'abord, se placer, si l'on veut qu'une discussion soit profitable.

J'essayerai de mettre en pratique le sage conseil de Pascal, à propos des questions religieuses, sur lesquelles des personnes que j'estime profondément diffèrent avec moi d'opinion.

Belle morale et sotte mythologie

Pour être juste, il faut savoir se dégager un instant des passions de la lutte, oublier l'odieux présent, et s'élever à la haute sérénité de l'histoire. Il faut, tout d'abord, séparer la morale de la mythologie; celle-ci est enfantine, celle-là renferme d'admirables doctrines :

Le christianisme primitif enseignait le mépris des richesses, la pitié pour les malheureux, il consolait ceux qui pleurent et trouvait une joie très noble à souffrir pour une cause juste; il ordonnait aux hommes le pardon des injures, leur disait d'aimer leurs ennemis, de leur rendre le bien pour le mal. Tout cela est très beau; mais n'a rien de supérieur à la douce morale de Bouddha.

Oublions les racontars miraculeux, qui servirent autrefois à propager des préceptes nouveaux, et nous reconnaîtrons que cette religion de justice, d'humanité et de paix fut un immense progrès sur le dur militarisme romain.

Une grande révolution sociale s'est accomplie, le jour où furent proclamés comme des dogmes les principes d'égalité entre les hommes et de fraternité entre les peuples.

Le socialisme était né.

Aujourd'hui encore, l'Église catholique dégénérée, devenue la puissance malfaisante et traîtresse qui se dresse devant nous, comme le principal obstacle au progrès, cette Église sotte et mystique et férocement rétrograde nous donne pourtant d'admirables exemples : celui de la cohésion, sans laquelle aucun parti n'accomplira de grandes choses, et celui de l'union internationale, qui sait placer les hautes conceptions de sa foi au-dessus des préjugés d'un patriotisme mesquin.

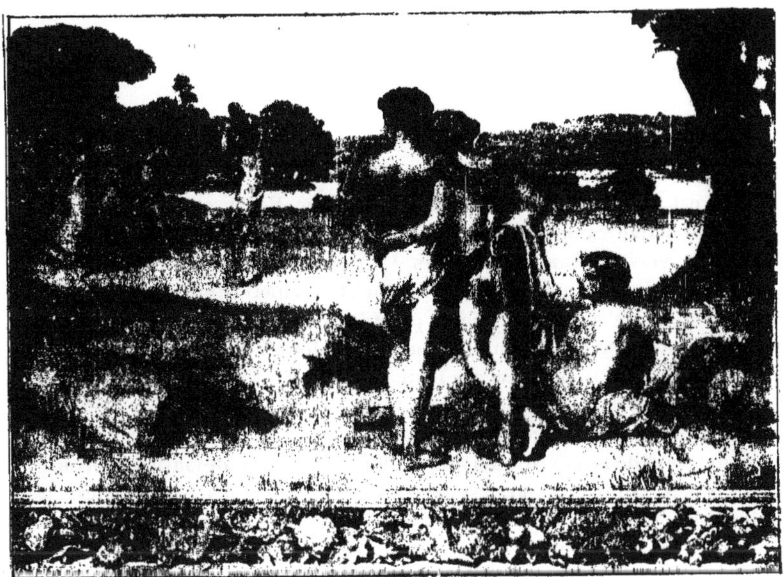

L'âge d'or (fragment). Carton par J. PAUL MILLIET
(Musée de la Ville de Paris)

XIX. — RÉGÉNÉRESCENCE

Dégénérescence bachique, alcoolisme et mysticisme. — La religion de l'avenir. — Invocation à la Terre.

Les suites immédiates de l'ivresse ont été connues de bonne heure; elles sautent aux yeux les moins clairvoyants. L'erreur qui a trop longtemps duré a été de les croire passagères.

Ce qu'il faut dire et répéter à tous, ce que tous les médecins enseignent aujourd'hui, c'est que : L'ALCOOLISME EST UNE DES CAUSES PRINCIPALES DE LA DÉGÉNÉRESCENCE PHYSIQUE ET MORALE DE NOTRE RACE.

Deux statistiques doivent être rapprochées : L'une nous montre les progrès effrayants de l'alcoolisme en France; l'autre nous apprend que le nombre des crimes commis par des enfants mineurs a quadruplé.

La dégénérescence alcoolique produit des hystériques, des voleurs, des assassins, des mystiques.

L'éducation cléricale propage volontairement la névrose religieuse, et cette phrénopathie inspire encore à beaucoup de gens un respect superstitieux ou une indulgence presque sympathique.

Alcoolisme et mysticisme

Il est temps de le dire hautement, l'alcoolisme et le mysticisme sont des maladies nerveuses et des maladies honteuses. Si nous voulons marcher vers la lumière et vers la justice sociale, il faut d'abord triompher de ces deux ennemis : le vin et la superstition.

De tous les moyens proposés pour les combattre, les meilleurs, les seuls, sont la science, l'intelligence, la volonté. Les autres remèdes resteront toujours inefficaces. Pour vivre, il faut vouloir vivre ; pour guérir, il faut vouloir guérir.

Une étude rétrospective nous a montré l'étroite union de la névrose religieuse et de la névrose bachique. Le mysticisme, déviation morbide de l'esprit philosophique, est né en Orient, dans les pays riches en vignobles, et cette maladie contagieuse envahit bientôt la Grèce, puis le monde entier. Partout où se répand la culture de la vigne, aussitôt l'âge d'or prend fin.

L'histoire devrait nous instruire. Elle nous a montré comment les plus sages doctrines s'altèrent avec le temps. La vénération légitime des premiers hommes pour la terre nourricière et pour les forces cachées qui développent en elle les germes de vie, s'est transformée en dogmes obscurs et en pratiques voluptueuses dans les mystères des orgies sacrées.

Le vin possède un charme perfide qui mène à l'abus. La Grèce se laissa souiller par l'ivresse qui abaissa en elle le niveau moral, et la splendide floraison de son génie ne dura que deux ou trois siècles. Bacchus l'a tuée.

C'est lui qui est en train de tuer la France.

Même avant la culture de la vigne, l'usage des boissons fermentées avait commencé déjà à détraquer la cervelle humaine. Déjà l'Aryen des Védas a peur de la mort; c'est avec une angoisse éperdue et maladive qu'il lance au ciel sa prière : « Aie pitié de moi, Dieu tout-puissant, aie pitié de moi ! »

La névrose s'aggrave avec le triomphe de la religion du Vin. Vainement les sages essayèrent de montrer en Bacchus un simple dieu de la sève féconde et de la végétation du printemps, les mystiques en firent une divinité des morts, celle qui préside à leur résurrection; tandis que le vulgaire, buvant à longs traits la liqueur sacrée, s'emplissait de son dieu, religieusement et crapuleusement.

On n'avait pourtant pas encore eu l'idée de distiller l'alcool, mais celui que le vin recèle suffit déjà pour produire l'ivresse physique, qui use et dégrade le corps, et l'ivresse de l'imagination, qui détraque l'intelligence en la livrant à toutes les religieuses folies.

Les dévots ne sont généralement pas des ivrognes, mais plutôt les descendants dégénérés de buveurs. Ivresse, priapisme, onanisme, mysticisme, fanatisme, fureurs meurtrières, folie, tout cela se suit et s'enchaîne logiquement, fatalement.

En Grèce, les mystères orphiques eurent une influence funeste; ils propagèrent les superstitions et les rêves mystiques.

L'âme humaine perd toute initiative et toute responsabilité lorsqu'elle croit s'identifier avec une âme divine dans laquelle elle se noie.

Après les guerres médiques, les Grecs firent un grand effort pour se dégager des influences orientales. Leur haute raison répugnait aux divagations malsaines d'une imagination délirante. Mais ils ne parvinrent pas à extirper complètement le germe morbide, dont la cause leur échappait. Ce germe de corruption se développa avec l'intempérance, et contribua certainement à la décadence prématurée du génie grec.

Très sagement, Socrate refusa de se faire initier aux mystères, dont il devinait le danger; il fut condamné à mort, pour avoir séparé la science morale des superstitions religieuses. Malgré son respect extérieur pour le culte officiel, il était réellement un impie. Il a rendu à l'humanité le plus signalé des services. Son point de vue, le seul sensé, est celui auquel il faut revenir. C'est dans la conscience et non pas dans de prétendues révélations, attribuées à des puissances imaginaires, que l'homme doit chercher des règles de conduite. Socrate nous donne le plus admirable exemple de la puissance de la volonté. Les dégénérés peuvent devenir, s'ils le veulent, des *régénérés*.

Euripide, en décrivant les crimes d'un culte souillé de débauches et de folies, travaillait courageusement, bien que d'une façon nécessairement voilée, à détourner les Grecs du mysticisme oriental.

L'ivrognerie se développa de plus en plus en Grèce au IVe siècle avant notre ère. L'art est le fidèle reflet de l'amollissement et de l'énervement progressif des caractères. Le culte de Bacchus finit par absorber toutes les autres religions.

Alexandre le Grand fut un hérédo-alcoolique, un impulsif, meurtrier et érotomane. Atteint de la folie des grandeurs, il croyait à sa propre divinité. A la suite de ses conquêtes, et au contact de l'Orient, la Grèce vit redoubler les accès de la fièvre lubrique et du délire religieux.

La Phrygie, patrie des Silènes, est aussi celle d'Atys, le berger mutilé. Les mystiques célébraient en vain les mérites de la continence, de la chasteté absolue ; ils tombèrent plus bas que les autres :

« L'homme, a dit Pascal, n'est ni ange, ni bête, et le malheur veut que qui veut faire l'ange fait la bête. » — On peut lire dans Nonnus les amours de Bacchus et d'Ampélus (1). — Les turpitudes des mœurs orientales firent de la névrose religieuse une véritable folie.

Tous les vices se paient. Ils laissent leur trace, non seulement dans les stigmates de la dégénérescence physique, dans l'affaiblissement des facultés créatrices, mais aussi dans les aberrations de la pensée.

D'innombrables peintures de vases nous prouvent l'importance que prirent en Grèce et en Italie les orgies dionysiaques.

A la fin, les excès furent tels, que le Sénat romain, l'an 186 avant notre ère, dût interdire les Bacchanales par un décret. Ce décret, gravé sur une table de bronze, a été retrouvé en Calabre ; il est conservé aujourd'hui, au Cabinet impérial de Vienne.

César, Auguste, Julie, Caligula, Claude et Néron nous ont montré les suites terribles de l'intempérance. La dégénérescence aristocratique attaque d'abord le sens moral, l'ambition ne recule pas devant le crime, la perversion des passions amoureuses détruit les affections légitimes et les nobles sentiments de bonté et de pitié ; la férocité, l'épilepsie, les dépravations monstrueuses, l'imbécillité et la stérilité sont les conséquences de l'ivrognerie. Le pouvoir absolu n'a fait que hâter la dégénérescence et l'extinction des races souveraines.

Mais les plébéiens comme les patriciens et principalement les soldats, tous sont atteints par la contagion de ce vice héréditaire. C'est le vin qui doit être considéré comme le principal agent de la décadence romaine, aussi bien que de la décadence grecque.

Les preuves réunies ici à la hâte et puisées dans les écrits de quelques auteurs anciens, sont bien peu de chose auprès des textes importants dont les historiens devraient tenir compte, pour montrer toute la gravité et toute l'étendue du mal.

Si l'humanité est restée depuis son enfance courbée sous le joug sacerdotal, qu'elle a tant de peine à secouer, c'est que l'origine des boissons fermentées se perd dans la nuit des temps. L'usage de ces poisons de la pensée est universel, comme la terreur de la mort, l'idolâtrie et les superstitions de toute sorte.

Que le mysticisme ait eu en Grèce et à Rome un caractère bachique et délirant, c'est ce que personne ne songera à contester. Mais ce n'est là qu'un exemple entre mille de l'union intime qui lie la névrose religieuse à la névrose alcoolique.

La partie superstitieuse des religions, la croyance aux miracles,

(1) Dionysiaques... Chant X et XI. — Comme sainte Monique, Nonnus, après avoir célébré Bacchus, devint mystique et finit par se convertir au christianisme.

aux puissances surnaturelles, en un mot toutes les variétés du mysticisme, sont les symptômes d'une maladie mentale, les stigmates de la dégénérescence héréditaire.

Comme la religion de Bacchus, celle de Jésus a passé par des phases diverses : Cette pure doctrine de fraternité et de paix, qui, tout d'abord, avait adouci la férocité des barbares, se faussa peu à peu, et, triomphante, se transforma en un fanatisme despotique et odieux.

La tristesse désespérée et l'ahurissement mystique qui caractérisent les Byzantins, sont la conséquence lointaine, mais certaine, des excès commis par leurs ancêtres.

La distillation de l'alcool acheva de donner à la névrose religieuse un caractère impitoyable et féroce. Les aberrations de l'imagination dévote se changèrent en folie furieuse. C'est la religion qui a allumé les bûchers, attisé les haines, déchaîné les guerres, noyé l'Europe dans le sang.

Les femmes dépérissaient en silence dans les couvents, pleurant leur stérilité, et laissant se développer à l'aise l'hypertrophie de la sensibilité et les ardeurs d'un mysticisme érotique. Quant aux fureurs des iconoclastes et au cruel fanatisme des inquisiteurs, ce fut le DELIRIUM TREMENS de la foi.

La liberté individuelle a pour limites l'intérêt du genre humain. Les congrégations sont « des sociétés d'asservissement mutuel. Il n'y a pas de liberté de l'esclavage » (1).

La loi devrait interdire les vœux monastiques et surtout les vœux impies de chasteté, qui sont, avec le service militaire, les principaux obstacles à l'amélioration de la race humaine. On se contente aujourd'hui de dépenser des sommes folles pour l'amélioration de la race chevaline.

Pères de famille, arrachez vos enfants à des maîtres indignes, qui les pervertissent et les abrutissent. Législateurs, portez hardiment le fer rouge sur ces plaies honteuses : l'alcoolisme et le mysticisme.

La culture de la vigne est, il est vrai, une source de richesse pour différents pays, mais le monopole des tabacs, ou bien, en Italie, la loterie officielle fournissent aussi aux gouvernements des ressources considérables.

Cela ne veut pas dire que ces richesses soient honnêtement acquises et le perfectionnement de la race humaine doit être mis bien au-dessus des questions d'argent.

« La guerre, ou, si l'on aime mieux, l'éventualité des duels entre peuples, fait vivre des milliers d'hommes qui fabriquent des canons,

(1) Clemenceau.

des fusils, des sabres, des obus, des boulets, des balles et des cartouches. Si l'on pouvait demain supprimer la guerre, faudrait-il hésiter, parce qu'elle donne le pain quotidien à toute une fraction de travailleurs? La question ne se pose même pas » (1).

« De nouvelles expériences démontrent chaque jour que les boissons alcooliques ne réchauffent pas, ne nourrissent pas, n'activent pas les fonctions intellectuelles, ne fortifient pas le corps fatigué... Mais il faudra longtemps encore avant que cette vérité scientifique pénètre dans les masses profondes du prolétariat, remplace les préjugés contraires, dissipe l'illusion dangereuse que fait naître l'excitation fugitive produite par l'ingestion des boissons fortes.

« A ceux qui n'ont d'autre idéal que l'*oubli* de leur *misère*, le socialisme apporte un idéal plus haut : *l'abolition de la misère !*

« Il faut avoir le courage de dire aux prolétaires, marchant à la conquête du monde, ce qui leur manque pour être dignes de gouverner le monde.

« A la cour du Roi-Soleil, les grands prédicateurs catholiques n'hésitaient pas à lui parler le dur langage de la vérité. Nous avons le même devoir de tout dire au peuple souverain, cet esclave, en même temps que ce roi des temps nouveaux : aveugle et enchaîné comme Samson dans la prison des Philistins, il possède la force de tout briser ; il peut, quand il voudra, renverser les colonnes du Temple et s'ensevelir sous ses ruines.

« Mais, pour être créatrice, cette irrésistible force doit devenir clairvoyante, et tous nous avons le même intérêt supérieur à y contribuer ; car tous tant que nous sommes, si nous voulons délivrer Samson, nous devons vouloir aussi conserver le Temple : c'est l'œuvre de toutes les générations passées ; ce sera l'abri de toutes les générations à venir ; et quelque jour viendra — c'est notre ardent espoir, — où l'Humanité entière y chantera les louanges de la science et de la vérité » (2).

Si nous avions tous le courage de renoncer d'une manière absolue à l'usage des boissons fermentées, peut-être nos descendants verraient-ils renaître l'âge d'or. L'adoucissement des mœurs mettrait fin aux guerres absurdes et féroces; ce serait, entre les nations comme entre les hommes, le règne de la fraternité et de l'amour.

Mais tout cela, n'est-ce pas, vous semble un rêve chimérique ! Les hommes sont ainsi faits. Qui a bu boira. Périsse l'univers plutôt que de renoncer à l'enivrante liqueur!

Ami, ce poison t'énerve et t'irrite, il t'abrutit, il te tuera ! — Tant

(1) Léon Millot.
(2) Emile Vandervelde : *La Grande Revue*, 1er mars 1901.

pis ! — Tes fils seront des voleurs ou des fous! — Tant pis ! Encore un verre ! — Eh bien, soit ! Bois donc! Encore, encore! Soûle-toi, bois et crève! brute! débarrasse la terre d'un dégénéré!

Comme l'alcool brûle et ravage nos organes, le mysticisme brûle et ravage notre imagination.

Trop prolongée, la contemplation métaphysique déshabitue de l'action, à moins qu'elle ne s'aigrisse et ne se transforme en intolérance religieuse.

L'humanité semble entraînée dans deux directions opposées. Les uns montent vers la lumière, les autres descendent de plus en plus bas, rétrogradant vers les origines animales, vers les farouches impulsions du singe et du tigre, vers l'ivrognerie et la guerre infâme, vers le pillage et le meurtre, vers la superstition et la folie.

Nous avons un guide sûr, auquel nous devons avoir foi, la Science. C'est elle qui seule nous enseigne l'hygiène de l'âme comme celle du corps, et c'est là toute la morale : Ne rien faire qui soit nuisible à nous-mêmes ou aux autres ; nous efforcer de favoriser le développement de la vie universelle.

L'hérédité des hautes aspirations nous aidera à détruire en nous-mêmes les hérédités dégradantes, qui nous entraînent vers les régressions criminelles.

L'alcool, agent fatal de dégénérescence, sera proscrit de notre table, et le vin lui-même n'y sera reçu qu'avec une salutaire défiance. A ces conditions nous pouvons espérer de voir se raffermir la santé et l'intelligence de notre race.

« Concevoir et vouloir le mieux, tenter la belle entreprise de l'idéal, c'est y convier, c'est y entraîner toutes les générations qui viendront après nous » (1).

Religion

Le nom de *religion*, du latin *religare*, relier, s'applique à un ensemble de croyances qui avaient pour but, à l'origine, l'union des hommes entre eux. Malheureusement la religion est devenue au contraire ce qui nous divise le plus.

C'est que l'usage a attribué à ce mot les sens les plus divers : Pour les uns, il exprime des idées très élevées, sinon très justes; pour d'autres, des erreurs absurdes et criminelles.

La religion est la science des rapports de l'homme avec la vie universelle, dont il n'est qu'une molécule infime. Notre sort étant uni

(1) M. Guyau.

intimement à celui de nos semblables, c'est-à-dire du genre humain tout entier, ceux-là seuls méritent d'être considérés comme des esprits sainement religieux, qui éprouvent le sentiment profond de la fraternité et de la solidarité humaines.

Ceux qui, au contraire, entendent par religion la croyance superstitieuse à de vieilles légendes, inventées par les prêtres, qui supposent révélées par Dieu leurs hypothèses invraisemblables sur la destinée de l'homme après la mort et leurs explications peu scientifiques sur la création, ou sur le mécanisme de l'univers; ceux-là auront peine à obtenir créance des hommes de bon sens et à leur faire partager leurs haines.

Les premiers philosophes, fondateurs de religions, ont donné quelques bons conseils sur les questions de morale pratique, mais la morale n'a rien de surnaturel ni de mystérieux ; on la retrouve chez tous les peuples civilisés. Les cultes, au contraire, ne sont que de puériles simagrées, destinées à frapper l'imagination des gens incapables de raisonner.

Je ne prétends pas qu'il ne reste aucun problème dans la nature. Nous ne savons pas tout, mais nous nous efforçons de reculer de plus en plus les limites de la connaissance, en ayant soin de SÉPARER CE QUE NOUS SAVONS DE CE QUE NOUS RÊVONS.

Cessons de prendre pour des réalités scientifiques les suppositions séduisantes ou consolantes, offertes à notre imagination crédule par de prétendus initiés.

La métaphysique aspire vainement à la dignité de la science, elle restera toujours conjecturale. La philosophie et la morale, au contraire, sont des sciences perfectibles. Leurs progrès, très réels et très visibles, sont proportionnels à ceux de l'esprit humain, qui voit s'accumuler le capital des vérités reconnues.

Le sentiment d'admiration pour la terre féconde qui nous a donné la vie et qui nous nourrit, pour la douce lumière du ciel, pour l'air que nous respirons, pour le Soleil dont la chaleur nous vivifie, voilà ce qu'il y a de meilleur dans toutes les religions : LE RESPECT PROFOND DE LA VIE UNIVERSELLE.

L'homme, il est vrai, en présence de ce mystère, a toujours été pris d'une vague terreur; il regrette cette vie qu'il aime tant et qu'il va perdre, il regrette de n'en pas pénétrer tous les secrets. La sagesse conseille pourtant de se résigner, et de s'arrêter là.

Malheureusement notre esprit inquiet et orgueilleux ne consent pas à avouer son impuissance, il veut tout savoir, il cherche, il s'égare, il croit savoir, et il affirme ce qu'il ignore. Puis, s'il est le plus fort, il impose aux autres ses erreurs et sa foi. Une explication lui a semblé plausible, il l'enseigne hardiment, et, dans son désir immodéré de la faire admettre, il a recours à des prestiges, à des miracles frauduleux, pour frapper les âmes crédules. Alors l'imagination poétique entre en scène, avec ses allégories brillantes et ingénieuses, dont les savants devinent seuls le sens caché, mais que le vulgaire accepte de confiance. Et les mythologies naissent de toutes parts, et elles s'enchevêtrent en un dédale inextricable de fables bizarres; toutes les histoires de croquemitaines, inventées pour dominer le peuple et pour rendre les enfants bien sages, deviennent des mystères sacrés, des dogmes solennels, des articles de foi.

Pour tout esprit sensé, la nature comprenant l'ensemble de ce qui existe, il est évident que le surnaturel ne peut pas être. Cependant le monde de l'inconnaissable, au lieu de rester ce qu'il est en réalité pour nous, un trou noir, se peuple bientôt de mille créations fantastiques : Dieu, les anges, les saints, les démons, les héros, les revenants, le paradis, l'enfer.

Aujourd'hui, nous ne pouvons plus être dupes de l'antique symbolisme. Il faut rejeter résolument au pays des contes de fées, toutes les mythologies anciennes et modernes : Jupiter-taureau et le Saint-Esprit-colombe, les Trinités de la Judée, comme celles d'Égypte, les Immaculées Conceptions et les Sacrés-Cœurs, les satyres et les diables cornus et toute la rôtisserie des damnés. Alors, mais alors seulement, il nous sera permis d'accepter le mot de religion dans son sens vrai, qui est SOLIDARITÉ.

« L'État, disait Renan, ne sait qu'une chose, organiser l'égoïsme. Cela n'est pas indifférent, car l'égoïsme est le plus puissant et le plus saisissable des mobiles humains. Mais cela ne suffit pas. Le dévouement est aussi naturel que l'égoïsme à l'homme de grande race.

« L'ORGANISATION DU DÉVOUEMENT, c'est la religion. Qu'on n'espère donc pas se passer de religion ni d'associations religieuses...

« L'égoïsme, qui donne la mesure de l'infériorité des êtres, décroît à mesure qu'on s'éloigne de l'animal. Un être parfait ne serait plus égoïste, il serait tout religieux. »

Les expositions universelles, les sociétés internationales, les sociétés de secours mutuels, les coopératives, les syndicats ouvriers, les mutualités scolaires, les universités populaires, les sociétés de tempérance, la Ligue de l'enseignement, la Ligue de la Paix, etc., sont quelques-unes des manifestations les plus récentes et les plus belles du véritable sentiment religieux.

Que notre organisation sociale soit défectueuse et caduque, cela n'a plus besoin d'être démontré : les preuves abondent et une seule suffit :

Il y a encore des gens qui meurent de faim.

Nous voyons le mal et nous connaissons le remède : Il n'est aucunement nécessaire d'incendier les usines, de démolir les églises ou les monuments historiques, de massacrer ceux qui ne sont pas de notre avis. Nous avons cette grande force, le nombre. Soyons unis.

Les richesses ne manquent pas, il s'agit seulement de les répartir avec plus d'équité.

A l'origine, le droit du plus fort régnait seul, et il règne encore. Lorsque les faibles eurent la sagesse de s'entendre, ils parvinrent à établir les premières lois, et les maîtres durent céder une petite part des biens qu'ils avaient accaparés. De nouvelles lois viendront, tout aussi équitables, qui limiteront le prétendu droit des plus riches. Une digue sera élevée contre la prépotence du capital, et cette digue sera faite de justice et de fraternité.

Le progrès pacifique n'est pas impossible. Il suffit que le peuple sache bien ce qu'il veut, et qu'il ne veuille rien qui ne soit légitime. Alors sa voix ne sera pas celle d'un brigand révolté, ce sera la voix de la Justice elle-même, qui criera aux riches : la bourse ou la vie !

Et ceux qui croiraient pouvoir résister à cette force inexorable, ceux qui ne renonceront pas de bon gré à leurs privilèges, ceux-là périront, emportés par une de ces révolutions terribles, que l'histoire nous montre aussi funestes à ceux qui les font qu'à ceux qui en sont victimes.

Malheur aux aveugles qui ne voient pas à l'horizon ce grand cataclysme, et qui semblent prendre plaisir à l'attirer sur notre pays.

« La cognée est déjà mise à la racine des arbres. Tout arbre, donc, qui ne produit point de bon fruit va être coupé et jeté au feu » (1).

Plus d'une fois, les Hébreux, les Spartiates, les Latins ont eu recours au partage des terres, moyen inefficace et peu durable pour rétablir l'égalité entre les hommes. L'impôt progressif vaut mieux.

La liberté individuelle doit être aussi complète que possible, mais elle a pour limite la liberté des autres. De même, la richesse individuelle pourra s'accroître par le travail, mais non d'une manière indéfinie. L'opulence d'un seul doit toujours avoir pour limite la misère des autres.

C'est sur le grand principe de l'association que s'élèvera la société de l'avenir.

Nos usines ne seront plus des bagnes et des enfers.

L'agglomération des hommes dans des villes gigantesques est un fait anormal, funeste à la perpétuité de la race. C'est dans l'organi-

(1) Saint Mathieu.

sation nouvelle du travail associé, dans la commune agricole et industrielle, que nos enfants trouveront une existence plus saine et plus douce.

Au milieu des champs et des bois s'élèveront les futurs palais du travail, avec leur cortège de musées et de bibliothèques, véritables lyres d'Orphée, qui adouciront les esprits les plus farouches.

Que chacun ait sa part des jouissances les plus hautes, celles de la pensée! Alors les plaisirs de l'ivresse sembleront bien vils; à l'âge de fer succédera un nouvel âge d'or.

Les écoles et les antiques églises deviendront les temples de la religion nouvelle. Là feront entendre leur voix amie nos savants médecins, nos sages penseurs, nos artistes enthousiastes et nos nobles poètes; ils nous parleront de ce qui est salutaire à l'intelligence et à la santé, de ce qui est beau, de ce qui est bon, du perfectionnement de notre race, et tous riront alors des vieilles billevesées mystiques.

Personne ne nous trompera plus par l'affirmation solennelle de suppositions sans preuves; personne ne nous imposera des croyances ou des systèmes; nous converserons librement ensemble, entre égaux, entre amis, n'ayant tous qu'un seul but, la recherche de la vérité et du progrès; afin que le mal s'atténue dans ce monde et non dans un autre, que le laid soit remplacé par le beau, et que le bien devienne le mieux.

Peut-être la déesse Raison vous semble-t-elle un peu froide et trop abstraite? Vous ne renoncerez pas aisément à des habitudes d'enfance, à des états d'âme héréditaires. Eh bien alors, si c'est un besoin pour vous de personnifier, si vous avez la nostalgie de l'adoration mystique, tâchons du moins que nos oraisons conservent quelque apparence de sens commun.

Sans qu'il soit nécessaire de gravir l'Acropole, essayons de redire avec Renan la très moderne prière qu'il adressait à Pallas-Athéné; ou plutôt, si vous le voulez bien, invoquons tout simplement notre bonne vieille Terre, la plus antique et la plus réelle des Déesses.

Rousseau et Bernardin de Saint-Pierre ont fait revivre le culte enthousiaste de la Nature, trop longtemps oubliée. Ils ont poétiquement personnifié la Terre, notre mère, ils l'ont adorée, ils l'ont aimée. Cet amour fut pour eux, il fut pour bien d'autres, dans les chagrins et les tourments de la vie, une consolation et un réconfort. A leur exemple, camarades, élevons nos cœurs!

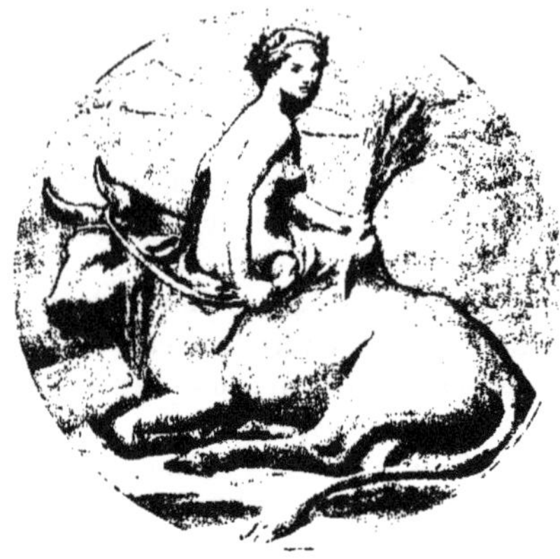

La Terre, par J.-PAUL MILLIET

INVOCATION A LA TERRE

Salut Terre, pleine de grâce, je t'admire avec respect et je t'aime. — Éternellement belle, éternellement jeune, tu poursuis sans repos ta valse lente à travers les plaines infinies de l'éther azuré.

Salut, douce fiancée du Ciel, Vierge à la robe verdoyante, prairiale, toute parfumée des herbes du printemps, couronnée de violettes et de muguets, fleur sacrée, pleine de sève, germe d'amour, salut!

L'hiver s'enfuit, et voici que tu t'éveilles, et tu te mets à sourire, sous les caresses du Soleil, ton radieux Seigneur.

Toi seule es pure, ô Terre, et toi seule es chaste. Toi seule donnes au corps la santé robuste, à l'esprit l'équilibre, la puissance et la clarté.

Gloire à toi, ouvrière infatigable, au sein profond, à la chevelure d'or! Tu sèmes et tu fais germer les épis, et tu multiplies les moissons splendides. Nous t'implorons, ô Mère secourable, inépuisable nourricière des hommes. C'est toi qui apaises la soif et la faim. O Créatrice des vrais biens, toujours bonne, toujours calme, tu fais les âmes justes, inébranlables comme toi.

Chaste protectrice du lit nuptial, c'est toi qui nous éveilles à la vie, et c'est encore toi qui nous endors dans l'éternel repos. Consolatrice, merci !

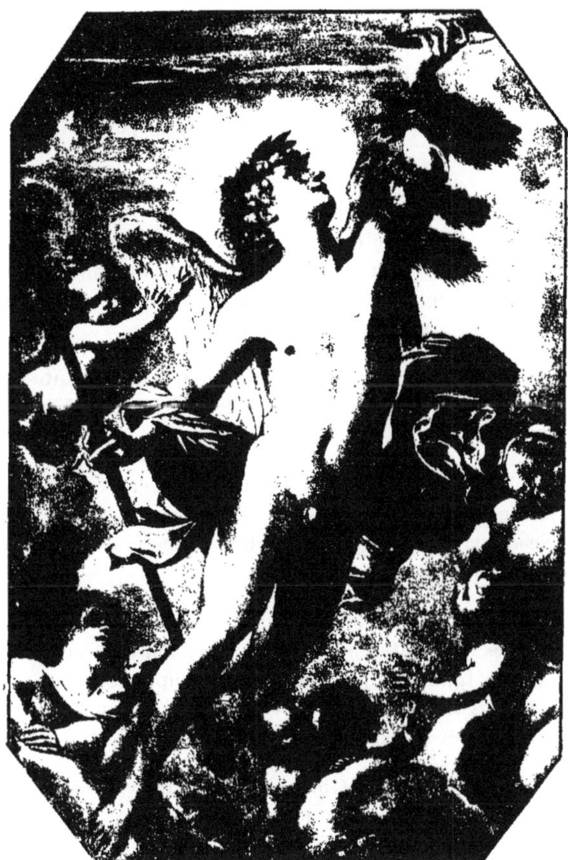

Le Génie de la Lumière, par ANNIBAL CARRACHE
(Musée de Dresde)

Protège-nous contre la Puissance perverse, contre l'Injustice et contre l'Erreur. O Mère tutélaire, toujours saine et forte, cache pieusement dans ton sein les dieux morts, dont les cadavres pourris commencent à empester notre air pur. La fin de toute sagesse et de toute vertu est en toi. Toi seule apaises les colères et les douleurs.

Éloigne de tes bois sacrés et de tes prairies embaumées ce Soldat farouche, ce Mars brutal, aux noirs sourcils, armé de fer, à l'aigrette menaçante, toujours furieux et tout souillé de sang humain.

Il se plaît à la discorde, à la violence, aux sales orgies, au vol et au pillage. Il brise et il brûle les plus nobles chefs-d'œuvre de l'art; il souille les plus tendres fleurs de beauté. Il se plaît aux lâches carnages; il égorge les prisonniers et les enfants innocents. Chasse ce bourreau, valet de la Mort, qui se rit des larmes des mères, et n'a pas de pitié pour les orphelins!

Je t'implore, ô Terre pacifique, mère bienveillante et douce, équitable, ennemie des querelles. Puisse ton souffle pur inspirer à tous la concorde et le pardon; afin que toutes les races humaines, marchant désormais dans la voie de la justice, s'unissent enfin, réconciliées et fraternelles, dans la paix d'un universel baiser!

Ne vois-tu pas à l'horizon cette faible lueur grandissante?... C'est l'aube d'un jour nouveau. C'est le soleil de Science, de Vérité et de Justice qui se lève.

Il brille déjà, il flamboie! Devant lui s'enfuient effarés les noirs démons, l'essaim nocturne des hiboux, les vautours et les corbeaux mangeurs de cadavres, et les hyènes cruelles, et les vipères venimeuses, et les vampires monstrueux.

Salut, astre bienfaisant! Chasse les fantômes, chasse les chimères, chasse les ténèbres qu'habitaient jadis les Vices honteux : et la Paresse lâche, et la stupide Ignorance, et l'Ivrognerie crapuleuse.

Perce de tes rayons d'or les mystères sacrés, obscurs et vides, les superstitions idiotes et les religions moisies.

Gloire à toi, Vérité claire! Gloire à toi, Justice vénérable!

Victoire! Victoire! Le Soleil monte, il flamboie. Lui seul règne maintenant dans nos cieux! Il verse la lumière par torrents; sa lumière joyeuse et féconde va s'épandre, enfin triomphante, sur notre monde rajeuni.

INDEX

des principales observations médico-psychologiques contenues dans le volume

---

PÉRIODE LÉGENDAIRE

Sans exagérer la valeur scientifique des récits des poètes, il est intéressant de remarquer que dès l'époque légendaire, leurs fictions étaient déjà d'accord avec les lois découvertes par la science moderne : L'ivresse conduit *Loth* à l'inceste. Les *compagnons d'Ulysse* sont avilis par le vin. *Ulysse* lui-même perd toute énergie et devient mystique. Son fils *Télégone*, conçu dans l'ivresse, est un voleur et un parricide. Chez les *Corybantes*, l'ivresse apparaît clairement comme une maladie nerveuse. La folie mystique des *Galles* va jusqu'à la mutilation volontaire. Les *pirates tyrrhéniens*, affolés par l'ivresse, se précipitent dans la mer. La folie furieuse du *roi Lycurgue* le pousse à l'infanticide et au parricide. *Agavé*, mère de Penthée, bacchante mystique, met son fils en morceaux. Les *bergers d'Icarius* s'enivrent et tuent leur roi. *Erigone*, fille d'Icarius, devient folle et se suicide de désespoir. Toutes ces légendes poétiques ont évidemment pour base l'observation de faits réels.

PÉRIODE HISTORIQUE

1° Cléomènes, roi de Sparte, ayant voulu boire à la manière des Scythes, ne tarde pas à devenir *fou*.

2° Socrate. — Issu probablement d'une famille phrygienne et de la race des Silènes, grands buveurs de vin, Socrate est pourtant un sage, un philosophe moraliste et un philanthrope. A force de volonté, il parvient à dominer les mauvais instincts qu'il avait hérités de ses ancêtres. Les seules traces de dégénérescence qu'on remarque en lui se bornent à des *hallucinations de l'ouïe ;* il croit entendre la voix d'un démon familier qui lui donne des conseils. Les deux premiers fils de Socrate meurent jeunes, ses trois autres enfants ne montrent pas des facultés supérieures, et sa race ne semble pas s'être perpétuée.

3° Alexandre le Grand. — Son père n'est probablement pas le roi Philippe, qui fut d'ailleurs ivrogne et débauché. Sa mère, *Olympias*, est une bacchante mystique, adultère, empoisonneuse. Alexandre, malgré la supériorité de son intelligence et de son génie militaire, présente les stigmates les plus caractéristiques de la dégénérescence bachique et de la névrose religieuse : ivrognerie habituelle, fureurs impulsives, meurtres, folie érotique, dépravation, superstitions et démence mystique. Il meurt jeune et ne laisse pas d'héritiers.

4° Denys l'Ancien. — C'est un buveur atteint de dégénérescence, un esprit déséquilibré et défiant, un tyran astucieux et cruel. Il commet de nombreux vols et pillages, s'abandonne à la débauche et à la dépravation. Une terreur maladive de la mort le pousse au meurtre. Sa férocité va jusqu'au parricide.

5° Denys le Jeune. — Denys le Jeune, fils de Denys l'Ancien, est un dipsomane héréditaire, un paresseux fantasque. Chez lui la débauche et la folie érotique sont à la fin accompagnées de mysticisme : il se fait prêtre de Cybèle et meurt réduit à la mendicité. Ses deux frères sont ivrognes et incapables.

6° Apollocratès. — Son fils, Apollocratès, ivrogne, débauché et cruel, périt assassiné à cause de ses vices. Le fils d'une sœur de Denys est aussi un ivrogne et finit par se suicider.

7° Jules César. — Dégénérescence aristocratique. Intempérance; épilepsie; orgueil nobiliaire; ambition; abaissement du sens moral; cruauté; superstition; fatalisme; désordres érotiques; folie royale.

8° Marc-Antoine. — Jeunesse débauchée; ambition; prodigalité; cruauté; libertinage; suicide. Son fils, *Jules Antoine*, débauché, est assassiné par l'ordre d'Auguste. Sa fille est la mère de Claude, imbécile, dégénéré.

9° L'Empereur Auguste. — Dégénérescence aristocratique; jeunesse débauchée et efféminée, lâcheté, mensonge, hypocrisie; peur maladive de la mort, meurtres; adultères, folie religieuse, il croit être un dieu.

10° Julie, fille d'Auguste. — Intempérance, débauche, folie érotique, projets de meurtre. Elle épouse d'abord Marcellus, puis Agrippa, dont elle a cinq enfants (deux filles et trois fils). L'une de ses filles, la seconde Julie, est débauchée comme sa mère; l'autre, la première Agrippine, femme de Germanicus, est honnête, mais ambitieuse et sujette à des accès de colère. Ses fils, Caïus et Lucius, meurent jeunes. Agrippa Posthumus est bête, violent et féroce. Mariée une troisième fois, à Tibère, Julie n'a de lui qu'un fils qui meurt jeune.

11° Drusus l'Ancien (Nero Claudius). — Drusus, fils de Livie et frère cadet de Tibère, naît trois mois après le mariage de Livie avec Auguste, dont il est le fils adultérin. Il semble avoir échappé à la dégénérescence héréditaire. Beau, très doux, honnête, ce prince manifeste des tendances républicaines; il meurt à l'âge de trente ans. Il avait eu une hallucination. Le portrait que les historiens romains nous ont laissé de Drusus est peut-être un peu flatté. Plusieurs de ses enfants meurent en bas âge. L'aîné de ceux qui survivent est Germanicus, qui hérite des brillantes qualités de son père; mais le cadet, Claude, est imbécile.

12° Germanicus. — Fils de Drusus l'Ancien et marié à la première Agrippine, fille de Julie: Germanicus a d'abord trois fils qui meurent en bas âge, puis 4° Néron — ce n'est pas l'empereur du même nom; — 5° Drusus le Jeune; 6° *Caligula*; 7° la seconde *Agrippine*, mère de Néron; 8° Drusilla; 9° Julia Livilla. Tous ses enfants sont marqués des stigmates les plus graves de la dégénérescence, maladie qu'ils ont héritée principalement de leur grand'mère Julie. Le plus frappant exemple de cette hérédité morbide nous est donné par Caïus Caligula.

13° Caïus Caligula. — Fils de Germanicus et arrière-petit-fils d'Auguste, Caligula est épileptique, halluciné, féroce, inverti et fou.

14° Claude. — L'empereur Claude, fils de Drusus l'Ancien, est un ivrogne et un imbécile. Il est le père d'Octavie, mariée à Néron et restée stérile, et de Britannicus, épileptique, adonné à des vices honteux. Claude a encore un autre fils qui meurt en bas âge, et une fille restée stérile.

15° Livia Livilla. — Livia Livilla, fille de Drusus l'Ancien, débauchée et adultère, empoisonne son premier mari; puis elle a de Drusus, fils de

Tibère, une fille, Julie, débauchée et adultère, et un fils, Gémellus, mort à l'âge de quatre ans.

16° Néron. — L'empereur Néron est de la race d'Auguste, à la fois par son père Domitius, petit-fils d'Octavie, sœur d'Auguste, et par sa mère la seconde Agrippine, fille de Germanicus. Ce comédien est débauché, sanguinaire, incendiaire, monstrueusement dépravé, parricide et fou. Sa fille unique meurt au berceau.

17° Quelques empereurs. — Les empereurs romains, tels que *Domitien, Caracalla, Commode, Élagabal* et beaucoup d'autres, donnent des exemples terribles de la dégénérescence bachique. Le pouvoir suprême s'ajoute à l'ivrognerie pour les conduire rapidement à la férocité, au mysticisme, aux perversions les plus honteuses et à la folie.

NÉVROSE RELIGIEUSE

18° Sainte Monique. — L'intempérance, à laquelle la sainte s'abandonne pendant sa jeunesse, est probablement une tare héréditaire. Lorsqu'elle a triomphé de ses mauvais instincts, il lui en reste une tendance à la superstition et à l'exaltation mystique.

19° Saint Augustin. — Cet éminent philosophe a une jeunesse débauchée; il se réforme à la suite d'une hallucination, mais reste porté comme sa mère au mysticisme. Son esprit orgueilleux et déséquilibré croit pouvoir s'affranchir des lois supérieures de la raison, et s'abandonne à des idées fixes, délirantes.

20° Mahomet. — Cet homme de génie, fondateur d'une grande religion, est l'un de ceux qui comprirent le mieux les dangers de l'ivrognerie. L'intempérance de l'un de ses ancêtres est la cause probable de quelques accès d'épilepsie dont il souffre pendant son enfance. Il parvient à triompher de ses mauvais instincts héréditaires et n'en conserve qu'une tendance fâcheuse au mysticisme et à la cruauté. Ses fils meurent jeunes.

21° Luther. — Ce buveur incorrigible, à côté des qualités les plus élevées de l'intelligence et de la conscience, présente quelques traces de la dégénérescence bachique : intempérance de langage, intolérance, hallucinations, mysticisme, dédain de la raison, accès de colère.

22° Les Anabaptistes et les paysans commencent une grande révolution sociale. Cet admirable mouvement dévie et échoue sous l'influence de l'ivrognerie et de sa compagne habituelle, la folie religieuse.

Ces observations historiques viennent confirmer celles que font tous les jours nos médecins, sur les conséquences fatales de l'intempérance.

Il est démontré que l'ivresse mène à la férocité, aux désordres érotiques, à l'hystérie, à l'épilepsie, à l'imbécillité, au mysticisme et à la folie.

Et maintenant, ami lecteur, amuse-toi bien. Tu connais les suites certaines de tes aimables « folies de jeunesse » sur ta santé, sur ton intelligence, sur ta moralité et sur l'avenir de tes descendants.

Les illustrations ont été clichées par Bertin et Cie, *photograveurs,*
21, rue de l'Estrapade, Paris

*Imprimé à l'*Imprimerie de Suresnes, *9, rue du Pont,* *par*
G. Richard, administrateur.

Louis Ango,
Anselme Barbereau,
Claude Briand,
Léon Bruel,
Désiré Charret,
Alexandre Collet,
Émile Daviot,
Jules Desportes,
Marius Drouard,
Gustave Lucas,
Auguste Mahlmann,
Alexandre Mancel,
Georges Moine,
Charles Moge,
César Petit,
Ernest Payen,
Élie Peyla,
Auguste Princhette,
Jacques Rétif,
Charles Robert,
Eugène Testard,
Louis Trioreau.

Le Gérant : Georges Moreau.

4155 Les "Pages libres" sont composées par des ouvriers syndiqués

www.ingramcontent.com/pod-product-compliance
Ingram Content Group UK Ltd.
Pitfield, Milton Keynes, MK11 3LW, UK
UKHW021130260726
13994UKWH00001B/75

9 782329 420721